Frederic F. Flach

Die Kraft, die aus der Krise kommt

Frederic F. Flach

Die Kraft, die aus der Krise kommt

Das Geheimnis unserer seelischen Ressourcen

Aus dem Amerikanischen von Maria Buchwald

HERDER

FREIBURG · BASEL · WIEN

Titel der amerikanischen Originalausgabe:
Resilience- The power to bounce back when the going gets tough!

Published by Hatherleigh Press
New York 1997.
Published in 1988 with subtitle:
Discovering a new strength at times of stress

Gedruckt auf umweltfreundlichem, chlorfrei gebleichtem Papier

www.herder.de
Herstellung: fgb · freiburger graphische betriebe 2003
www.fgb.de
ISBN 3-451-28064-7

Gerard Murphy, S. J. gewidmet, der, als ich ihn bat,
mir eine medizinische Fakultät zu empfehlen,
zu mir sagte, er habe das Gefühl, meine Begabungen
gingen über die von einem Arzt verlangten hinaus,
aber wenn ich dennoch unbedingt Arzt werden wolle,
dann solle ich Psychiater werden.

INHALT

EINLEITUNG

Lange Zeit hat das Konzept der Widerstandsfähigkeit, das ich in diesem Buch vorstelle, in meinem Unterbewusstsein geschlummert. Zweifellos wurde ich während meines Studiums, als ich die Klassiker las, dazu angeregt. Doch es nahm erst Form an, nachdem ich Arzt und Psychiater geworden war und die Bedeutung von Stress, Unglücksfällen, Zusammenbrüchen und Wiederherstellung im Leben meiner Patienten und Freunde – aber auch in meinem eigenen Leben – erkannt hatte.

Dass wir im Leben Widerstandsfähigkeit entwickeln müssen, scheint etwas Selbstverständliches zu sein, wenn wir einmal darüber nachdenken. Doch ist sie etwas ziemlich Komplexes und nicht nur für uns als Individuen relevant, sondern auch für das Überleben und die Gesundheit unserer Familien und Institutionen, ja für die Gesellschaft selbst.

Was ist Widerstandsfähigkeit? Ich habe diese Bezeichnung gewählt, um die psychologischen und biologischen Stärken zu beschreiben, die erforderlich sind, um Veränderungen erfolgreich zu meistern. Im Laufe der vergangenen dreißig Jahre hatte ich Gelegenheit zu beobachten, wie Patienten sich in der Psychotherapie wieder erholten und belastbarer als je zuvor in ihrem Leben wurden. Ich habe gesehen, wie Menschen, die furchtbaren Katastrophen ausgesetzt waren, überlebten. Ich habe festgestellt, dass viele mir bekannte Menschen gewaltige Energien mobilisierten, um mit potenziell gefährlichen Krisen fertig zu werden. Solche Beobachtungen haben es mir ermöglicht, ein Profil der Widerstandsfähigkeit zu erstellen, die wir alle brauchen, wenn wir die Kontrolle über unser Leben behalten wollen.

Es gibt ganz spezielle Eigenschaften, die eine belastbare Persönlichkeit kennzeichnen: Kreativität; die Fähigkeit, Schmerz zu ertragen; Einsichten in die eigene Psyche und in das, was man in einer bestimmten Lebensphase durchmacht; geistige Unabhängigkeit; Selbstachtung; die Eigenschaft, das eigene Selbstwertgefühl wiederherzustellen, wenn es verletzt wurde oder zeitweilig überhaupt nicht mehr vorhanden war; die Fähigkeit zu lernen; die Fähigkeit, Freundschaften zu schließen und zu pflegen; die Fähigkeit, aus freien Stücken Abhängigkeiten einzugehen und gleichzeitig die Intensität dieser Freundschaften selbst zu bestimmen; eine Weltanschauung, die eine entwicklungsfähige Philosophie impliziert, kraft derer man alles, was man erlebt, sinnvoll deuten kann, und aus der man ein gewisses Maß an persönlicher Bedeutung schöpfen kann.

Natürlich ist Widerstandskraft nichts rein Psychologisches, sondern auch etwas Physisches: Belastbar zu sein setzt voraus, dass die durch Stress aktivierten physiologischen Prozesse unseres Körpers wirksam funktionieren. Überdies hat auch unsere Umgebung einen starken Einfluss darauf, wie gut wir Widerstandskraft entwickeln und trainieren können. Ein Beispiel dafür ist die Existenz – oder Nichtexistenz – eines unterstützenden privaten Netzwerks. In unseren Beziehungen findet – oder findet eben nicht – ein echtes Geben und Nehmen statt, so dass Menschen da sind und sich um uns kümmern, wenn wir sie brauchen, wir aber auch für sie da sind, wenn sie uns brauchen. Unsere familiären Strukturen, unsere Arbeitsbedingungen, unsere gesamte Kultur weist Merkmale auf, die unsere Widerstandskraft hemmen oder fördern können.

Im Laufe der Jahre hatte ich die Gelegenheit, sowohl Institutionen als auch einzelne Personen zu beobachten. Auch wenn institutionelle Strukturen nicht das Hauptthema dieses Buchs ausmachen, so sind sie doch von Menschen geschaffen. Somit sind sie Belastungen und Veränderungen unterworfen und müssen – nicht anders als Einzelpersonen – widerstandsfähig werden und bleiben.

Ich habe mein Konzept der Widerstandsfähigkeit zum ersten Mal in einem Artikel vorgestellt, in dem ich ausführte, welchen Einfluss der Philosoph Teilhard de Chardin auf mein eigenes Denken über das Wesen psychischer Krankheiten und die Rolle hatte, die die Psychotherapie bei der Regenerationsfähigkeit von Patienten spielt. In seinem bemerkenswerten Buch *Der Mensch im Kosmos* sieht Teilhard de Chardin die gegenwärtige Welt in einem bedeutsamen Entwicklungswandel begriffen, der hauptsächlich von psychischen und sozialen und weniger von rein physischen Veränderungen gekennzeichnet ist. Analog dazu ging mir plötzlich auf, dass sich viele meiner Patienten in einem ähnlichen Wandlungsprozess befanden. Ihre Persönlichkeit (und oft auch die Struktur ihres Lebens) war von Grund auf erschüttert worden; sie waren in einem Zustand des Chaos und bereiteten sich auf einen neuen und höheren Grad der Anpassung vor.

Durch meine Beschäftigung mit Depressionen – aus der das Buch *Depression als Lebenschance* entstanden ist – war ich zu der Überzeugung gekommen, in einem Zusammenbruch, der sich in einer Depression äußert, nicht in erster Linie ein unglückliches Ereignis, sondern vielmehr einen oft notwendigen Auftakt für eine Erneuerung nach sehr belastenden Ereignissen zu sehen. Seither habe ich meine Ansichten über die Depression dahingehend erweitert, dass ich sie als einen Zyklus sehe, bei dem der Betreffende einen Zusammenbruch erleidet und anschließend die Stücke seines Selbst und seines Lebens in einer neuen Form wieder zusammensetzt. Und dies betrachte ich als zentrales und immer wiederkehrendes Thema des menschlichen Lebens.

Das Konzept der Widerstandsfähigkeit hat mir überdies ermöglicht, geistige Gesundheit und Krankheit auf eine ganz neue Weise zu betrachten. Ich begann, viele meiner Patienten für durchaus gesund anzusehen, wenn sie angesichts von schweren Belastungen und Veränderungen – begreiflicherweise – zusammengebrochen waren. Was oberflächlich betrachtet wie die Unfähigkeit wirkte, die gegenwärtige Lage zu meistern, war in Wirklichkeit ein Zeichen ihrer Belastbarkeit. Der vorübergehende Zustand der Verwirrung und der emotionalen Qual bot ihnen die einzigartige Chance, alte Kränkungen und Verletzungen aufzuarbeiten, neue Wege zu entdecken, mit dem Leben umzugehen, und sich erfolgreich neu zu orientieren. Und das Wichtigste: Sie erkannten, in welcher Verfassung sie sich befanden, und waren klarsichtig genug, um sich professionelle Hilfe zu suchen.

Entsprechend begann ich, viele andere Menschen, die sich rühmten, niemals zusammenzubrechen, als nicht ganz so gesund anzusehen. Ich hatte den Eindruck, dass sie viel weniger geneigt waren, aus ihren Erfahrungen zu lernen. Es mangelte ihnen an Einsicht. Sie bereiteten den Personen, die mit ihnen zu tun hatten, zahllose Probleme und kamen auf lange Sicht wesentlich schlechter mit den Auswirkungen von Veränderungen zurecht.

Natürlich stellt ein Zusammenbruch nur die Anfangsphase in dem Zyklus dar, mit dem ein Mensch widerstandsfähig auf Belastungen reagiert. Widerstandsfähigkeit bedeutet auch, dass man die Kraft hat, das Ausmaß der inneren Zerrüttung in bestimmten Grenzen zu halten und die Stücke des eigenen Selbst und des Lebens danach wieder zusammenzusetzen. Ist ein Mensch dazu nicht in der Lage, besteht die Gefahr, dass er auf eine andere, offenkundigere Weise krank ist, gefangen in einem chronischen Zustand der Dysfunktion.

Für manche Leser wird die Ansicht, dass jeder Mensch zusammenbrechen kann – vor allem unter sehr belastenden Bedingungen – und wiederhergestellt werden muss, um zu überleben und sich weiterzuentwickeln, nicht neu sein. Doch dass unsere Natur dies geradezu verlangt, verleiht der Sache einen anderen Akzent.

Sehen Sie sich den Lebenszyklus an: Er ist von Wendepunkten geprägt; immer wieder stehen Veränderungen an. Manche sind vorhersehbar, wie der Eintritt in die Adoleszenz, das Absolvieren des Schulabschlusses, das Heiraten, das Kinderzeugen, das Erreichen des mittleren Alters oder der Rückzug aus dem Berufsleben. Andere, wie geschäftliche oder persönliche Rückschläge, sind nicht vorhersehbar; sie treten wahrscheinlich in jedem Leben auf, obwohl gewöhnlich nicht vorauszusehen ist, wann und in welcher Form das geschehen wird. Jede Zeit der Veränderung ist notgedrungen anstrengend, denn sie ist mit einem Konflikt verbunden – zwischen einer mächtigen Kraft, die darauf hinwirkt, die Dinge so zu belassen, wie sie waren, und einer anderen ebenso mächtigen Kraft, die uns auffordert, vorwärts zu gehen und neue Lebensbedingungen zu akzeptieren. „Stressige“ Zeiten beinhalten naturgemäß ein umwälzendes Element. Selten verlaufen sie ganz ohne Schmerzen, und sie bergen immer das Risiko, dass man sie nicht erfolgreich übersteht. Wie viel Chaos eine bestimmte Zeit der Veränderung mit sich bringt, wird bis zu einem gewissen Grad von der Intensität und dem Ausmaß der stattfindenden Veränderungen bestimmt. Und natürlich kann irgendein spezieller Wendepunkt mehr Aufruhr im Leben des einen Menschen erzeugen als bei einem anderen. Vielleicht machen Sie die heftigsten Turbulenzen in der Pubertät durch, ich hingegen im mittleren Alter und ein Dritter wird damit ganz unerwartet irgendwann zwischen diesen beiden Altersphasen konfrontiert.

Man kann natürlich fragen: War das nicht immer so? Waren wir Menschen nicht immer schon Belastungen ausgesetzt und mussten wir nicht zu allen Zeiten mit Veränderungen fertig werden? Die Antwort lautet: Ja, natürlich. Die Widerstandsfähigkeit steht im Zentrum der menschlichen Evolution. Die Geschichte ist voller Biografien von Männern und Frauen, deren geistige Größe und Bedeutung in erster Linie auf der Widerstandskraft beruhten, mit der sie Widrigkeiten überwanden.

Doch wir leben heutzutage in ganz anderen Zeiten. Es ist eine Sache, Phasen schmerzlicher persönlicher Umwälzungen durchzumachen und sich wieder davon zu erholen, wenn die Welt um einen herum relativ stabil ist. Es ist etwas anderes, wenn das Tempo, mit dem Veränderungen auf der ganzen Welt vonstatten gehen, ungeheuer zugenommen hat und ganze Kulturen sich am Rande der Auflösung befinden. Wir alle sind zunehmend mehr Gefahren ausgesetzt. Es bleibt uns nicht viel anderes übrig, als die Verantwortung auf uns zu nehmen, diese Veränderungen zu überstehen.

In all diesen Jahren habe ich jedoch eine ermutigende Beobachtung gemacht: Widerstandsfähigkeit ist eine Kraft, die die meisten Menschen üben und entwickeln können.

TEIL I

Belastungen und das Gesetz von Zusammenbruch und Wiederherstellung: Lebensumstände, die Widerstandsfähigkeit erfordern

1. KAPITEL

Die andere Seite des Stresses

Verläuft das Leben heutzutage in schnellerem Rhythmus oder bilden wir uns das nur ein? Leben wir wirklich mit mehr Stress als frühere Generationen? Sind wir einer größeren Gefahr ausgesetzt, durch bestimmte Belastungen geistig oder körperlich kaputtgemacht zu werden oder plötzlich zu sterben, während wir an einem schönen Frühlingsnachmittag einen Tennisball zurückschlagen?

Was ist Stress eigentlich? Ist es, wie viele glauben, etwas, was Spannung hervorruft, uns ängstlich und reizbar macht, den Blutdruck ansteigen oder den Magen schmerzen lässt, unsere Ehe und unsere Karriere zerstört? Oder gibt es noch eine andere Seite des Stresses, hat er vielleicht einen konstruktiven Zweck, der unserem Überleben und unserer Entwicklung dient?

Die gegenwärtige Sichtweise des Stresses ist noch ziemlich neu. Erst vor wenigen Jahrzehnten sah Professor Hans Selye im Stress eine Reihe von Kräften wirksam werden, die bei einem Angriff präventive physiologische Veränderungen verursachen. Zu der ursprünglichen Formulierung gelangte man, indem man die Reaktion lebender Organismen auf fremde Wirkstoffe beobachtete. Zum Beispiel die Antwort des Körpers auf Bakterien: Eine Infektion greift den Körper an. Das Immunsystem wird mobilisiert, um die Eindringlinge abzuwehren. Es erfolgen unspezifische Reaktionen wie Fieber und eine höhere Herzfrequenz. Die weißen Blutkörperchen vermehren sich. Wenn wir den Kampf gewinnen, geht das System, das aktiviert wurde, um den Körper zu verteidigen, erneut in Ruhestellung. Unsere Temperatur wird wieder normal. Unser Puls ebenfalls. Wir fühlen uns nicht mehr „krank", obwohl es durchaus eine Weile dauern kann, bis wir wieder ganz wir selbst sind.

Und noch etwas kann sich verändern: Möglicherweise hat unsere erfolgreiche Selbstverteidigung dazu geführt, dass wir in Zukunft mit ähnlichen Infektionen besser fertig werden. Unser Körper wird Antikörper erzeugt haben, so wie das bei Viruskrankheiten, Windpocken, Masern und Mumps der Fall ist, und vielleicht sind wir nun für alle Zeiten gegen Angriffe derselben Organismen immun. Die physiologische Vorstellung von Stress wurde bald dahingehend erweitert, dass auch Auslöser einbezogen wurden, die weder zu den schädlichen Organismen noch zu den toxischen Substanzen gehören. Der Liste der Herausforderungen und Probleme, die von uns die Mobilisierung von Abwehrkräften verlangen, um tödliche Gefahren zu überwinden, wurden psychologische und soziale Stressfaktoren hinzugefügt. Eine Verletzung unseres Selbstwertgefühls oder der Verlust eines geliebten Menschen kann beachtliche körperliche und emotionale Reaktionen in uns hervorrufen. Mit Hilfe eines komplexen Kommunikationssystems, das unsere Sinne mit unserem Gehirn verbindet und unser Gehirn mit jeder Stelle unseres Körpers, werden störende Ereignisse registriert. Sie erzeugen sowohl körperliche als auch psychische Reaktionen. Jedes Mal, wenn wir Furcht oder Zorn empfinden, ja sogar dann, wenn wir positive Gefühle wie große Freude, einen Lachkrampf oder leidenschaftliche Liebe erleben, geschieht etwas auf der physiologischen und der psychologischen Ebene.

Wenn der Augenblick vorüber und die Stressperiode zu Ende ist – oder wenn wir erkennen müssen, dass die belastende Situation nicht aufhört und sich noch eine Zeitlang hinziehen wird –, müssen die physiologischen Stressreaktionen abklingen, muss der Zustand des normalen Gleichgewichts wieder zurückkehren; wir sind nun gerüstet für neue, vielleicht unvorhergesehene Angriffe. Doch diese körperlichen Stressreaktionen unterscheiden sich erheblich von dem, was wir psychologisch durchleben. Außer im Fall der Immunisierung – wenn der Zustand des Zusammenbruchs vorübergeht und eine neue Synthese stattfindet –, wird unser Körper zu seinem vorigen Zustand der Homöostase oder zum Gleichgewicht zurückkehren. In krassem Unterschied dazu sollten die psychologischen Veränderungen, die mit den Stressreaktionen einhergehen, zu einer neuen, komplexeren und adaptiven Struktur führen, die sich qualitativ von der unterscheidet, die ihr vorausging. Mit anderen Worten, wir sollten etwas aus dem gelernt haben, was wir durchgemacht haben. Wir sollten aus unserer Erfahrung gestärkt hervorgehen und nun besser fähig sein, mit den Herausforderungen des Lebens fertig zu werden.

Vor kurzem aß ich mit einem langjährigen Freund zu Mittag, einem sechsundvierzigjährigen Manager in einer mittelgroßen Computerfirma. Wie ich feststellen musste, stand er stressbedingt vor einem Zusammenbruch. Er erzählte mir, dass seine Ärzte mehrere Wochen lang erfolglos die modernsten Diagnosetechniken angewandt hätten, um die Ursache seiner monatelangen, anhaltenden Beschwerden – Schmerzen in den Beinen, Kurzatmigkeit und Konzentrationsschwäche bei der Arbeit – herauszufinden. Er war geradezu besessen von dem Gedanken, er könne an einer tödlichen Krankheit leiden, und verzweifelte zunehmend an der Unfähigkeit seiner Ärzte, einen körperlichen Grund für seine Störungen auszumachen.

Ich wusste, dass er ein sehr intelligenter, hart arbeitender, erfolgreicher Mann war, gut ausgebildet und einigermaßen glücklich verheiratet, der in finanziell gesicherten Verhältnissen lebte. Doch ebenso wusste ich, dass er ziemlich rigide war und hohe Ansprüche an sich und an sein Leben stellte, und ich vermutete, dass es ihm an der nötigen Einsicht und Flexibilität mangelte, um die plötzlichen und tief greifenden Veränderungen in seinem Privat- und Berufsleben gut zu überstehen. Kürzlich war herausgekommen, dass sein ältestes Kind, ein einundzwanzigjähriger Sohn, Kokain nahm; sein jüngstes Kind, eine Tochter, hatte vor einigen Wochen das Haus verlassen, um zu studieren. In seiner Arbeit drohten die technischen Fortschritte seiner Konkurrenten zum dritten Mal in zehn Jahren sein letztes (und wichtigstes) Produkt zu überholen; einige seiner besten Angestellten hatten gekündigt, um woanders besser bezahlte Jobs anzunehmen.

„Alles scheint außer Kontrolle geraten zu sein", klagte er. „Während meines Wirtschaftsstudiums glaubten unsere Dozenten, sie würden uns beibringen, wie man mit Veränderungen zurechtkommt. Sie ermunterten uns sogar, Veränderungen in Gang zu setzen. Aber heutzutage vollzieht sich der Wandel so schnell und unvorhergesehen, dass ich mich außerstande fühle, alles in meinem Leben unter Kontrolle zu halten. Ich habe das Gefühl, als Geschäftsmann und als Vater versagt zu haben. Die Ärzte haben mir gesagt, meine Symptome seien auf den Druck zurückzuführen. Aber es fällt mir schwer, das zu glauben", meinte mein Freund. „Sicher habe ich

Probleme. Die hat schließlich jeder. Aber eigentlich sollten wir damit fertig werden können. Ich habe immer gedacht, wir wären besser als unsere Eltern dafür gerüstet, Stress zu bewältigen. Man hört ja genug darüber. Mein Vater allerdings wusste aus persönlicher Erfahrung sehr genau, was Stress ist. Er wuchs in den Jahren der Weltwirtschaftskrise auf. Während des Zweiten Weltkriegs befehligte er in Frankreich eine militärische Einheit – und überlebte."

Ich beeilte mich zu sagen, dass ich überzeugt sei, dass wir heute in einer Zeit schneller und dramatischer Veränderungen mehr Stress hätten als unsere Eltern. Die meisten technischen Neuerungen der Menschheitsgeschichte fanden im 20. Jahrhundert statt. Und sie haben die Art und Weise, wie wir uns auf der Erde und im Raum fortbewegen, wie wir über weite Entfernungen hinweg kommunizieren, radikal geändert. Sie haben einen Einfluss darauf, ob wir in Gemeinschaft leben oder isoliert in urbanen Siedlungen. Flugzeug und Fernsehen haben die Erde „kleiner" gemacht. Selbst auf den entlegenen Karibikinseln kann man die Fernsehnachrichten eine halbe Stunde, nachdem sie in New York oder Chicago ausgestrahlt wurden, empfangen; und die Flughäfen haben Völker und Kulturen in unmittelbaren Kontakt miteinander gebracht – eine Begegnung, die früher nur mittels Fotos möglich war. Die Häuser, in denen wir leben, unsere Wirtschaftssysteme, unsere sozialen Strukturen und die Arbeit, die wir leisten, nehmen nie da gewesene Formen an. Sogar die Informationen, die wir über uns selbst besitzen – dank einer ganzen Reihe sozial- und naturwissenschaftlicher Disziplinen, die unsere Geschichte anhand von Radioisotopen nachzeichnen und in Farbbildern darstellen können, wie unser Gehirn arbeitet – haben in einem solchen Umfang zugenommen, dass unser Bild vom Menschen – und damit von uns selbst – ernsthaft in Frage gestellt wurde. Und all das wird immer mehr zunehmen und oft den Anschein erwecken, es sei alles „außer Kontrolle geraten" – wie mein Freund seine eigene missliche Lage beschrieb.

Und wir sind keineswegs besonders gut dazu in der Lage, mit einem solchen Stress zurechtzukommen, aber wir können es lernen. Bis vor gar nicht langer Zeit konnten wir uns noch viel stärker auf äußere Strukturen stützen, die uns auf unserem Lebensweg leiteten und stützten. Das Familienleben war intakter. Es gab allgemein gültige Werte. Die Wahrscheinlichkeit, dass ein Mensch die meiste Zeit seines Lebens im selben Ort unter Freunden und Bekannten lebte, war groß. Wenn er sich in einem bestimmten Beruf ausbilden ließ, übte er diese Tätigkeit mit ziemlicher Sicherheit sein ganzes Arbeitsleben aus. Die Strukturen der Gesellschaft – Kirchen, Regierungen, Institutionen und auch die Erwartungen – versprachen ein gewisses Maß an Beständigkeit und Vorhersehbarkeit.

Diese Bollwerke existieren nicht mehr. In unseren freien Gesellschaften ist es mehr und mehr Aufgabe des Einzelnen, sich selbst und seine Welt zu organisieren und sie nach einer Zeit des Zusammenbruchs neu zu gestalten.

Tauziehen

Um die Bedeutung des Stresses besser zu erfassen, müssen wir die Kraft verstehen, die alle lebenden Strukturen besitzen, um sich selbst in einem Zustand relativer Kohärenz zu halten. Diese Kraft heißt Homöostase. Das Wort stammt aus dem Lateinischen; *homöo* heißt „dasselbe“ und *stase* heißt „Mangel an Bewegung“. Es ist eine biologische Kraft, die darauf hinwirkt, den Status quo aufrechtzuerhalten und ihn wiederherzustellen, nachdem er in Unordnung geraten ist.

Der im 19. Jahrhundert lebende Physiologe Claude Bernard äußerte als Erster den Gedanken, dass der menschliche Körper über ein konstantes inneres Milieu verfügt. Er besitzt fundamentale Mechanismen, die die eigene Autonomie gewährleisten. Um überleben zu können, müssen solch grundlegende Elemente wie Körpertemperatur, Blutdruck, Pulsschlag, Atemfrequenz und das Säure-Basen-Gleichgewicht in bestimmten Größen gehalten werden. Geschieht dies nicht, hören wir auf zu existieren. Zudem müssen diese Größen bestehen bleiben, trotz wechselnder äußerer Bedingungen wie Kälte, Hitze, plötzliche Anstrengung und trotz jener Zeiten, in denen die Nahrungsaufnahme aus irgendwelchen Gründen stark eingeschränkt ist. Beispielsweise beschleunigt körperliche Anstrengung den Herzschlag; im Zustand der Ruhe – und vorausgesetzt, der Mensch ist gesund – stellt sich die vorige Herzfrequenz wieder ein. Dieses Phänomen ist die Grundlage für das Belastungs-EKG, mit dem festgestellt wird, wie unser Herz klingt und in welcher Verfassung unser Gefäßsystem ist.

Alle gesunden Menschen besitzen diese anpassende Fähigkeit zur Selbsterhaltung, obwohl sie bei sehr jungen noch nicht sehr entwickelt und bei sehr alten schwächer ist. Ein Säugling ist noch nicht imstande, eine solche Kontrolle auszuüben – ein etwas älteres Baby kann es schon; erhöht man zum Beispiel in seiner Umgebung die Temperatur, kann es die eigene Körpertemperatur entsprechend anpassen. Bei älteren Menschen ist diese Fähigkeit vermindert; sie reagieren deshalb viel empfindlicher auf kaltes Wetter und ihre Blutgefäße verlieren nach und nach die für die Jugend charakteristische Elastizität.

Das Muster der Homöostase kann ebenso auf den Aufbau unserer Persönlichkeit angewendet werden. Das Leben erfolgreich zu bewältigen, heißt auch, Herausforderungen anzunehmen, Widrigkeiten zu überwinden und gleichsam organisch von einer Phase des natürlichen Lebenszyklus in die nächste zu gleiten. Das ist jedoch nur dann möglich, wenn wir bei Stress unsere psychische Kohärenz bewahren können oder sie, sofern wir sie verloren haben, danach wiederfinden, wenn auch meistens in veränderter Form. Die traditionelle Ansicht, gegen die ich immer scharf protestiert habe, lautet, der Verlust der Persönlichkeitshomöostase nach traumatisierenden Ereignissen stelle den Beginn einer Krankheit dar; je schwerer der Zusammenbruch sei, desto schlimmer sei die Krankheit. Eine solche Theorie impliziert die Annahme, dass die Homöostase der Persönlichkeit in jedem Fall bestehen bleibt. Selbst die Wissenschaftler, die in ihrem Denken so flexibel sind, dass sie einem Menschen bei starken Belastungen einen „maßvollen" Zusammenbruch zugestehen, glauben, dass die Genesung im Wesentlichen in der Wiederherstellung der vorigen homöostatischen Struktur besteht. Aber auch für diese Spezialisten ist ein Zusammenbruch keine wünschenswerte oder gar notwendige Erfahrung.

Verhaltensforscher sind mittlerweile davon überzeugt, dass Menschen beständiger Bewegung und Veränderung unterworfen sind. Diese Dynamik ist in der so genannten Systemtheorie dargestellt. Damit ist die frühere Vorstellung modifiziert, wonach wir organisierte, autonome Lebewesen seien, immer gleich bleibend und ein für alle Mal festgelegt, die ihre Persönlichkeit gegen Anfechtungen durch äußere Veränderungen verteidigen. Sie wurde durch ein Konzept ersetzt, nach dem wir Teil offener Systeme sind, in ständigem Kontakt mit unserer Umgebung, die wir beeinflussen und von der wir beeinflusst werden. Unser Körper und unser Geist bilden Strukturen, die ihrerseits ständig verschiedene Veränderungen durchlaufen. Und wir interagieren wiederum mit allen anderen lebenden Strukturen, die in unserem Umfeld existieren: der Familie, den sozialen Netzwerken, geschäftlichen oder staatlichen Institutionen, den Ortsgemeinden, Nationen, dem Biosystem und dem Universum. Auch diese Strukturen werden von einem ähnlichen Bedürfnis, die Homöostase aufrechtzuerhalten, bestimmt, sind jedoch gleichzeitig einem ständigen Druck unterworfen sich zu verändern.

Allerdings haben Theorien den Nachteil, die heftigen, bedeutsamen Kämpfe, die auf dem Kampfplatz des Lebens stattfinden, oft distanziert, praxisfern, ja unwirklich erscheinen zu lassen. Der Druck nach Veränderung, der auf die Kräfte der Homöostase ausgeübt wird, kann sehr groß, schmerzlich, beunruhigend und überwältigend sein. Es kommt dabei notgedrungen zu einem Konflikt, einem Tauziehen zwischen der Aufgabe, eine neue Homöostase zu finden, und dem Gegendruck, der von den Kräften aufgeboten wird, die die Dinge so belassen wollen, wie sie waren.

Widerstand gegen Veränderungen ist ein universelles Phänomen. Es weckt Ängste, die den Konflikt letzten Endes verstärken. Doch es ist nur allzu bekannt, dass die meisten Menschen regelrecht ein Talent dafür besitzen, bedrohliche Dinge aus ihrem Bewusstsein zu verdrängen und ihnen so lange nur wenig oder gar keine Aufmerksamkeit zu schenken, bis sie so verzweifelt sind, dass sie gar keine andere Wahl haben, als sich mit dem, was passiert, intensiv zu befassen. Nirgends ist ein solcher Widerstand so tief greifend wie da, wo eine bedeutsame Veränderung die Frage aufwirft, wer und was wir sind und wie die Struktur der Welt, in der wir leben, beschaffen ist. Denn solche Orientierungen sind für unsere Identität und für unser Funktionieren ebenso wichtig wie unser Name. Haben wir uns erst einmal an eine bestimmte Meinung über uns selbst und andere Menschen gewöhnt, so kann es sein, dass uns alles Neue oder davon Abweichende erschreckt und uns veranlasst, energisch dagegen zu kämpfen. Und doch müssen bestehende Homöostasen – besser früher als später – zusammenbrechen, um den Weg für das Kommende zu bereiten.

2. KAPITEL

Das Gesetz von Zusammenbruch und Wiederherstellung

Von Beginn meines Medizinstudiums an bis zu der Zeit, wo ich schon fast zehn Jahre lang als Psychiater gearbeitet hatte, meinte ich, man könne die Menschen in zwei große Kategorien einteilen: in Kranke und Gesunde. Diejenigen, die unter Depressionen und anderen Formen emotionaler Krankheiten litten oder unfähig waren, die täglichen Verantwortlichkeiten für ihr Leben zu übernehmen, und Zuflucht in den Sprechzimmern und Krankenhäusern suchten, waren krank. Die übrige Welt – so nahm ich an – war gesund.

Ich erinnere mich noch lebhaft an den niedergeschlagenen Ausdruck in den Gesichtern vieler Patienten in Krisensituationen, mit denen ich damals arbeitete. Da war zum Beispiel Martin Wall, ein vierundfünfzigjähriger Mann, der mit langsamen Schritten und verlegener Miene in mein Sprechzimmer kam und sich umschaute, unschlüssig, wo er Platz nehmen sollte. Sein grauer Nadelstreifenanzug stimmte mit dem allgemeinen Image seines Berufs überein: Er war Banker. Doch wie er sich da in meinen schwarzen Lehnstuhl fallen ließ und Mühe hatte, die richtigen Worte zu finden, erinnerte er mich an einen Soldaten, der eben von der Front zurückgekehrt war und an einer Kampfneurose litt.

Nach und nach setzte ich mir seine Geschichte zusammen. Martin Walls einziger Sohn war ein Jahr zuvor bei einem Reitunfall schwer verletzt worden. Er war vom Pferd gefallen, hatte sich dabei eine Fraktur an der Wirbelsäule zugezogen und würde dadurch nie wieder gehen können. Seither war die Beziehung zwischen Martin und seiner Frau angespannt, da jeder den anderen insgeheim für die Tragödie verantwortlich machte. Zwar hatte er weiterhin wie gewohnt gearbeitet und versucht, so lange wie möglich die Fassung zu bewahren. Aber jetzt, so schien es, konnte er einfach nicht mehr. Seine Frau hatte angefangen zu trinken. Es bestand keinerlei emotionale Nähe mehr zwischen ihnen. Obwohl sie noch drei andere Kinder hatten – alles Mädchen –, fanden die Eltern keinen Trost in ihrem Familienleben, das ebenso zerrüttet war wie Martins eigenes Selbst.

Ich nahm an, dass Martin Wall krank war, und behandelte ihn dementsprechend – mit einer Psychotherapie und Antidepressiva. Mein Ziel war es, seine Gesundheit so wiederherzustellen, wie sie früher gewesen war. Ich erkannte, welche Rolle diese Tragödie beim Auslösen seiner Krankheit gespielt hatte, glaubte aber dennoch, irgendetwas könne mit ihm nicht ganz in Ordnung sein. Wäre er denn sonst nicht in der Lage gewesen, besser mit den Dingen umzugehen, auch wenn es sich um etwas so Schreckliches handelte wie die lebenslange Behinderung seines Sohnes? Musste in seiner Familie, die bis dahin so gut funktioniert hatte, nicht etwas Krankmachendes sein, da sie jetzt so zerrüttet war? Ich vermutete, dass es Trauer war, aber ich konnte weder verstehen, warum sie so lange dauerte, noch, warum die ganze Situation so außer Kontrolle geraten war.

Martin Wall erholte sich wieder. Er konnte seine Arbeit wieder aufnehmen; sein Familienleben kam wieder in Ordnung, zumindest oberflächlich. Aber meine Beschäftigung mit ihm und mit vielen anderen Menschen, die wie er unter den Auswirkungen belastender Lebenserfahrungen litten, machte mich nachdenklich. Was können wir wirklich von uns erwarten, wenn wir im Leben plötzlich großen Belastungen ausgesetzt sind? Ich weiß, wozu wir gerne imstande wären: gelassen mit gravierenden Veränderungen fertig zu werden. Wir alle würden gerne Turbulenzen überstehen, ohne leiden zu müssen. Aber was ist, wenn dieses Ideal schlicht und einfach nicht möglich ist? Was, wenn es im Grunde kontraproduktiv für unsere Gesundheit und unsere persönliche Reife ist?

Mit neununddreißig Jahren machte ich dann selbst eine Lebenskrise durch, die – im Nachhinein betrachtet – dazu diente, Antworten auf diese Fragen zu erarbeiten. Innerhalb von wenigen Monaten hatte ich mehrere einschneidende Erlebnisse: Mein Vater starb; meine Mutter, die leicht dement war, kam in ein Pflegeheim; mein ältestes Kind wurde schwer krank; und ich sah mich unvermutet mit dem Wunsch meiner Frau konfrontiert, sich von mir scheiden zu lassen. Obwohl ich darum rang, mein Gleichgewicht zu bewahren, spürte ich, dass ich dabei war, zusammenzubrechen. Es fiel mir immer schwerer, meinen Patienten zuzuhören und vor meinen Medizinstudenten Vorlesungen zu halten. Nachts lag ich angespannt und unruhig im Bett, schlief erst nach Stunden ein, um dann noch vor dem Morgengrauen erschöpft wieder aufzuwachen, und fürchtete mich vor dem kommenden Tag. Ein Teil meines Verstandes sagte mir, dass das, was ich durchlebte, ein ganz normaler Trauerprozess war. Ein anderer Teil, beeinflusst durch meine jahrelange berufliche Praxis, bezeichnete mein Leiden mit dem einschlägigen Fachausdruck – was nicht gerade dazu beitrug, es zu lindern. Ich war felsenfest der Meinung, ich müsste imstande sein, diese Krise souverän zu meistern und mich in meiner Arbeitsfähigkeit nicht einschränken zu lassen. Die ganze Situation war, gelinde gesagt, beschämend.

Ich entschloss mich zu einer mehrmonatigen Arbeitspause, während der ich meine Probleme zu lösen versuchte. In dieser Zeit lenkte ich mich auf vielfältige Weise ab, zum Beispiel reiste ich viel. Langsam und unter großen Mühen begann ich, die Bruchstücke meines Lebens zusammenzusetzen. Mein Vater war von mir gegangen; nun war ich der Vater. Im Laufe der vergangenen Jahre war ich ziemlich abhängig von meiner Lebensstruktur geworden. Jetzt war ein Großteil davon nicht mehr vorhanden, und ich stand vor der Notwendigkeit, für mich und meine Familie neue Strukturen zu schaffen. Zum ersten Mal in meinem Leben verstand ich wirklich, was viele meiner Patienten empfunden haben mussten: Hilflosigkeit und das Gefühl, besiegt zu sein. Ich verstand nun die verzweifelte Suche nach Hoffnung, die tägliche Anstrengung, das Leben neu zu gestalten. Und zum ersten Mal erkannte ich auch, wie fantasielos und kurzsichtig ich bei meiner Beurteilung von Menschen wie Martin Wall gewesen war.

Allmählich wurde mir klar, dass sehr belastende Ereignisse uns zwangsläufig erschüttern und oft auch die Strukturen unseres Umfelds durcheinander bringen *müssen*. Außerdem müssen solche Turbulenzen mit seelischem Schmerz einhergehen, der von leichter Traurigkeit oder Unruhe bis hin zu einem Zustand heftiger Qual gehen kann, in dem wir möglicherweise ernsthaft in Frage stellen, wer und was wir sind, und an unserem persönlichen Umfeld zweifeln.

Diese Einblicke ermöglichten mir, Stress auf eine ganz neue Art und Weise zu sehen. Ich betrachtete jetzt einen Zusammenbruch als eine normale, ja notwendige Reaktion auf bedeutende Veränderungen in uns selbst oder in unserem Umfeld; das war wohl selbst dann der Fall, wenn solche Episoden so dramatisch verliefen, dass sie den Ärzten ermöglichten, traditionelle medizinische oder psychiatrische Diagnosen zu stellen. Aber wir waren damit auch vor die Aufgabe gestellt, uns selbst und unser Leben nach der Krise neu zu gestalten. Tatsächlich konnte dieser Prozess ein „Auftrag“ der Natur sein, veraltete Wahrnehmungen und Sichtweisen abzulegen zugunsten neuer komplexer Homöostasen, die für unser gegenwärtiges und künftiges Überleben besser geeignet waren.

Die Zeitpunkte im Leben, in denen solche großen Veränderungen stattfinden, wollen wir Bifurkationspunkte nennen. Dieser Ausdruck stammt aus der Physik und bezeichnet Augenblicke gravierender Veränderungen. Sie treten dann ein, wenn wir ernsthaft aus dem Gleichgewicht geraten. In diesem Fall können unsere inneren und äußeren Strukturen ins Chaos zerfallen, und was sich letztendlich daraus ergibt, ist absolut unvorhersehbar. Denn in solchen Zeiten sind wir in großer Gefahr. Es kann passieren, dass wir für immer mehr oder weniger destabilisiert sind. Es ist sogar möglich, dass wir eine neue Homöostase bilden, die von Lebensuntüchtigkeit, seelischen Qualen und unzureichendem Bewältigungsverhalten geprägt ist. Unter optimalen Bedingungen jedoch kann der Weg bereitet werden für unsere Wiedereingliederung in einen neuen und effektiveren Grad persönlicher Kohärenz. Die nächste Abbildung veranschaulicht den typischen Zyklus von Zusammenbruch und Wiederherstellung.

Zuerst meinte ich, dass solche Zusammenbrüche auf große Bifurkationspunkte beschränkt seien und zumeist dann aufträten, wenn Menschen schweren Belastungen ausgesetzt waren – einschneidenden Vorfällen, die laut und „geräuschvoll“ waren und sich hauptsächlich dann zutrugen, wenn ihre innere Homöostase erschüttert wurde und die Struktur ihrer äußeren Welt auseinander gefallen war. Genau das erlebte Martin Wall während der Phase seiner Depression. Und dasselbe erlebte auch ich nach dem Tod meines Vaters. Damals stellte ich fest, dass Bifurkationspunkte nicht nur dann eintreten, wenn traumatische, mehr oder weniger unerwartete Ereignisse stattgefunden haben, sondern im Laufe unseres normalen Lebenszyklus regelmäßig immer wieder vorkommen, nämlich dann, wenn wir von einer Lebensphase zur nächsten übergehen.

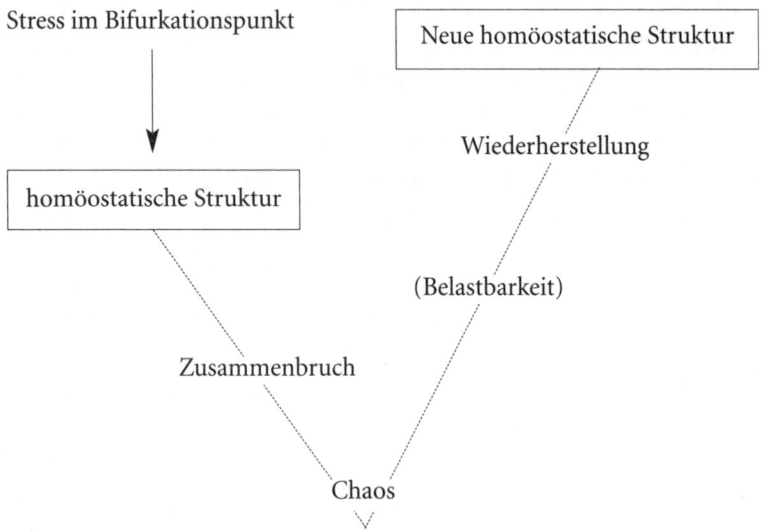

Abbildung 1: Der typische Zyklus von Zusammenbruch und Wiederherstellung

Nach und nach erkannte ich, dass das Gesetz von Zusammenbruch und Wiederherstellung sich nicht nur auf unsere Erfahrungen während bedeutender Bifurkationspunkte anwenden lässt, sondern – als Reaktion auf nicht ungewöhnliche Belastungen – auch im Alltag ständig wiederkehrt. Es gehört zu dem Prozess des fortwährenden Umlernens und Neulernens dazu, der einen wichtigen Teil unserer Entwicklung und unserer Vorbereitung für große Lebensveränderungen darstellt.

Konstruieren wir ein Beispiel für einen „alltäglichen" Zusammenbruch: Ihr zehnjähriger Sohn macht seine Hausaufgaben nicht. Sie werden zornig und schicken ihn sofort nach dem Abendessen auf sein Zimmer, damit er sie erledigt; außerdem verbieten Sie ihm, seine Lieblingssendung im Fernsehen anzuschauen. Sie hören, wie er die Tür zuschlägt. Als Sie an seinem Zimmer vorbeigehen, können Sie ihn drinnen leise weinen hören. Sie öffnen die Tür und gehen hinüber zu seinem Bett, auf dem er liegt und durch seinen Tränenschleier hindurch in seinem Schulbuch liest. Als Sie Ihren Arm um seine Schultern legen, rückt er zuerst von Ihnen ab, schmiegt sich aber dann einen Augenblick lang an Sie. Dann richtet er sich auf und bittet Sie hinauszugehen, damit er arbeiten kann. Aus diesem Vorfall hat Ihr Sohn zwei Dinge gelernt: Dass Sie ihn lieben und dass er seine Hausaufgaben machen muss. Ihnen wird wieder einmal bewusst, wie sehr Sie ihn lieben; und Sie fühlen sich innerlich darin bestätigt, dass Disziplin zur Kindererziehung dazugehört.

Jedes Mal, wenn wir etwas Wichtiges lernen müssen, das einer uns lieb gewordenen Annahme widerspricht, muss eine Art Zusammenbruch erfolgen. Eine Neunzehnjährige drückte es so aus: „Als ich im Internat war, dachte ich, ich sei eine tolle Sportlerin. In unserem Hockeyteam war ich die Beste. Als ich dann aufs College kam, wollte ich unbedingt in die Auswahlmannschaft aufgenommen werden. Ich erinnere mich noch gut, wie ich auf der kalten Bank saß und darauf wartete, dass ich an die Reihe kam. Die Mädchen, die vor mir dran waren, sahen aus, als gehörten sie zum New York Giants Footballteam. Ich fühlte mich plötzlich wie eine zarte Blume. Ich konnte auf keinen Fall mit ihnen konkurrieren. Noch wochenlang danach war ich erschüttert!“

Eine fünfunddreißigjährige verheiratete Frau erzählte mir die folgende Geschichte. Ihr Chef, ein vermögender Mann von Anfang fünfzig und vor kurzem geschieden, hatte sie gefragt, ob sie ihn zu einem Geschäftsessen begleiten wolle. Sie hatte große Lust dazu. Aber es gab ein Problem: Ihr Ehemann war dagegen. Zwar versicherte sie ihm, seine Eifersucht sei unbegründet und irrational, aber er wurde nur noch wütender. Nun fragte sie sich, ob sie nachgeben und nicht hingehen solle, obwohl sie sein Verhalten kindisch fand. Oder sollte sie ihn noch einmal auf die Harmlosigkeit der Situation hinweisen und trotz seiner Gefühle hingehen? Ganz gleich, welche Entscheidung sie traf – die Beziehung zu ihrem Mann war davon belastet. Wenn sie nachgab, konnte es gut sein, dass sie ihm wegen seiner Weigerung, ihr das Recht auf eigene Entscheidungen zuzugestehen – auch wenn diese ihre gegenseitige Bindung in keiner Weise gefährdete –, weiterhin grollte. Und wenn sie gegen seinen Willen hinging – ja, was würde dann geschehen? Würde er zur Vernunft kommen und den Vorfall letztlich als unbedeutend abtun? Würde die Versöhnung ihre frühere Nähe wiederherstellen und zu neuem Vertrauen und neuer gegenseitiger Achtung führen? Oder würde ein Rest von Schmerz und Misstrauen bleiben?

Kommen wir zur Wiederherstellung. Der zweite Teil der gesunden Reaktion auf Stress bewirkt, dass wir die Stücke unseres Selbst und unserer Welten wieder zu einer neuen Homöostase zusammensetzen. Wenn Eltern ihrem Kind die Sicherheit geben, geliebt zu sein – auch nachdem sie es auf sein Zimmer geschickt haben –, aber dennoch darauf beharren, dass es seine Hausaufgaben macht, so werden das Selbstwertgefühl und das Selbstvertrauen von Eltern und Sohn gestärkt. Die junge Frau, die die Tatsache akzeptierte, dass sie nicht ins Collegeteam aufgenommen wurde, entwickelte aus dieser Erfahrung heraus einen neuen Ehrgeiz, in ihrem Studium Erfolg zu haben, so dass sie ihren Abschluss mit „sehr gut" machte. Die Frau, die sich letztlich dazu entschloss, das Angebot ihres Chefs, mit ihr essen zu gehen, auszuschlagen, lernte daraus, dass sie ihre Wünsche auch einmal hintanstellen konnte, ohne ihre Autonomie aufzugeben, und ihre Ehe ging aus diesem Konflikt gestärkt hervor.

David Potter war ein hervorragender Herzchirurg und ging auf die Sechzig zu, als er sich gezwungen sah, den Zyklus von Zusammenbruch und Wiederherstellung zu durchlaufen. Er hatte in seiner Berufslaufbahn unzählige Bypassoperationen durchgeführt. Die meisten seiner Patienten hatten den Eingriff gut überstanden und lebten zufrieden stellend damit. Jahrelang hatte er an der medizinischen Fakultät Vorlesungen über Herz-Kreislauf-Erkrankungen gehalten.

Eines Abends, als er sich müde und frustriert fühlte, sprach er mit seiner Frau über ihre gemeinsame Zukunft. „Ich würde gerne aus der Stadt wegziehen und nahe am Wasser wohnen, wo ich mein Leben mehr genießen kann", sagte er. Dann verriet er ihr den Grund für seine Entscheidung. Sein eigener Arzt hatte bei ihm die Parkinsonkrankheit im Frühstadium diagnostiziert; er würde seinen Beruf als Chirurg nie mehr ausüben können.

Er und seine Frau zogen also aus New York City in eine kleine Stadt am Long Island Sound. Er arbeitete weiterhin, nun aber als Lehrbeauftragter, und fuhr etwa einmal im Monat nach New York, um an der medizinischen Fakultät Vorlesungen zu halten. Man bot ihm eine Stelle als fachärztlicher Berater in einem Krankenhaus in New Haven an; somit hatte er immer noch mit Patienten zu tun, wenn auch nicht im Operationssaal; und es blieb ihm jetzt mehr Zeit für seine Hobbys, Segeln und Aquarellmalen.

Dennoch waren diese Veränderungen mit beträchtlichen Turbulenzen verbunden. Er und seine Frau mussten viele vertraute Bezugspunkte ihres früheren Lebens aufgeben: seine hoch qualifizierte Tätigkeit, ihr Haus, an das sie gewöhnt waren, den angenehmen Umstand, dass Freunde in der Nähe wohnten. David hatte also unverhofft viel mehr Zeit, da er seinen einstigen streng geregelten Zeitplan aufgegeben hatte. Vieles, mit dem er sich identifiziert hatte – seine einstige Stellung im Krankenhaus, die Kollegen, mit denen er täglich zusammengearbeitet hatte, die Studenten, die er unterrichtet hatte – waren nun nicht da, und er sah sich vor die Notwendigkeit gestellt, eine neue Identität aufzubauen.

Kurze Zeit, nachdem sich die Aufregung über den Umzug gelegt hatte, befand sich David Potter in einem Zustand der Verzweiflung. Sein gewohnter Elan und seine Energie waren verschwunden. Er schob den Beginn seiner neuen beruflichen Verpflichtungen in Connecticut hinaus, war niedergeschlagen und reizbar und stritt sich oft mit seiner Frau wegen Belanglosigkeiten. Morgens schlief er lange, dann las er während eines Zehn-Uhr-Frühstücks eine ganze Stunde lang die Zeitung und verließ anschließend das Haus, um stundenlang ziellos am Wasser entlangzuspazieren. Er wusste, dass irgendetwas mit ihm nicht in Ordnung war, und hatte die leise Ahnung, dass seine Probleme mit den Veränderungen in seinem Leben zusammenhingen. Da ihm allmählich klar wurde, dass er die Situation nicht alleine zufrieden stellend bewältigen konnte, bat er mich als alten Freund und Kollegen um ein Gespräch.

David Potter hatte viele innere Ressourcen, die ihm halfen, eine solche Krise zu überwinden. Durch seine jahrzehntelange Arbeit war er an Selbstdisziplin gewöhnt. Er wäre nicht der angesehene Arzt geworden, der er war, wenn er nicht gelernt hätte, eine persönliche Befriedigung zuweilen hintanzustellen und Frustrationen auszuhalten, und wenn er nicht gezwungen gewesen wäre, im Operationssaal mit unzähligen Krisen fertig zu werden. Er hatte normalerweise ein breites Interessenspektrum und hatte auf seinem Fachgebiet eigene Forschungen betrieben.

„Was mich am meisten erschreckt", sagte er, „ist die Tatsache, dass ich zum ersten Mal in meinem Leben das Vertrauen in mich selbst verloren habe."

Als ich ihn darauf hinwies, dass sein momentaner Zustand eine natürliche Folge der Veränderungen seiner Gesundheit und seiner Lebensumstände war, reagierte er leicht verwundert. Er hatte nämlich erwartet, dass er sich mit seiner üblichen Ruhe und Gelassenheit der neuen Situation anpassen würde. Als er merkte, dass ihm das ohne eine kaum zu bezwingende Anspannung nicht gelang, war er überrascht und peinlich berührt und schämte sich seines scheinbaren Mangels an Entschlossenheit. Als er nun noch einmal über das Ganze nachdachte, lachte er. „Wir Ärzte sind keine Götter", sagte er, „selbst wenn wir daran gewöhnt sind, manchmal Unmögliches zu leisten."

Während der folgenden Wochen spürte er, dass seine alte Energie zurückkehrte, und er machte sich daran, sein neues Leben nach dem Plan, den er entwickelt hatte, zu organisieren.

Das Beispiel David Potters zeigt, wie viel Möglichkeiten in uns stecken, uns und unser Leben nach einer Stressperiode neu zu gestalten; diese Fähigkeit ist der Tatsache zuzuschreiben, dass wir als Menschen „selbstorganisierende Systeme" sind. Wir haben die Anlage, uns nach einem Zusammenbruch neu zu strukturieren und einen höheren Grad an Ordnung und Kohärenz zu erreichen, sofern wir wissen, wie wir diese Anlage aktivieren können.

Das Gesetz des psychologischen Zusammenbruchs und der darauf folgenden Wiederherstellung ist für unser aller Leben von grundlegender Wichtigkeit:

- Um zu lernen, bedeutsame Veränderungen zu durchleben und mit ihnen umzugehen, müssen wir Zusammenbrüche erleiden.
- In Zeiten des Chaos sind wir unterschiedlichen Graden der Gefahr ausgesetzt, da wir nicht im Voraus bestimmen können, welche Richtung unsere Zukunft nehmen wird.

- Jede Erfahrung des Zusammenbruchs und der Wiederherstellung macht uns klüger und anpassungsfähiger und bereitet uns auf Belastungen vor, die uns noch bevorstehen.
- Das Unvermögen, einen Stresszyklus erfolgreich durchzustehen, kann lähmend auf uns wirken; es fehlt uns dann unter Umständen die nötige Kraft, wenn neue Bifurkationspunkte eintreten.

Vielleicht sind die durch Stress ausgelösten Herausforderungen und die Kraft, das damit verbundene Chaos zu überleben, nirgendwo besser veranschaulicht als in den Erfahrungen von Menschen, die das Trauma schwerer Unfälle oder die Härten des Krieges erlitten haben. Aus ihren Berichten können wir etwas über Widerstandsfähigkeit lernen.

3. KAPITEL

Überleben

Um die Widerstandsfähigkeit besser zu verstehen, sah ich mir Zeugnisse von Menschen an, die unvorstellbar belastenden Bedingungen ausgesetzt waren. Mich interessierte vor allem, wie sie diese schweren Zeiten überstehen konnten. Die Probleme, mit denen die meisten Menschen tagtäglich konfrontiert sind, mögen trivial erscheinen (außer den Menschen, die damit zu kämpfen haben!), vergleicht man sie beispielsweise mit einem plötzlich hereinbrechenden Unglück oder den furchtbaren Lebensbedingungen von Kriegsgefangenen. Dennoch unterscheidet sich die Widerstandsfähigkeit, die die Überlebenden solcher Katastrophen mobilisieren, nicht wesentlich von dem, was wir brauchen, um mit unseren täglichen Belastungen fertig zu werden.

Betrachten wir die Nachwirkungen von traumatischen Situationen, die plötzlich und unerwartet auftreten und nicht lange anhalten, uns jedoch mit Katastrophen, Tod und Zerstörung – wie Flugzeugunglücke und Autounfälle – konfrontieren. Die Opfer und sogar die Zeugen solcher Ereignisse werden von Verwirrung und Schrecken überwältigt. Es sind diejenigen am besten in der Lage, sich danach emotional wieder zu erholen, die die Chance haben, ihre Erfahrungen mit anderen auszutauschen und sie verständigen Fachleuten mitzuteilen.

Ich wünschte, ich hätte diesen Einblick in die Dynamik des Überlebens gehabt, als ich dreiundzwanzig war und alle Zeit der Welt vor mir lag. Ich war Medizinstudent im dritten Jahr und verbrachte den Sommer an der Universität von Havanna, auf Kuba, wo ich Tropenmedizin studierte. An einem strahlenden, sonnigen Nachmittag mieteten ein Freund und ich ein kleines Segelboot im Havanna Yacht Club. In einer frischen Brise segelten wir allzu unbekümmert viel zu weit hinaus. Auf das, was dann geschah, waren wir nicht vorbereitet. Ich hatte bereits eine ganze Menge Segelerfahrung gesammelt, mein Freund hingegen nicht; und als es an der Zeit war, das Boot beizudrehen, schwang er seinen Körper auf die falsche Seite und wir kenterten. Segel und Mast schwammen davon. Mit großer Anstrengung schafften wir es, den Schiffskörper aufzurichten und hineinzukriechen. Aber er war bis zu unserer Taille mit Wasser gefüllt. Hilflos und verängstigt saßen wir da, als die Strömung uns langsam die Küste entlangtrieb. Wir wussten, dass wir zu weit entfernt waren, um ans Ufer schwimmen zu können; außerdem drohte uns Gefahr durch Haie.

Die ganze Nacht saßen wir so; Stunde um Stunde verging. Ich fragte mich, wie lange das hölzerne Wrack sich wohl über Wasser halten würde, und kämpfte gegen meine Angst, wir würden sterben, weil das Boot entweder sinken würde oder weil wir hinaus aufs Meer treiben und von der tropischen Sonne ausgedörrt würden, sobald der Tag anbräche. Irgendwann in der Nacht schrie mein Freund vor Schmerz auf: Eine große Röhrenqualle war über seinen Unterleib geschwommen. Ihr Gift hatte schmerzhafte Striemen hinterlassen. Wenn ich mich recht erinnere, sprach er von Selbstmord, und ich in meiner Verzweiflung forderte ihn auf, laut mit mir zu beten.

Vierzehn Stunden später – waren wir eingeschlafen? War das möglich? Ich weiß es nicht mehr –, als die Dämmerung langsam hereinbrach, befanden wir uns noch in derselben Entfernung von der Küste. Die Strömung hatte uns nicht abtreiben lassen! Vom Hafen der Provinz Pinar de Rio konnten wir einen alten Frachter langsam in unsere Richtung fahren sehen. Während er näher kam, konnte ich den Namen erkennen, der auf seinen Seiten stand: Lehigh Portland Cement. Später, als wir an Deck des Rettungsschiffes saßen, schwarzen Kaffee tranken und harte Kekse aßen, zitterte ich noch immer vor Angst.

Wir kehrten nach New York zurück und nahmen unser gewohntes Leben wieder auf. Ich sprach zwar kurz mit ein paar Freunden über dieses Erlebnis, erwähnte aber nie die Gefühle des Entsetzens, der Schuld und der Reue, die mir auf dem Meer so viele Stunden lang zugesetzt hatten. Eine Zeit lang schlief ich nicht gut. Es kam mir so vor, als hätte ich einen wertvollen Orientierungssinn für mein Leben verloren. Es gab Zeiten, in denen ich den Eindruck hatte, ich würde ziellos auf der Stelle treten, und Zeiten, in denen ich merkwürdig niedergeschlagen war. Aber niemals brachte ich diese Stresssymptome mit dem Vorfall auf dem Meer in Zusammenhang, bis ich Jahre später – als Teil der Vorbereitung meiner Arbeit als Psychiater – meine eigene Psychoanalyse bei Bertram Lewis begann. Hier konnte ich mich von den Gefühlen der Vergangenheit befreien, indem ich sie und sämtliche Einzelheiten dieses Erlebnisses einem anderen Menschen mitteilte.

Kriegsneurose war die Bezeichnung, die man im Ersten Weltkrieg dafür verwandte. Die meisten Soldaten, die während einer Schlacht unter vielfältigen Formen akuter Stressreaktionen litten, erholten sich schnell, sobald sie das Kampfgeschehen verließen und die Möglichkeit hatten, über das Erlebte zu sprechen. Doch in vielen lebten die Erinnerungen und die mit dem Krieg verbundenen Emotionen weiter und verrieten sich manchmal in Träumen, als ob das Unbewusste langsam und kontinuierlich den erlittenen psychischen Schmerz auflöste. Ich erinnere mich an einen Freund, der im Alter von vierundzwanzig Jahren mit den britischen Streitkräften in China kämpfte. Er und einige Offiziere wurden von ihrer Division getrennt, als die Japaner sie überraschend und ohne Unterlass angriffen. Er musste hilflos mit ansehen, wie Panzer – unterstützt von Flugzeugen und Artillerie – seine Kriegskameraden vernichteten. Stundenlang, versteckt in einem nahe gelegenen Wald, zitterte er vor Angst und konnte sich nicht rühren. Danach fanden er und einige überlebende Soldaten unter großen Mühen ihren Weg zu ihrer Kampfbasis zurück.

„Merkwürdigerweise kann ich mich nicht daran erinnern, dass ich erleichtert gewesen wäre, überlebt zu haben", sagte er einmal zu mir. „Ich erinnere mich an überhaupt kein Gefühl – außer an eine Art Betäubung. Ich nahm nie wieder an einem Kampf teil. Doch Jahre danach hatte ich immer und immer wieder denselben Traum. Darin befand ich mich an derselben Stelle im Wald, nur wenige hundert Meter entfernt, und sah zu, wie unsere Truppen aufgerieben wurden. Überall war Blut und der Geruch des Todes. Dann, ein paar Jahre später, verschwand dieser Traum ganz plötzlich."

Während des Zweiten Weltkriegs (und ebenso in den nachfolgenden Kriegen) waren die Gefangenen oft jahrelang furchtbaren

Belastungen ausgesetzt: Folter, zusehen müssen, wie andere Gefangene umgebracht wurden, sowie die Bedrohung, selbst getötet zu werden. Demütigungen und Hunger waren an der Tagesordnung, insbesondere in japanischen Lagern. Die Insassen waren extremer Kälte ausgesetzt, wie in Korea, und extremer Hitze, wie in Südostasien. Sie wurden von einer ihnen feindlich gesinnten Bürokratie mit rigiden Vorschriften konfrontiert. Sie mussten in stark überfüllten Unterkünften leben. Zivilisten und Militärs gleichermaßen sahen sich der völligen Missachtung von Werten und gesellschaftlichem Status gegenüber. Viele Gefangene schreckten vor einer Flucht zurück, selbst wenn sich eine – äußerst seltene – Gelegenheit dazu bot, da sie wussten, sie würden dadurch das Leben ihrer Mitgefangenen gefährden; denn es kam vor, dass einige nach einem solchen Vorfall als Vergeltungsmaßnahme sofort exekutiert wurden. Dennoch überlebte etwa die Hälfte derjenigen, die solch unmenschlichen Lebensbedingungen unterworfen waren. Welche Bewältigungsstrategien entschieden über Leben und Tod?

Der wichtigste Überlebensfaktor war offenkundig der Wille zu leben. Doch dieser Wille hing von zwei Eigenschaften ab, auf die wir an späterer Stelle in diesem Buch eingehen werden: von einem gesunden Selbstwertgefühl und von beständiger Hoffnung. Der Psychiater J. Nardini, der dreieinhalb Jahre in einem japanischen Kriegsgefangenenlager zubrachte, drückte seine „Überlebensstrategie“ in der eher untertrieben klingenden Äußerung aus: „Es war wichtig, sich für etwas Besseres zu halten als das damalige Umfeld einem zu verstehen gab.“

Die Gefangenen, die ein Ziel vor Augen hatten, das außerhalb ihrer selbst lag und für das es sich zu leben lohnte – eine Familie, zu der sie zurückkehren wollten, oder einen anderen Grund zu kämpfen –, hatten eine bessere Chance, die harte Zeit durchzustehen. Auch innerhalb der engen Schranken des Gefangenenlebens schienen die, die überlebten, das Gefühl nie ganz verloren zu haben, ihre Umgebung zu beherrschen. Sie konnten sich innerlich von dem unmenschlichen Verhalten ihrer Aufseher distanzieren. Wie gelang ihnen das?

Sehr hilfreich war der Gruppenzusammenhalt. Dadurch dass sie zumindest den Anflug einer Ordnung untereinander aufrechterhielten und indem sie sich um jene kümmerten, denen es schlecht ging – Kameraden, die psychisch kapituliert, sich in sich selbst zurückgezogen hatten und sich weigerten zu essen oder zu kommunizieren –, waren sie in der Lage, ein gewisses Gegengewicht zu den destruktiven Verhaltensweisen und Handlungen ihres gemeinsamen Feindes zu bilden. Sehr ausgeprägte Individualisten waren gefährdeter.

Ein anderer entscheidender Überlebensfaktor war die Hoffnung. Bis zu einem gewissen Grade wird sie einem Menschen in seinen allerersten Lebensjahren „eingeprägt", und zwar durch die enge Beziehung zwischen Eltern und Kind; doch wird sie durch jede weitere Lebenserfahrung verstärkt, die den Menschen ein Gefühl für die eigene Kompetenz entwickeln lässt. Unter den Kriegsgefangenen zum Beispiel war die Sterblichkeit bei den jungen Soldaten zwischen achtzehn und zwanzig, die über weniger soldatische und allgemeine Lebenserfahrung verfügten, höher als bei den Berufssoldaten, deren militärische Ausbildung und innere Werte ihnen ermöglichten, lange Perioden der Entbehrung zu ertragen und gleichzeitig die Hoffnung zu überleben, nie ganz zu verlieren.

Hoffnung kommt aus dem Glauben – aus der Art von Glauben, der die Überzeugung in uns entstehen lässt, dass unser Leben einem bestimmten Ziel in dem großen Weltenplan dient und dass es eine höhere Macht gibt, an die wir uns wenden können, um Kraft zu erbitten, wenn wir eine schwere Zeit durchmachen müssen. Ohne diese Hoffnung kann der Schmerz, der den Zusammenbruch begleitet, unerträglich werden.

4. KAPITEL

Die Ursachen für emotionales Leiden erkennen

Bifurkationspunkte und selbst Zeiten, die mit weniger gravierenden Veränderungen verbunden sind, gehen fast immer mit seelischen Schmerzen einher. Solche Schmerzen sind nicht weniger real als körperliche Schmerzen. Sie sind häufiger sogar noch stärker und nicht selten erschreckend, weil sie oft so schwer zu beschreiben oder zu begreifen sind. Angst tut weh. So wie auch Verzweiflung – die heftige, äußerste Verzweiflung, die uns vielleicht überkommt, wenn eine Liebesbeziehung abrupt endet oder ein uns nahe stehender Mensch plötzlich stirbt. Oder wir fühlen einen leichten, andauernden Schmerz, der Monate, ja sogar Jahre anhalten kann, wenn das Leben, das wir einmal geführt haben, zusammengebrochen ist und wir im Dunkeln herumstolpern, auf der Suche nach einer neuen Struktur und nach einem Sinn des Ganzen.

Belastbarkeit, Widerstehen können, hängt von unserer Fähigkeit ab, Schmerz wahrzunehmen, seinen Zweck zu erkennen, ihn für eine angemessene Zeit zu ertragen – bis die Dinge Formen anzunehmen beginnen – und unsere Konflikte konstruktiv zu lösen. Der Umgang mit emotionalem Schmerz ist oft schwieriger, als wir meinen; es ist nicht leicht, die zum Überleben notwendigen Kräfte wachzurufen, von denen bereits die Rede war: den Glauben, die Hoffnung, den Willen zu leben.

Leider versuchen viele Menschen den Schmerz zu ignorieren, wenn auch häufig um einen sehr hohen Preis. Es ist begrüßenswert, die Kraft des positiven Denkens anzuwenden, aber man kann es damit auch so weit treiben, dass man den Botschaften, die einem der Schmerz zu vermitteln versucht, nicht mehr genug Beachtung schenkt. Stellen Sie sich einen Augenblick lang vor, Sie hätten eine Blinddarmentzündung, könnten jedoch den Schmerz ausschalten. Ungeachtet dessen, wie Sie meinen sich zu fühlen, würde sich die

Infektion weiterhin in Ihrem Körper ausbreiten. Wenn Sie nicht erkennen würden, dass etwas mit Ihnen nicht in Ordnung ist und nicht zum Arzt gingen, könnten Sie sterben.

Leugnen wir die Realität des emotionalen Schmerzes, so kann es passieren, dass wir körperliche Leiden entwickeln – von Magengeschwüren bis zur Migräne. Dann greifen wir wahrscheinlich zu Medikamenten, die sich letzten Endes jedoch als nutzlos erweisen, weil unsere grundlegenden Probleme nicht in unserem Körper, sondern vielmehr in unserer Seele liegen. Schlimmer noch ist es, wenn wir Zuflucht zu Drogen nehmen, um uns von unserem Schmerz zu befreien, zu Kokain beispielsweise oder zu Alkohol.

Mark Hamilton war in Hochstimmung, als er für sein Drehbuch über einen Rock-and-Roll-Sänger viel Lob erntete und für einen Preis vorgeschlagen wurde. Er hatte sich jahrelang abgemüht, um diesen Punkt in seiner Berufskarriere zu erreichen; er hatte als Caddie, als Kellner und als Taxifahrer gearbeitet und die wenige Zeit, die er erübrigen konnte, aufs Schreiben verwendet. Mit fünfunddreißig Jahren glaubte er, er habe die Durststrecke überwunden. Obwohl man ihm den Preis letztlich dann nicht zusprach, war er der Meinung, dass die Anerkennung für sein Drehbuch ihm bei den Produzenten offene Türen und das Interesse an seinen übrigen zahlreichen Ideen garantieren würde.

Doch zu seiner Verblüffung geschah nichts. Sein Agent teilte ihm mit, die Filmstudios fürchteten, er würde zu viel Geld verlangen. Einige Interessenten, die sein Drehbuch gelesen hatten, fanden, es sei nicht kommerziell genug. Mit Bitterkeit sah er eines Abends einen Fernsehfilm, dessen Text direkt von einem seiner Drehbücher abgeschrieben hätte sein können. In dem Nachspann erschien der Name der Produktionsfirma, die seine Skripte stets abgelehnt hatte. Als er einmal einen Studiomanager überreden konnte, ein Treatment von ihm zu lesen, nahm der Mann sein Feuerzeug, zündete das Manuskript vor Marks Augen an und warf es dann in einen metallenen Papierkorb. Ohne jedes Feingefühl erinnerte er Mark daran, dass er ja trotz seiner Nominierung für den Preis die begehrte Auszeichnung am Ende doch nicht erhalten hatte.

An diesem Tag trank Mark zum ersten Mal in seinem Leben einen doppelten Scotch zum Mittagessen. Er wärmte und tat ihm wohl. Er nahm den Schmerz fort. Als er drei Jahre später zu den Anonymen Alkoholikern stieß, waren er und seine Frau geschieden, und sie war mit ihren zwei Kindern wieder nach Rhode Island gezogen. Er war mehr als zwei Jahre lang unfähig gewesen zu schreiben. Um etwas Geld zu verdienen, verkaufte er Autos.

Ich begegnete Mark bei einem Treffen der Anonymen Alkoholiker, wo ich einen Vortrag hielt. „Ich trinke das Zeug seit sechs Monaten nicht mehr", erzählte er mir, „aber ich kann diese innere Lähmung nicht abschütteln. Ich kann nicht schreiben. Ich schaffe es nicht einmal, mir Geschichten auszudenken, die ich schreiben könnte. Wenn ich es versuche, ist alles, was ich aufs Papier bringe, Hass. Und ich kann diesen grässlichen Druck in meiner Brust nicht loswerden."

Nichts in Marks Werdegang hätte voraussagen können, wie er mit dieser Durststrecke fertig werden würde, mit den Monaten, die zu Jahren wurden, voller Einsamkeit, Demütigungen, Verluste und Verzweiflung. Und all das war in dem Augenblick über ihn hereingebrochen, in dem er zu der Überzeugung gelangt war, seine Anstrengungen und seine Hingabe an seine Talente würden sich endlich auszahlen.

„Es ist so, als würden Sie den Mount Everest besteigen", sagte er. „Sie erreichen die erste Ebene und fühlen sich ausgezeichnet, und Sie wissen, Sie haben den Elan und die Energie, zur nächsten aufzusteigen. Und dann, ganz plötzlich, stürzen Sie von dem Berg herunter oder, genauer gesagt, eine ganze Meute tut sich zusammen, um Sie herunterzustoßen."

„Aber Sie müssen die Branche, in der Sie arbeiteten, doch gekannt haben", wandte ich ein.

„Ja, natürlich. Aber man meint eben, sobald man es einmal geschafft hat … Außerdem glaubt niemand, so etwas könne gerade ihm passieren."

„Und Sie wissen, was Sie brauchen, um jetzt weiterzumachen, um erneut Erfolg zu haben."

„Ja sicher: Geduld, Mut, Ausdauer und Findigkeit."

Ich fragte ihn, was mit seinen diesbezüglichen Fähigkeiten geschehen sei.

„Ich wurde in meinen Grundfesten erschüttert. Ich konnte den Schmerz und die Demütigung nicht mehr ertragen."

„Ist das der Grund, warum Sie getrunken haben?"

„Es hat mir geholfen zu vergessen. Und ich konnte dadurch besser einschlafen. Am Ende trank ich, weil ich trank.“

Der Alkohol half ihm zwar zunächst, seinen Schmerz zu betäuben – doch er hatte sich damit aller Widerstandskraft beraubt, die er andernfalls vielleicht gehabt hätte. Gleichzeitig hielt er sich selbst und seine Welt in einem ständigen Zustand der Unausgeglichenheit. Er war nicht auf das vorbereitet gewesen, was geschehen war. Zu Anfang hatte er sich als hart arbeitenden jungen Künstler gesehen, der willens war, jede noch so niedrige Tätigkeit anzunehmen, um seinen Lebensunterhalt zu verdienen, während er darum kämpfte, etwas zu schaffen. Es war ein angenehmes Selbstbild: Er war jung, frisch verheiratet, ein Kind war unterwegs, und er hämmerte unermüdlich in seinen Computer. Als stellvertretender Leiter des örtlichen Supermarkts war er glücklich, seiner Frau am Ende seiner ersten Arbeitswoche den Gehaltsscheck in die Hand drücken zu können. Das ganze Leben war ein großer Spaß. Aber die wirkliche Prüfung sollte erst noch kommen.

Mit sechsunddreißig Jahren, nachdem er eine gewisse Anerkennung erhalten hatte und nachdem man ihn als ernst zu nehmenden Schriftsteller betrachtete – zumindest meinte er es –, war er vollkommen unvorbereitet auf die Missachtung und die Demütigungen, mit denen er konfrontiert wurde.

Nichts in seiner Lebensphilosophie und in den Erwartungen, die er an sich selbst und die Welt stellte, befähigten ihn, die Frustrationen vorauszuahnen, die er nun ertragen musste, und den Schmerz, der damit einherging.

Jetzt sah er sich vor die Aufgabe gestellt, mühsam die Bedeutung von Mut, Selbstdisziplin und realistischer Hoffnung zu lernen. Ich konnte nur hoffen, dass es ihm gelingen würde.

Es gibt mehrere gute Gründe, warum erfahrene Psychiater im Allgemeinen nicht so gerne freizügig Psychopharmaka verabreichen, um einen Patienten von psychischen Schmerzen zu befreien. Durch eine verfrühte Befreiung vom Schmerz verringert sich oft die Bereitschaft des Patienten, Dinge zu verändern. Ein zweiter Grund liegt darin, dass ein Mensch, indem er die Auslöser für seinen Schmerz beobachtet, manchmal ihm zuvor verborgene oder nicht erkannte Ursachen des Leidens in seiner Psyche oder seiner Lebenssituation entdeckt. Er verhält sich dann wie ein Arzt, der eine körperliche Untersuchung durchführt und dabei immer wieder über einen bestimmten Körperteil geht, um die genaue Stelle und damit die Quelle des Schmerzes auszumachen. Oft wird ein Patient zuerst den Eindruck haben, der Aufruhr in seinem Inneren überwältige ihn. Andererseits kann jemand auch davon überzeugt sein, ein ganz bestimmter Bereich seines Lebens sei die Hauptursache für seine Probleme – zum Beispiel seine Ehe –, obwohl der wahre Grund woanders liegt – vielleicht in seinem Beruf. Es ist also wichtig, Hinweisen nachzugehen, die die wahren Ursachen für den Schmerz ans Licht bringen.

Doch ein entscheidender Grund, emotionalen Schmerz nicht vorzeitig zu mildern, liegt darin, dass der Patient Zeit braucht, um den notwendigen Einblick zu gewinnen. Erst dann kann er während und nach der Zeit des Zusammenbruchs die Stücke seines Selbst zu einem neuen und besseren Ganzen zusammensetzen. Ansonsten kann es leicht geschehen, dass alte, unveränderte Verhaltensmuster wieder aufgenommen werden oder die missliche Situation bestehen bleibt, ohne sich entscheidend zu verbessern.

Es gibt drei wichtige Taktiken, die viele Menschen, die ich kenne – ich selbst eingeschlossen –, anwenden, um emotionalen Schmerz zu lindern. Die erste Taktik ist Ablenkung: Man entfernt sich geistig oder geografisch von den destruktiven, schwächenden Einflüssen in einem selbst oder im unmittelbaren Umfeld. Es ist eine Art Flucht, eine Reaktion, die derjenigen auf die Kriegsneurose nicht unähnlich ist. Während und nach einer längeren Stressperiode kann ich buchstäblich fühlen, wie die Spannung aus meinem Körper weicht, wenn das Flugzeug abhebt, das mich an einen weit entfernten Ort bringt, und ich meine Sorgen und Verpflichtungen eine Zeitlang hinter mir lassen kann. Wenn ich mit einer besonders bedrückenden Situation ringe, versuche ich, mich dazu zu zwingen, mich in Gedanken oder Gesprächen nicht ständig mit den Einzelheiten zu befassen. Stattdessen suche ich Anregungen, indem ich lese, einen Film sehe, einen langen Spaziergang mache oder mit anderen Menschen spreche. Kurz, ich tue etwas, das mich genügend ablenkt, um die Aufmerksamkeit von meinen möglicherweise schwärenden Wunden abzuwenden, damit sie die Chance bekommen zu heilen, oder von Problemen, die gegenwärtig unlösbar zu sein scheinen. Ich tue das in der Hoffnung, dass ich zu einem späteren Zeitpunkt auf vielleicht unvermutete Antworten stoße.

Die zweite Taktik hat mit Selbstdisziplin und Kontrolle zu tun. Ein ganz schmerzlicher Aspekt bei jedem Zusammenbruch ist das Gefühl, man habe die Kontrolle über sich selbst oder über sein Leben verloren. Das kann tatsächlich Angst erzeugen. Hier einige Beispiele: Ihr Ehemann oder Ihre Ehefrau haben Sie unmissverständlich um die Scheidung gebeten. Ihr Kind liegt krank in einem nahe gelegenen Krankenhaus und muss wegen schwerer Verbrennungen behandelt werden. Zusammen mit zehntausend anderen Kollegen Ihrer Firma werden Sie aus Gründen der Kostendämpfung nach zwanzig Jahren Mitarbeit entlassen. Das sind typische Ereignisse, die Sie nicht kontrollieren können. Es kann zu spät oder auch noch nicht zu spät sein, um Ihre Ehe wieder ins Lot zu bringen. Ihr Kind hingegen müssen Sie in den Händen von Fachärzten lassen; da können Sie nichts weiter tun. Sie haben keine Möglichkeit, die Entscheidung Ihrer Firma rückgängig zu machen, die eine Gruppe anonymer Vorstandsvorsitzender in irgendeinem Sitzungssaal getroffen hat. Normalerweise rate ich Menschen in solchen Zeiten, sich um die Angelegenheiten zu kümmern, die sie tatsächlich kontrollieren können, den Dingen hingegen, die sie nicht beeinflussen können, ihren natürlichen Lauf zu lassen.

Die Fernsehwerbung verspricht uns auf vielfältigste Weise ein leichtes Leben und einen schnellen Erfolg – vom minutenschnellen Zubereiten eines tiefgekühlten Feinschmeckermenüs bis hin zum mühelosen Verdienen von Millionen durch den Kauf einer Immobilie (und das auch noch ohne Eigenkapital). Selbstdisziplin steht heute nicht mehr hoch im Kurs. Fred Astaire war bekannt dafür, dass er seine Tanznummern immer und immer wieder übte, um sie zu perfektionieren. Wenn dann der Film geschnitten wurde und wir als Zuschauer das Vergnügen hatten, die Endversion im Kino anzusehen, hatte es den Anschein, als bewege Astaire sich vollkommen mühelos über die Bühne. Es sah so einfach aus. Der geniale Erfinder Thomas Edison, von dem manche vielleicht glauben, er habe sich ganz einfach neue Ideen ausgedacht und diese dann umgesetzt, sagte einmal, dass „eine Erfindung auf einem Prozent Inspiration und neunundneunzig Prozent Transpiration beruhe". Was für das Tanzen, die Kunst, den Sport und für wissenschaftliche Erfindungen gilt, gilt nicht weniger für das Spiel des Lebens. Selbstdisziplin ist ein wesentliches Merkmal der Belastbarkeit und etwas, das wir am besten durch Übung lernen.

Die dritte Taktik hat mit Empathie zu tun. Vielleicht gibt es keine wirksamere Methode, psychische Schmerzen zu lindern, als sich mit einem anderen Menschen auszusprechen, der versteht, was man durchmacht und dies auch mitteilen kann. Wünscht man sich Einfühlungsvermögen, so sollte man nie vergessen, dass es den perfekten empathischen Menschen nicht gibt. Ein Freund mag bestimmte Aspekte Ihres Lebens verstehen, andere verstehen sie nicht. Überdies sollten Sie sorgfältig aussuchen, an wen Sie sich wenden, um Empathie zu bekommen. Suchen Sie Mitgefühl nicht da, wo es bestimmt nicht zu finden ist. Manche Menschen scheinen unfähig zu jeglicher Empathie zu sein.

Ich erinnere mich, dass ich einmal eine Frau – sie war etwa Ende dreißig – bei einer Abendgesellschaft traf, die mir erzählte, dass ihr Mann sich das Leben genommen hatte. „Er war sehr deprimiert, aber ich habe keine Ahnung, weshalb. Ich habe ihm bestimmt keinen Grund dazu gegeben. Vielleicht hatte er geschäftliche Probleme oder Probleme mit den Kindern aus seiner ersten Ehe. Er hatte wohl einfach nicht den Mut, sich dem Leben zu stellen. Wenn ich gewusst hätte, was für ein schwacher Mensch er war, hätte ich ihn niemals geheiratet."

Ich fragte sie, wann das tragische Ereignis geschehen sei.

„Vor drei Wochen", antwortete sie und fügte lächelnd hinzu: „Aber man kann nicht ewig trauern."

Bei der Vorstellung, dass ihr verzweifelter Mann vielleicht ein wenig Mitgefühl bei ihr gesucht haben mochte, um seinen Kummer zu erleichtern, und dass er dann keinen anderen Ausweg sah, als sein Leiden auf die einzige Weise zu beenden, die ihm in seinem verwirrten Gemütszustand einfiel, schauderte ich.

Wir täten alle gut daran, schon vor eventuellen Krisen abzuschätzen, an welche Menschen wir uns wenden können, wenn wir einmal Empathie benötigen. Und ebenso täten wir gut daran, uns selbst zu fragen, inwieweit wir emphatisch reagieren können, wenn jemand, der uns braucht, sich Hilfe suchend an uns wendet.

5. KAPITEL

Geistige Gesundheit neu definiert

Psychiatern fiel es von jeher schwer zu definieren, was Normalität ist, und dies wird auch weiterhin ein Thema hitziger Debatten bleiben. Einige vertreten die Auffassung, dass Menschen so lange als normal anzusehen sind, wie sie keine offenkundigen Anzeichen für eine Krankheit zeigen. (Diese Merkmale sind in einem sehr präzisen Standardglossar der Definitionen im *Diagnostic Statistical Manual* der American Psychiatric Association aufgelistet.) Wenn wir in unserem Alltag auf mehr oder weniger rationale Weise funktionieren, frei von allzu großen psychischen Störungen oder Leiden, hält man uns für normal.

Einer anderen Auffassung zufolge impliziert die Normalität eine ausgewogene Mischung vieler unterschiedlicher Aspekte unserer Persönlichkeit, so dass wir im Optimalfall mit dem beschäftigt sind, was man Selbstverwirklichung nennt. Dabei erlangen wir ständig mehr Selbsterkenntnis. Doch da völlige Selbsterkenntnis naturgemäß unmöglich ist, müssen die Vertreter dieses Standpunkts einräumen, dass es keinen vollkommen entwickelten und damit „normalen" Menschen geben kann.

Eine dritte Lehrmeinung definiert Normalität als vollkommenen Mangel an Fantasie, als Konformität mit der eigenen Umgebung, ohne den Versuch zu machen, sie zu ändern, sowie als psychische Inflexibilität. Diejenigen, die diese Definition vertreten, tun dies mit vollem Ernst, obwohl sie nicht gerade schmeichelhaft ist und es auch gar nicht sein soll. Sie geht davon aus, dass das „Normale" ein statistischer Durchschnitt ist. Ihre Befürworter betrachten das menschliche Verhalten im Kontext der Häufigkeitsverteilungskurve. Die meisten Menschen sind dabei unterhalb des zentralen hohen Punktes der Kurve. Abweichungen von diesem Punkt in irgendeine Richtung stellen zu ausgeprägte Individualität und schlechte Anpassung dar. Ich meine, wenn dies eine Form der Normalität ist, kann man nur dann gesund sein, wenn man das „Glück“ hat, in sehr ereignisarmen Zeiten zu leben.

Die vierte Definition von Normalität bezeichnet diese in erster Linie als das Ergebnis interagierender Systeme, die sich mit der Zeit verändern und nur verstanden werden können, wenn sie vom Standpunkt einer zeitlichen Entwicklung aus gesehen werden. Diese Auffassung kommt meiner eigenen am nächsten, zumindest da, wo sie das Konzept der homöostatischen Strukturen und das Phänomen der Veränderung mit einbezieht. Dennoch glauben viele ihrer Anhänger, dass der Zusammenbruch eines der interagierenden Systeme notwendig eine Krankheit zur Folge hat.

Tatsächlich sehen alle vier Auffassungen in einem Zusammenbruch etwas Negatives, insbesondere wenn er mit heftigen emotionalen Schmerzen verbunden ist. Doch paradoxerweise ist es gerade ein Zusammenbruch – und im Allgemeinen eine Zeit der Dysfunktion –, der oft eine wahrhaft gesunde Reaktion auf bedeutenden Stress darstellt, ganz gleich, ob dieser Zusammenbruch zur gleichen Zeit wie die Belastungen erfolgt oder erst später, nachdem die unmittelbare Gefahr abgeklungen ist. Meiner Ansicht nach ist nicht der Zusammenbruch die Krankheit. Vielmehr ist Krankheit das Ausbleiben eines Zusammenbruchs, wenn er eigentlich angemessen wäre, sowie das Unvermögen, danach zu einer neuen Synthese zu finden.

Ich will damit nicht sagen, dass wir immer dann, wenn wir großen Belastungen ausgesetzt sind, zusammenbrechen müssen. Ganz im Gegenteil: Auch wenn ein schwerer und zeitweilig „lähmender“ Zusammenbruch eher eine gesunde Reaktion als eine Krankheit sein mag, wird uns unsere Widerstandsfähigkeit im Idealfall ermöglichen, ein gewisses Gleichgewicht zu bewahren und die schwierige Zeit ohne gravierende Folgen zu überstehen.

Diese beiden Möglichkeiten für einen Krankheitsverlauf werden in den Abbildungen 2 und 3 dargestellt.

Traditionelle psychiatrische Diagnosen berücksichtigen schon seit langem die Beziehung zwischen bestimmten Phasen des Lebenszyklus und dem Auftreten von Krankheiten. Es ist bekannt, dass emotionale Störungen vor allem in den Übergangsphasen des

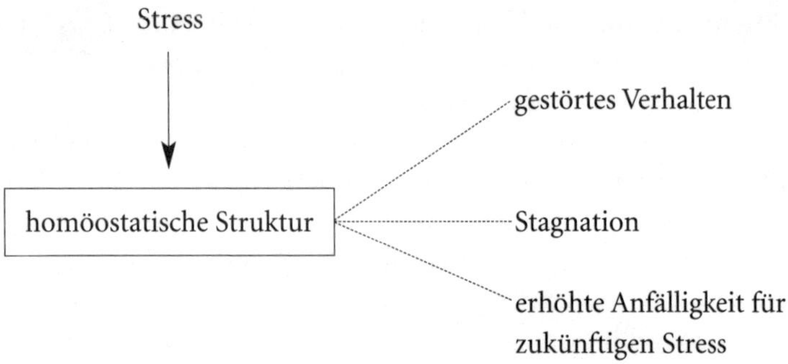

Abbildung 2: Erste Möglichkeit: die Unfähigkeit zusammenzubrechen

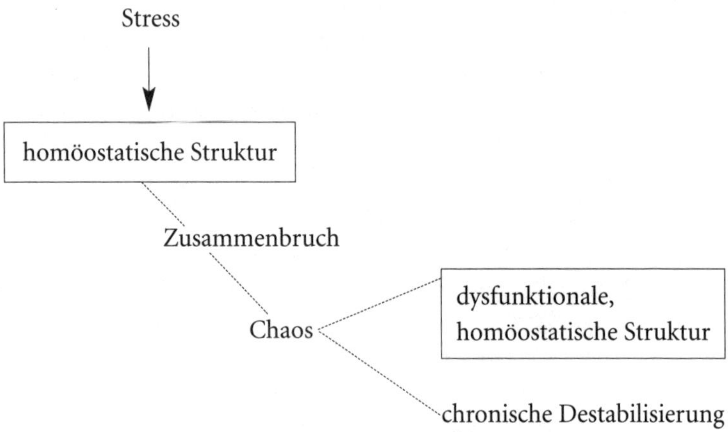

Abbildung 3: Zweite Möglichkeit: die Unfähigkeit, wirklich zu genesen

Lebenszyklus vorkommen. Die Adoleszenz ist oft die Zeit, die das auslöst, was man als Schizophrenie bezeichnet. Eine Vielzahl so genannter neurotischer Störungen, von psychosomatischen Krankheiten, wie Zwölffingerdarmgeschwüren, bis hin zu phobischen Zuständen, treten während der frühen und mittleren zwanziger Jahren in Erscheinung. Es ist erwiesen, dass die Depressionsrate besonders hoch bei Frauen in ihren frühen Dreißigern sowie bei Müttern ist, die drei oder mehr Kinder unter fünf Jahren haben. Auch die postnatale Depression – vom so genannten „Baby-Blues" bis zur voll entwickelten Krankheit – ist ein bekanntes Phänomen. Früher verwendete man den Ausdruck „Involutionsmelancholie", um die tiefe Depression von Menschen zu beschreiben, die sich den Herausforderungen des mittleren Alters nicht gewachsen fühlten. Und der Suizid kommt sehr häufig bei älteren Menschen vor, vor allem wenn sie alleine leben oder körperliche Gebrechen haben.

Allerdings wurde bisher weniger bedacht, dass ein so genannter Nervenzusammenbruch nicht so sehr Anzeichen einer Krankheit, sondern Manifestation einer normalen Störung sein kann, die diese Übergangsperioden begleitet. Oder es kann sich – wie es oft vorkommt – um die intensivierte Form einer solchen Störung handeln, die zeitweilig katastrophale Ausmaße annehmen kann, weil frühere Übergänge im Lebenszyklus nicht erfolgreich gemeistert wurden.

Betrachten wir beispielsweise Jim Bournes Geschichte. Er hatte in den ersten zweiundzwanzig Jahren seines Lebens keine größeren Probleme und lebte in einer Umgebung, die seiner gesunden und konstruktiven Lebensentwicklung förderlich war. Er war das ältere von zwei Kindern eines Ehepaars der gehobenen Mittelschicht, wuchs in einer kleinen Stadt auf, besuchte die Universität und machte seinen Abschluss mit Auszeichnung. Er war beliebt, kontaktfreudig und recht selbstsicher. Einzig seine Unsportlichkeit bereitete ihm etwas Kummer; aber selbst das störte ihn nicht über die Maßen, da seine Leistungen auf anderen Gebieten offenkundig waren. Während seiner Studienzeit begegnete er Grace, die dann seine Frau wurde. Sie war seine erste ernsthafte Liebe. (Er hatte zuvor weder Zeit noch die Mühe aufgewandt, in anderen Beziehungen Erfahrungen zu sammeln.)

Er war fünfundzwanzig Jahre alt, als er mich zum ersten Mal aufsuchte. Kurz zuvor hatte er eine Ausbildung in einer renommierten Investmentgesellschaft in New York begonnen. Obwohl er gute Manieren hatte, sich gewandt ausdrücken konnte und in seinen Gedanken und Gesprächen methodisch vorging, fühlte er sich in seiner derzeitigen Lebenssituation unwohl. Während er mit mir sprach, kämpfte er mit den Tränen. Er klagte über Erschöpfung, doch ich hatte den Eindruck, dass er eher unter mangelndem Selbstvertrauen litt. Ich war erstaunt, dass dieser offenkundig so kultivierte und kompetente Mann so wenig Vertrauen in sich selbst hatte.

Jims Frau war die Tochter eines vermögenden Industriellen; sie war attraktiv und hatte ein etwas dominierendes Wesen. Er und Grace lebten in einem Stadthaus in Sutton Place, das sie teilweise mit dem Geld seiner Frau gekauft hatten.

Ich brauchte nicht lange, um festzustellen, dass sich Jim von seinen angeheirateten Verwandten und all dem, was sie verkörperten, in den Schatten gestellt fühlte. Seine eigenen Leistungen erschienen ihm plötzlich im Vergleich dazu unbedeutend. Obwohl er in einer Branche tätig war, die ihm bei entsprechendem Einsatz versprach, selbst wohlhabend zu werden, hatte er das Gefühl, dass er dazu im Grunde gar nicht geschaffen war.

„Ich will mein Leben nicht damit zubringen, Finanzierungskonzepte für große Unternehmen zu erstellen. Das genügt mir einfach nicht. Ich möchte etwas tun, was mir sinnvoll erscheint."

Jim hatte ursprünglich Schriftsteller werden wollen. Manchmal hatte er mit dem Gedanken gespielt, eine Zeitung herauszugeben, und manchmal hatte er daran gedacht, Pfarrer zu werden. Aber während seines letzten Collegejahres ließ er sich von dem allgemeinen Trend seiner Klassenkameraden mitreißen, auf die Universität zu gehen. Und da er weder Arzt noch Rechtsanwalt werden wollte, entschied er sich für Wirtschaftswissenschaften. Nach seinem Abschluss bot man ihm eine Arbeit bei einer Zeitung in Saint Petersburg, Florida, an. Aber seine frisch angetraute Ehefrau wollte in New York leben, wo er trotz aller Anstrengungen keine Stelle bei der Presse finden konnte. Aus eigenem Antrieb und ohne die Beziehungen der Familie seiner Frau fand er seinen Job im Finanzwesen.

In seiner neuen Umgebung schien Jim einen Großteil seiner einstigen geistigen Unabhängigkeit eingebüßt zu haben. Seine Ambitionen und seine Arbeitssituation schienen nicht zusammenzupassen. Da er immer mehr in die Einflusssphäre seiner Frau gezogen worden war, hatte er viele seiner eigenen Interessen vernachlässigt und zu fast allen alten Freunden den Kontakt verloren. Er führte ein Leben, das man als Zustand stiller Verzweiflung beschreiben konnte, die er selbst nicht verstand.

Er bezeichnete seine Beziehung zu Grace als „solide": „Wir streiten uns nie. Es gibt nichts, worüber wir streiten müssten. Zugegeben, sie bestimmt, wie wir unser Privatleben gestalten, aber mir ist das recht so.“ (Das glaubte ich ihm nicht ganz.) Grace war stolz auf seine gute Stellung. Immer wenn er mit ihr über seinen Wunsch nach beruflicher Veränderung zu sprechen versuchte, lenkte sie das Thema sofort auf irgendwelche alltäglichen Dinge.

Ganz offensichtlich fürchtete Jim, die Kontrolle über sich zu verlieren. Die Verzweiflung, die er empfand – und die er seiner gegenwärtigen Arbeitsüberlastung zuschrieb –, erschreckte ihn. Zuerst hatte er ein beängstigendes Hämmern in der Brust gespürt, vor allem nachts; er hatte Angst, herzkrank zu sein. Aber sein Arzt belehrte ihn bald eines Besseren und riet ihm, mich aufzusuchen.

Er muss unsere Zusammenkünfte als sehr beruhigend empfunden haben, denn schon bei der dritten fühlte er sich besser. Ich schlug ihm eine Psychoanalyse vor, da ich sie in dieser ersten Zeit meiner beruflichen Praxis als eine für ihn geeignete Methode ansah. Er lehnte den Vorschlag ab und dankte mir für mein gutes Zuhören und dafür, dass ich ihm geholfen hätte, seine Situation zu akzeptieren.

Das nächste Mal sah ich Jim Bourne vierzehn Jahre später in der Notaufnahme des New York Hospital. Er war mit dem Krankenwagen hergebracht worden, nachdem er einen Suizidversuch unternommen hatte. Er wirkte viel älter. Offenbar hatte er ziemlich viel Gewicht verloren und war nur noch ein Schatten seines einstigen Selbst. Zitternd, meinem Blick ausweichend, saß er auf einem steiflehnigen Plastikstuhl, die Hände zusammengepresst, und starrte ins Leere.

Anscheinend hatte Jim, als er auf seinen vierzigsten Geburtstag zuging, fast ein Jahr lang unter immer stärkeren Depressionen gelitten. Wieder hatten ihn Zweifel wegen seiner Berufskarriere gequält. Offenbar aus politischen Gründen war er in seiner Firma nicht befördert worden. Ungefähr zwei Jahre zuvor war sein zweites Kind, ein Sohn, von einem Pferd gefallen; dabei war der Sehnerv des Jungen durchtrennt worden, er würde für den Rest seines Lebens blind sein. Danach fingen er und seine Frau zum ersten Mal in ihrem Eheleben an zu streiten. Sie beschuldigte ihn, sie mit anderen Frauen zu betrügen (was nicht der Fall war), zu viel zu trinken, ja Alkoholiker zu sein (was eindeutig nicht stimmte) und egoistisch und gefühllos geworden zu sein (was sicherlich teilweise der Wahrheit entsprach).

Eines Abends nach einer Party bestand Grace darauf, nach Hause zurückzufahren; sie beklagte sich, dass Jim zu viel getrunken habe. Auf dem Rückweg geriet der Wagen auf einer vereisten Strecke ins Schleudern, und Grace, die fuhr, verlor die Kontrolle über ihn. In der Ambulanz auf dem Weg ins Krankenhaus teilte ein Sanitäter Jim mit, dass sie den Unfall nicht überlebt hatte. Drei Monate später versuchte Jim voller Verzweiflung und Schuldgefühle und in dem Empfinden, seine ganze Welt sei zusammengebrochen und er habe keine Zukunft mehr, seinem Leben ein Ende zu setzen.

Nun, vierzehn Jahre später nach unserem ersten Treffen, sah ich Jim Bourne erneut einen Zusammenbruch durchleben, der diesmal sehr tief greifend war; denn anders als bei seinem ersten Zusammenbruch mit fünfundzwanzig Jahren, als die Welt um ihn herum intakt geblieben war, war dieses Mal die ganze Struktur auseinander gefallen. Die Familie von Grace machte ihn für ihren Tod verantwortlich und verhielt sich ihm gegenüber unverhohlen feindselig. Da er den Kontakt zu den meisten Freunden aus seinem früheren Leben abgebrochen hatte und fast ausschließlich abhängig von Grace geworden war, war er jetzt, in dieser Krise, vollkommen allein (wenn man von seinen Kindern absah). Überdies fühlte er sich von seiner Hilflosigkeit furchtbar gedemütigt und besaß keinerlei Selbstachtung mehr.

Da ich nicht wissen konnte, wie groß das Risiko war, dass er einen weiteren Suizidversuch unternehmen würde, hielt ich es für unbedingt erforderlich, ihn ins Krankenhaus einzuweisen. Er blieb dort zwölf Wochen lang und erhielt, zusätzlich zu einer Psychotherapie, Antidepressiva. Ich war erstaunt, wie rasch er sich erholte. Sehr bald ging er daran, sein Leben neu zu entwerfen, und machte Pläne, die er nach seiner Entlassung in die Tat umsetzen wollte. In den darauf folgenden Monaten unternahm er große Anstrengungen, um wieder in Kontakt mit alten Freunden zu kommen. Er verließ seine frühere Firma und gründete ein Unternehmen in Boston, kaufte ein Haus am Meer, stellte ein Hausmädchen ein und verbrachte nun den Großteil seiner Freizeit mit seinen Kindern.

Ich sah Jim erst nach sieben Jahren wieder. Er war jetzt sechsundvierzig, hatte kurz zuvor wieder geheiratet und hatte nun Probleme, sich an einige Umstände seiner neuen Lebenssituation anzupassen; er wollte sich mit mir darüber beraten, wie er mit ein paar alltäglichen Schwierigkeiten besser umgehen konnte.

„Ich bin ein wenig down“, gestand er. „Es ist mir nicht leicht gefallen, ein zweites Mal meine Unabhängigkeit aufzugeben. Ich mag keine Konflikte, aber ich habe versucht, meine sämtlichen Beziehungen neu zu gestalten. Ich bin jetzt viel direkter und offener, sage, was ich fühle – natürlich ohne undiplomatisch zu sein ... außer vielleicht, wenn ich die Geduld verliere. Die Kinder mögen meine neue Frau offenbar, aber ich fühle mich zwischen ihr und ihnen – und vielleicht auch dem Andenken an Grace – hin- und hergerissen.“

Wir sprachen über die Vergangenheit.

„Nach meinem Zusammenbruch hatte ich das Gefühl, ich sei wieder in Kontakt mit dem Menschen, der ich als junger Mann gewesen war – ich war selbstbewusster und sicherer. Lange Zeit vermisste ich Grace, aber ich habe gelernt, eigenständig zu sein. Sogar meinen Humor habe ich wieder gefunden. Es war für mich eine erschreckende Erfahrung, so die Kontrolle zu verlieren. Aber ich habe mir selbst verziehen. Ich habe ein neues Bewusstsein meiner selbst, zu dem man wahrscheinlich nur kommen kann, wenn man Furchtbares überwunden hat – wie man so schön sagt.“

War Jim Bourne krank? Ich glaube, ja. Aber es war keine Krankheit, auf die die üblichen Diagnosekriterien anzuwenden gewesen wären. Die schwere Depressionsphase wäre als gravierende Störung bezeichnet worden. Wegen seiner früheren Phase einer leichten Depression hätten ihn manche Kollegen möglicherweise als rezidivierenden Depressionstypus eingestuft. Und wegen seines beruflichen Erfolgs hätten einige vielleicht sogar vermutet, er habe eine leicht bipolare oder – wie man es gewöhnlich nennt – manisch-depressive Störung. Welchen Wert solche Bezeichnungen auch immer für die Entscheidung von Behandlungsmaßnahmen oder für die Beurteilung von Forschungsuntersuchungen haben mögen – ich glaube jedenfalls, dass sie den Sachverhalt völlig falsch darstellen.

Und das ist ein wichtiges Problem. Denn die Art und Weise, wie wir die Zeiten des Zusammenbruchs erleben, die Menschen um uns herum wahrnehmen und was wir dabei erleben, kann einen tiefgreifenden Einfluss darauf haben, wie erfolgreich wir Stress bewältigen und wie unser Kampf letztendlich ausgeht.

Jims erster bedeutsamer Bifurkationspunkt trat auf, als er fünfundzwanzig war. Etwas in ihm versuchte ihm mitzuteilen, dass die Dinge nicht so waren, wie sie sein sollten. Aus einer Vielzahl von Gründen – auch weil seine äußere Umgebung damals vollkommen intakt blieb – erholte er sich sehr schnell wieder: Zu schnell, wie sich letztendlich herausstellte, und auch nicht in ausreichendem Maße, denn er versäumte es, notwendige Veränderungen bei sich selbst oder in seiner Umwelt vorzunehmen. Er hätte lernen sollen, unabhängiger zu werden, dann hätte der Tod von Grace nicht so katastrophale Auswirkungen auf seine Psyche gehabt. Er hätte Kontakte zu eigenen Freunden pflegen sollen, von denen ihm einige vielleicht in den Zeiten seelischer Not geholfen hätten. Es wäre ihm vielleicht bewusst geworden, wie wichtig seine Kinder für ihn waren und er für sie – eine Erkenntnis, die schon viele Menschen davon abgehalten hat, in Momenten äußerster Verzweiflung einen Suizid ernsthaft in Erwägung zu ziehen.

Diese Gelegenheiten ließ er verstreichen, und daher gelang es ihm nicht, seinen wichtigen Bifurkationspunkt erfolgreich zu bewältigen. Seine tatsächliche Diagnose hätte damals wohl „vorzeitige Pseudowiederherstellung" lauten können oder „Nichtbewältigung des Bifurkationspunktes". Und, was am bedeutsamsten ist: Sein Unvermögen bewirkte, dass viele Probleme unerledigt blieben, was ihn den Belastungen, die ihn im Alter von neununddreißig erwarteten, noch schutzloser aussetzte.

Als ich in jener Nacht neben Jim in der Notfallaufnahme saß, hätte ich den Ausgang der Dinge nicht vorhersagen können. Ich wusste nur, dass alles in seinem Leben in die Brüche gegangen war. Seine Trauer um seine Frau und seine Schuldgefühle wegen der Umstände ihres Todes, die Belastung, ein behindertes Kind zu haben, und der Druck, der mit dem bevorstehenden mittleren Alter und seiner eigenen ungeklärten Situation einherging, hatten eine wahrhafte psychische Explosion bewirkt.

Wie hätte seine wirkliche Diagnose damals lauten können? In Anbetracht dessen, was geschah, sicherlich nicht nur einfach „Depression". Denn ist ein Zusammenbruch nicht die logische, ja gesunde Reaktion angesichts solcher überwältigender Umstände?

Tatsache ist, dass ich in diesem Moment eine genaue Diagnose gar nicht stellen konnte. Erst das, was später geschah, machte es mir möglich. Seine erfolgreiche Wiederherstellung während der kurzen Zeit seines Krankenhausaufenthalts und seine Fähigkeit, danach ein neues und sinnvolles Leben für sich selbst aufzubauen, überzeugten mich davon, dass er vom psychologischen Standpunkt aus gar keine Diagnose als solche benötigte. Er brauchte Antidepressiva, was ich als Beweis dafür interpretiere, dass auf einer physiologischen Ebene irgendeine biochemische Aktivität, die man benötigt, um sich von einem schweren Zusammenbruch zu erholen, nicht so funktionierte, wie sie sollte. Hätte ich also eine Diagnose stellen müssen, wäre ich wohl gezwungen gewesen, irgendeinen Ausdruck zu erfinden, wie „biochemisch bedingte Insuffizienz zur Wiederherstellung" oder „blockiertes Reaktionssystem".

Der Fall Jim Bourne veranschaulicht mehrere wichtige Dinge über den Zyklus von Zusammenbruch und Wiederherstellung sowie seine Bedeutung für die geistige Gesundheit. Rigide und genau organisierte Menschen, die einen solchen Zyklus durchleben, können dies als sehr belastend empfinden. Das Unvermögen, einen Bifurkationspunkt erfolgreich zu durchlaufen, macht überdies empfindlicher für die Auswirkung nachfolgender Belastungen, ganz gleich, welcher Art sie sein mögen.

Jim Bournes Geschichte veranschaulicht zudem, wie ungeheuer wichtig es ist, dass man (als Arzt) den Patienten, die man behandelt, so wenig wie möglich schadet. Einer der ältesten Leitsprüche der Medizin lautet: „Noli nocere", was so viel heißt wie „Richte beim Heilen keinen Schaden an." Als Jim mich das erste Mal als junger Mann aufsuchte, glaubte er, er stehe am Rande eines „Nervenzusammenbruchs" oder etwas Schlimmerem. Daher verschob er lange Zeit die Erstkonsultation. Als er dann endlich Hilfe in Anspruch nahm, beendete er die Therapie so schnell wie möglich, teilweise deshalb, weil er glaubte, er könne so die Demütigung, die er darüber empfand, „krank" zu sein, aus seinem Kopf verbannen. Ich muss bekennen, dass ich in diesem Stadium meines Denkens wahrscheinlich zu seinem Dilemma mit beitrug, indem ich annahm, er leide an einer diagnostizierbaren psychischen Störung, und konnte ihm daher nicht mit der gebührenden Überzeugung versichern, dass dies nicht so war.

Obwohl sein zweiter, durch schwere Belastungen hervorgerufener Zusammenbruch weit gravierender war, konnte ich ihm dieses Mal meine nun neue Beurteilung dessen, was er durchmachte, vermitteln. Sobald er erkannte, dass sein Zusammenbruch kein Zeichen für eine Geisteskrankheit an sich war, sondern dass es durchaus verständlich, ja notwendig war, unter solchen Umständen zusammenzubrechen, nahm er eine positivere Haltung gegenüber sich selbst ein, und auch seine Motivation zu gesunden wurde stärker. Leider teilten viele seiner früheren Kollegen und Bekannten diese Sichtweise nicht; folglich mieden ihn einige, manche betrachteten ihn als traurigen Fall. Doch da ihn dies mehr oder weniger zwang, sich neue Freunde und einen anderen Lebensstil zu suchen, war ihre Ablehnung vielleicht gar kein Unglück.

Im Grunde glaube ich nicht, dass wir geistige Gesundheit weiterhin in so grob vereinfachenden Begriffen definieren können wie zum Beispiel die „Fähigkeit, trotz belastender Ereignisse zu überleben" – insbesondere wenn es sich um die Belastungen handelt, die mit Bifurkationspunkten verbunden sind. Ganz im Gegenteil: Die gesunde Reaktion impliziert oft einen Zusammenbruch, und sein Ausbleiben ist die Krankheit. Desgleichen ist ein Mensch krank, wenn er nicht in der Lage ist, sich selbst und die Stücke seines Lebens danach in einer neuen, effektiveren Synthese wieder zusammenzusetzen.

Ich habe die Stärken, die wir benötigen, um die Zyklen aus Zusammenbruch und Wiederherstellung im Laufe unseres Lebens zu meistern, Widerstandsfähigkeit genannt; und sie ist es, die im Zentrum dessen steht, was wir geistige Gesundheit nennen.

TEIL II

Der Lebenszyklus

6. KAPITEL

Die Phasen des Lebenszyklus

Der menschliche Lebenszyklus konfrontiert uns mit einer ganzen Reihe von homöostatischen Strukturen, die sich von der Geburt bis ins hohe Alter erstrecken und voneinander durch Bifurkationspunkte getrennt sind. Jede Lebensphase hat spezielle Merkmale, Verpflichtungen und Möglichkeiten, die von uns verlangen, uns zu ändern, um sie gut zu meistern – von der Kindheit bis zur Adoleszenz, von der Adoleszenz zum jungen Erwachsenenalter, vom Singledasein zur Heirat und dann zur Elternschaft oder zum Einrichten eines Lebens als Alleinlebende(r), vom Leben in einer jungen Familie bis zum Eintritt ins mittlere Alter mit dem Höhepunkt der beruflichen Laufbahn, von der Pensionierung bis ins hohe Alter. Der Übergang von einer Phase zur anderen bringt unweigerlich ein gewisses Maß an Unruhe mit sich, da wir zwischen den Kräften der Vergangenheit und der Zukunft hin- und hergerissen werden. Dabei wird eine homöostatische Struktur abgebaut, um die Voraussetzungen für eine neue und andersartige Struktur zu schaffen.

Dies sind voraussagbare Veränderungen, obwohl sie bei jedem sehr unterschiedlich verlaufen und wir sie auf sehr verschiedene Weise bewältigen. Zudem treten oft unvorhersehbare störende Ereignisse ein, völlig unerwartete Vorkommnisse, die die gesamte Zukunft eines Menschen in neue Bahnen lenken können.

Wenn wir unseren Kampf ausfechten, sind wir zunächst gefangen in dem Tauziehen zwischen dem Wunsch, bestehende Strukturen in uns selbst und unserer Umwelt aufrechtzuerhalten; und gleichzeitig auf die zwingende Notwendigkeit zur Veränderung zu reagieren. In dieser Situation ist das Chaos auch notwendig, um Haltungen und Verhaltensmuster aufgeben zu können, über die wir uns gewohnheitsmäßig definiert haben, die nun jedoch überholt, ja schädlich sind. Dies ist unausweichlich, wenn wir den Anforderungen der vor uns liegenden Lebensphase entsprechen und ihre Möglichkeiten voll ausschöpfen wollen.

Die Bifurkationspunkte, die eine Lebensphase von der nachfolgenden trennen, müssen nicht unbedingt in einem bestimmten Alter auftreten. Sie können bei einem Menschen früher, beim anderen später beginnen. Sie sind nicht unbedingt zeitlich begrenzt: Bei dem einen dauert die Phase der Unbeständigkeit einige Monate, bei dem anderen erstreckt sie sich über mehrere Jahre. Auch haben die verschiedenen Bifurkationspunkte nicht bei jedem Menschen dieselbe Intensität. Der eine übersteht die Wirren der Adoleszenz mit sehr wenigen Nöten, gerät aber im mittleren Alter unversehens in ein großes seelisches Chaos. Ein anderer tut sich sehr schwer von seinem abgeschlossenen zwölften Lebensjahr an bis zur Heirat und bis er sich in seinem Beruf gut eingelebt hat, empfindet jedoch die Bifurkationspunkte des mittleren und anschließenden Alters eher als harmlos.

Im normalen Lebenszyklus treten acht homöostatische Strukturen nacheinander (oder parallel zueinander) in Erscheinung: (1) Kindheit, (2) Adoleszenz, (3) frühes Erwachsenenalter als Alleinlebende(r), (4) Eheschließung, (5) Elternschaft, (6) Singledasein, (7) mittleres Alter und (8) Alter. Diese Strukturen werden in dem folgenden Diagramm dargestellt, das auch die sechs Bifurkationspunkte aufzeigt, die dazwischen liegen.

Obwohl die Bedingungen der Lebensphasen sich bei den einzelnen Menschen stark voneinander unterscheiden, gibt es gewisse universelle Probleme, die jedes Mal auftreten, wenn wir einen Bifurkationspunkt durchlaufen:

- die Notwendigkeit, sich an äußere Umstände anzupassen,
- das Überdenken des eigenen Selbstbildes sowie das Festhalten an der Selbstachtung (bzw. der Wiederherstellung derselben),
- das Knüpfen neuer menschlicher Beziehungen und das Erneuern früherer Beziehungen,
- das Aufgeben von geliebten Menschen und Dingen, weil sie gestorben oder aus unserem Leben getreten sind,
- das Abwägen unseres Wunsches, unabhängig zu sein, gegen unser Bedürfnis, mit anderen Menschen zusammenzuleben,
- das Neudefinieren oder Bestätigen unserer Lebensziele.

Wie viel Bedeutung diesen Zielen beigemessen wird, hängt von den einzelnen Menschen ab, die die verschiedenen Phasen des Lebenszyklus in unterschiedlichen Verhältnissen durchleben. Dies wird offenkundig, wenn wir die Phasen näher betrachten und die Bifurkationspunkte, die uns von einer Phase zur nächsten führen.

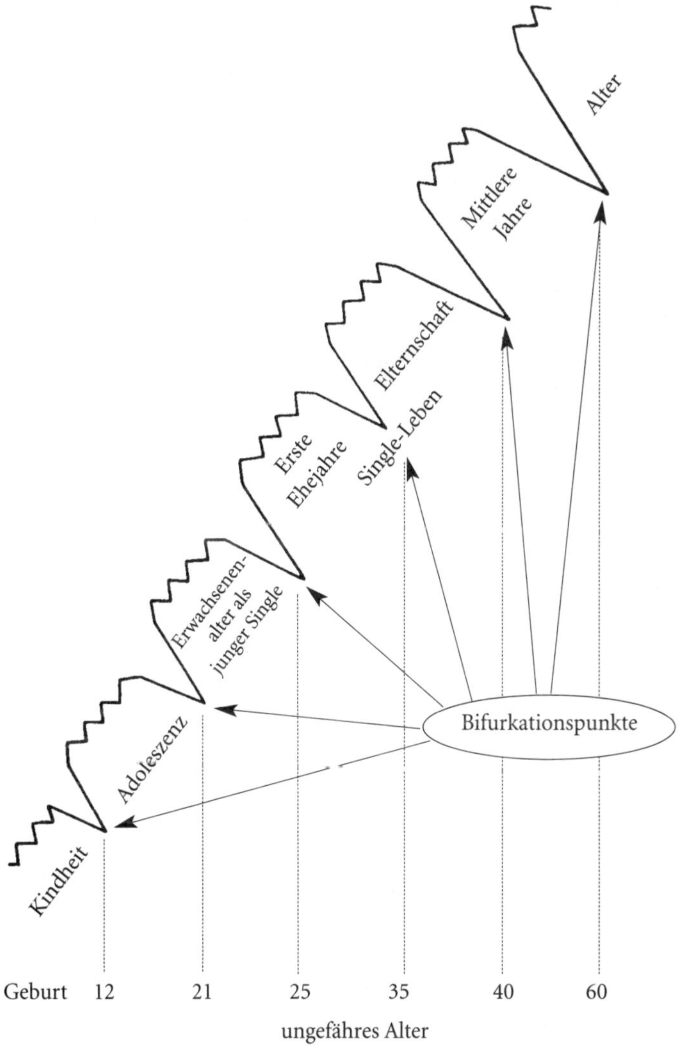

Abbildung 4: Phasen des Lebenszyklus: homöostatische Strukturen

7. KAPITEL

Zeiten von Ankunft und Aufbruch

Kindheit

Die Natur hat uns Menschen eine so lange Kindheit gegeben, damit wir reichlich Zeit haben, das zu lernen, was wir sowohl für das eigene Überleben als auch für das unserer Spezies benötigen. Beginnend mit der verwirrenden Erfahrung der Geburt selbst muss das Kind unzähligen Anpassungsanforderungen nachkommen, die es häufig als sehr befremdend empfindet und die ein hohes Maß an Flexibilität und Kreativität verlangen. Das erste Gewahrwerden seines Selbstbildes findet statt, wenn es begreift, dass es nicht symbiotisch mit der Mutter verbunden, sondern ein eigenständiges Wesen ist. Indem sie in sein Zimmer kommt und wieder hinausgeht und das Kind darauf vertrauen lernt, dass sie, obwohl sie momentan nicht mehr in Sicht ist, zurückkehren wird, gewöhnt es sich daran, sich an veränderte Umstände anzupassen. Sein Kontakt mit dem Vater – und mit vielleicht vorhandenen Geschwistern, Haushaltshilfen und Babysittern – leitet den Prozess ein, bei dem das Kind neue Beziehungen eingeht; das ist eine Erfahrung, die es später erweitern muss, wenn es auf Nachbarskinder, deren Eltern, andere Erwachsene sowie Lehrerinnen und Spielkameraden in Kindergarten und Schule trifft.

Dabei gibt das Kind jedes Mal etwas auf – die ausschließliche Bindung an die Mutter, die bequeme Sicherheit seines Zimmers und Zuhauses, das Spielzeug der ersten Lebensjahre, das einst seine Neugier weckte, jetzt aber nicht mehr seinem Alter entspricht, die Freunde, mit denen es im Kindergarten spielte und die möglicherweise weggezogen sind, und vielleicht eine Großmutter oder einen Großvater, die/der gestorben ist. Wurde das Kind einmal bestraft, weil es ungehorsam war, oder schämte es sich, weil es eine Aufgabe nicht zustande brachte, die allen anderen Kindern in der Klasse zu gelingen schien, muss es lernen, seine Selbstachtung zurückzugewinnen. Ab dem Augenblick, da es zu krabbeln, dann zu laufen, dann zu rennen beginnt, und sobald es lernt, allein zu lesen und nicht mehr darauf angewiesen ist, dass andere ihm vorlesen, ist es von einer Vielzahl von Tätigkeiten in Anspruch genommen, die es zur Autonomie führen sollen. Doch im Idealfall gibt es immer eine Person, an die es sich wenden kann, wenn es sich verletzt hat, die es an der Hand hält, wenn es stolpert, und ihm die Bedeutung eines Wortes erklärt, das es nicht versteht.

Vielleicht ist der Wechsel von einer inneren homöostatischen Struktur zur nächsten nirgendwo so offenkundig wie während dieser Phase des Lebenszyklus. Wenn das Kind vom Säugling zum Kleinkind heranwächst und dann in die späteren Kindheitsjahre kommt, erlebt es dramatische aufeinander folgende Entwicklungen, während es von einer Anpassungsstufe zur nächsten geht. Wenn das Kind lernt zu erkennen, wer und was es ist, wie man mittels der Sprache kommuniziert, wie man in Begriffen denkt, wie man das Gefühl erreicht, kompetent mit der Welt umzugehen, und wie man sich an vielfältige und sich verändernde Umstände anpasst, bildet es Fähigkeiten zur Bewältigung und eine Persönlichkeitsstruktur heraus. Mit jeder Entwicklungsphase nimmt sein Wissen zu und – was viel wichtiger ist – seine Fähigkeit, sich Wissen anzueignen. Bei der Herausbildung einer Persönlichkeitsstruktur, die ihm dann ermöglicht, die Herausforderungen des Erwachsenenlebens zu meistern, tauscht das Kind ständig einen psychischen homöostatischen Zustand gegen einen anderen ein.

Es ist bemerkenswert, wie reibungslos und geschickt die meisten gesunden Kinder diese Übergänge bewältigen, auch wenn es dabei zuweilen zu kleinen Zwischenfällen kommt: zu gelegentlichem Schreien, zum Griff nach der Schmusedecke, die eigentlich schon abgelegt war, zu Wutanfällen, zu gelegentlichem Widerwillen vor der Schule, zur Notwendigkeit, sich an die Hand der Mutter anzuklammern, bevor sie in das neue und ungewohnte Klassenzimmer gehen. Ihre Anpassungsfähigkeit und Flexibilität sprechen für sich. Gleichzeitig überrascht es nicht, dass ihr Erfolg bei diesen Unternehmungen in erheblichem Maße davon abhängt, ob sie ein beständiges und liebevolles Umfeld haben, das ihnen Geborgenheit gibt.

In vielerlei Hinsicht ist das heranwachsende Kind ein Meister des Übergangs, der Prototyp der Widerstandsfähigkeit, die wir noch genauer unter die Lupe nehmen werden. Fantasievoll, interessiert und aufmerksam, ist es eifrig darauf bedacht, Kontakt zu seiner Umwelt aufzunehmen. Die Zeit, die es benötigt, um sich von Enttäuschungen und Frustrationen zu erholen, ist oft nur kurz und beinhaltet viele neue Lernerfahrungen.

Forschungen der Entwicklungspsychologie zeigen ganz klar, dass jeder Entwicklungsschritt – beweglichen Gegenständen mit den Augen folgen, sich allmählich zutrauen, Purzelbäume zu schlagen, andere Kinder zu Spielen und Wettkämpfen animieren oder nach und nach ganze Satzkonstruktionen beherrschen – ganz wesentlich auf künftige Herausforderungen vorbereitet. Gelingt es einem Kind nicht, wichtige Entwicklungsaufgaben zu meistern, besteht die Gefahr, dass es sein Potenzial nicht voll entwickeln und ausschöpfen kann. Manchmal lässt sich ein Schritt später noch nachholen, manchmal aber auch nicht. Ein solches Versäumnis in den ersten Lebensjahren kann gravierende Folgen haben und vieles von dem, was es in den folgenden Jahren gelernt und erlebt hat, verzerren und deformieren.

Archie Madden war siebzehn, als er seine Aufnahmeprüfung für das College ablegte und wohl das schlechteste Ergebnis seit Bestehen dieser Prüfung erreichte. In der privaten Tagesschule, die Archie besuchte, war er alles andere als ein guter Schüler. Sein Notendurchschnitt war „befriedigend", wobei auch einmal ein „gut" vorkam. Da er außergewöhnliche Gedichte schrieb und beim Fotografieren viel Originalität zeigte, waren seine Lehrer verwundert über seine mangelnde intellektuelle Aufnahmefähigkeit ... bis auf einen: seinen Geschichtslehrer. Er verstand, welches Problem Archie hatte, woher es kam und – bis zu einem gewissen Grade – wie er ihm helfen konnte.

Im Alter von vier Jahren verlor der Junge aufgrund einer Infektion das Gehör auf seinem rechten Ohr. Doch der Gehörverlust wurde erst entdeckt, als er bereits fast acht Jahre alt war. Vier Jahre lang hatte Archie von dem, was gesagt wurde, nur Bruchstücke mitbekommen; wenn er seinen Kopf in die eine oder andere Richtung drehte, wurde die Stimme des Lehrers „ein"- bzw. „ausgeblendet", wie wenn die Lautstärke an einem Radioapparat lauter und leiser gedreht wird. Da Archie nicht bewusst war, was er da erlebte, nahm er an, dieses Hören sei normal, und erst als er siebeneinhalb war, konnte er seine Wahrnehmung genau beschreiben und so eine Diagnose ermöglichen. Er bekam ein Hörgerät und saß von nun an während des Unterrichts ganz vorn. Aber mittlerweile hatte er natürlich schon viele Elemente der normalen Sprachentwicklung versäumt, die er mühelos beherrscht hätte, wenn er nicht hörbehindert gewesen wäre.

Seine Lehrer nahmen an, das Problem sei jetzt gelöst und Archie müsse nun aufleben und bessere Schulleistungen erbringen. Es war ihnen nicht klar, dass die Lerndefizite in den ersten entscheidenden Schuljahren, als das Problem noch nicht erkannt war, nicht so einfach aufzuholen waren. Überdies hatte Archie selbst angenommen – wie viele Kinder es getan haben würden –, seine Art des Hörens sei vollkommen normal. Daher passte sich sein Denken einem Stil an, der irgendwie systemlos und ungeordnet war und die späteren Schulleistungen negativ beeinflusste.

Glücklicherweise verstand das der aufmerksame Lehrer in der Highschool, der als Mentor von Archie fungierte. Er ging mit dem Jungen mehrere Stunden in der Woche – außerhalb des Unterrichts – die Grundlagen der Sprache und der Satzkonstruktion durch, wobei er ihm geduldig nach und nach beibrachte, logischer zu denken und sich auszudrücken. Durch die Anleitung und die überzeugende Empfehlung dieses Lehrers wurde Archie in einem sehr guten College aufgenommen, wo Kreativität hoch bewertet wurde und Prüfungsergebnisse weniger zählten. Letztes Jahr nun hat Archie Madden seine Doktorarbeit in Geschichte beendet.

Der Fall Archie beweist uns, wie widerstandsfähig ein Kind sein kann, wenn es mit ernsthaften Belastungen konfrontiert wird. Dass der Junge in der Schule so schlecht mitkam, hatte seine Selbstachtung nicht gerade gefördert. Er schämte sich jedes Mal, wenn er seinen Eltern seine Zeugnisse zur Unterschrift vorlegen musste; aber da er ehrlich und mutig war, tat er es stets ohne zu zögern. Sein Vater war ein renommierter Biologe. Archie wäre gerne in seine Fußstapfen getreten, aber schon mit zehn Jahren hatte er das sichere

Empfinden, dass diese Karriere außerhalb seiner Reichweite lag. Das ließ ihn manchmal verzweifeln. Wie wurde dieser sensible und im Grunde intelligente Junge mit seiner Enttäuschung fertig und wie fand er seine Selbstachtung wieder? Intuitiv kultivierte er seine entscheidende Stärke: sein visuelles Talent. Zu seinem elften Geburtstag schenkten seine Eltern ihm eine gute Kamera und er lernte, damit umzugehen. Er fing an, Gedichte zu schreiben, eine Ausdrucksform, bei der es um Metaphorik ging und in der er Beachtliches leistete. Überdies schöpfte er sein Selbstwertgefühl auch aus seinen guten Beziehungen zu seinen Schulfreunden, die ihn wegen seiner Loyalität und seines fürsorglichen Verhaltens schätzten.

Der Eintritt in die Adoleszenz: Der erste Bifurkationspunkt

Wenn wir in die Pubertät kommen, haben sich unsere Persönlichkeiten mehr oder weniger herausgebildet. Wir besitzen nun eine innere Struktur, die, obschon sie durch die zukünftige Erziehung und vielfältige Lebenserfahrungen weiterhin modifiziert wird, bereits eine starke homöostatische Kraft besitzt und Veränderungen widersteht, wenn wir mit Stress konfrontiert werden; dieser wird ausgelöst durch den Kampf zwischen dem, was wir sind, und dem, was wir werden, zwischen dem Aufgeben dessen, was sich überholt hat – zum Beispiel, ein erfolgreiches Kind zu sein –, und dem Lernen von etwas Neuem – zum Beispiel, wie man erwachsen wird.

Ein altes chinesisches Sprichwort sagt: „Mögest du in interessanten Zeiten leben." Oberflächlich betrachtet klingt das wie ein freundlicher Wunsch. Doch es hat wie viele Sprichwörter eine weniger offenkundige Bedeutung, denn interessante Zeiten sind oft gefährliche Zeiten.

Die Adoleszenz ist eine solche „interessante Zeit". Sie steckt voller Gefahren. Für die meisten Menschen ist sie der erste wirklich bedeutende Bifurkationspunkt, wenn ihm nicht ein unerwartetes gravierendes Ereignis vorausging, wie eine Scheidung der Eltern oder der Tod eines Elternteils. Neben der Loslösung von der Kindheit und der risikolosen Rolle, die der junge Mensch innerhalb der Familie innehatte und die ihm einen Sinn im Leben gab, sucht er nun einen neuen Sinn und experimentiert mit den Abenteuern des Lernens, mit neuen Beziehungen, ja mit der ganzen Zukunft. In die Aufregung über all das mischen sich naturbedingte Selbstzweifel und Momente echten Kummers. Phasen von Zusammenbruch und Wiederherstellung kommen häufig vor.

Es gibt vier Hauptereignisse – oder Ziele –, mit denen der Jugendliche zurechtkommen muss in dieser so ungeheuer wichtigen Periode seines Lebens, die für vieles, was folgen wird, die Voraussetzungen schafft.

Die Erfahrung des Verlustes beim Abschied von dem Menschen, der wir waren, und von den vertrauten Lebensbedingungen unserer Kindheit

Alice Frohm lag im Bett und konnte nicht einschlafen. Gedanken jagten ihr durch den Kopf. Sie hatte den ganzen Abend lang für die Geschichtsprüfung gelernt. Obwohl sie meistens gut abschnitt, war sie doch jedes Mal unruhig. Ihre Gedanken wanderten zu ihrem zwölften Geburtstag in drei Wochen. Wen sollte sie zu ihrer Party einladen? Welchen Kuchen sollte sie sich wünschen? Neben ihr, auf ihrem Kopfkissen, lag ihr bester Freund, ein weicher, brauner Teddybär. Sie streckte die Hand nach ihm aus und drückte ihn an sich.

Da Alice zwei ältere Schwestern hatte, wusste sie, was sie in Kürze erwarten würde. Einerseits freute sie sich darauf, dass sie nun wirklich erwachsen werden würde. Andererseits schien das alles doch auch wieder recht lästig zu sein. Ein paar Mädchen in ihrer Klasse bekamen bereits ihre Monatsregel und redeten nur noch über Tanzen und Jungen. Alice fand das dumm.

Plötzlich merkte sie, wie Tränen in ihre Augen traten. Sie wischte sie fort.

Durch die Wand, die ihr Zimmer vom Schlafzimmer ihrer Eltern trennte, konnte sie den Auftakt der Elf-Uhr-Nachrichten hören. Ihr Vater lag sicherlich im Bett und schaute sie sich an. Alice stand auf, klopfte leise an die Tür und fragte, ob sie hereinkommen dürfe. Er bejahte und sie legte sich neben ihn und bat ihn, ein paar

Minuten bleiben zu dürfen, bis sie nicht mehr ständig an ihre Geschichtsprüfung denken müsste und einschlafen könne.

Nach ein paar Minuten wollte sie wissen, ob sie ihn etwas fragen dürfe. Er lächelte sie zustimmend an.

„Wie kommt es, Daddy, dass die Kindheit so kurz ist, wo sie doch so eine wunderbare Zeit im Leben ist?“

In diesem einen kurzen Satz fasste Alice den ungeheuer einschneidenden Abschied von der Kindheit zusammen, jetzt, da sie sich anschickte, einen großen Schritt nach vorne zu tun. Da sie ein klarsichtiges junges Mädchen war, lebhaft, verständig, ja vielleicht sogar etwas frühreif, und in einem ordentlichen und liebevollen Zuhause lebte, empfand sie die Traurigkeit, die jeden Abschied unweigerlich begleitet, sehr tief; sie musste ihre Gefühle nicht verdrängen oder so tun, als sei sie gar nicht traurig, und sie hatte es auch nicht nötig, ihren Kummer ihrer Umgebung anzulasten.

Viele Jugendliche haben nicht so viel Glück. Für diejenigen, die in Familien aufwachsen, in denen ein ehrliches und offenes Äußern von Gedanken und Emotionen ungern gesehen oder ganz einfach nicht verstanden wird, und für die Jugendlichen, denen es an neuen Interessen innerhalb und außerhalb der Schule und an Beziehungen zu Altersgenossen – vielleicht auch an ein, zwei hilfreichen, engagierten Lehrern – mangelt, ist diese Verlusterfahrung gravierender; sie können weniger gut mit ihr umgehen. Sie sind unvorbereitet für die Vielzahl weiterer Verluste, mit denen sie in dieser turbulenten Zeit fertig werden müssen. So ist es manchmal notwendig, dass sie alte Ambitionen und Illusionen aufgeben; so wie beispielsweise Archie Madden erkennen musste, dass er wegen seiner dürftigen intellektuellen Leistungen seinen Wunsch, Naturwissenschaftler zu werden, nicht verwirklichen konnte.

Körperliche und seelische Aspekte der sexuellen Reife

Die Einflüsse, denen Jugendliche ausgesetzt sind, gehen weit über den Radius Familie hinaus. Und so ist es wesentlich von den Werten und Verhaltensnormen der jeweiligen Kultur abhängig, wie gut oder wie unzureichend ein Jugendlicher seine neue Homöostase bilden kann. Was die sexuelle Entwicklung angeht, so kann man wohl mit Fug und Recht sagen, dass die Mehrheit der Jugendlichen heutzutage besser informiert ist als ihre Eltern im gleichen Alter. Durch Kinofilme und Fernsehen werden sie sehr häufig und sehr direkt mit Sex konfrontiert. Über dieses Thema wird sicherlich offener diskutiert als früher, und die Mechanismen der Fortpflanzung sind an vielen Schulen Thema des Biologieunterrichts. Da das Mysterium, das den Sex einst umgab, nicht mehr besteht, müsste theoretisch auch viel von der Verwirrung, der Angst und den Schuldgefühlen verschwunden sein, die die sexuelle Reifung früher begleiteten. Wahrscheinlich ist das auch so. Doch gleichzeitig ist der Heranwachsende neuen Belastungen im Bereich der Sexualität ausgesetzt, denn seine Neugier wird früh geweckt, seine natürlichen sexuellen Instinkte werden ständig stimuliert, während die Moral und die ethischen Aspekte der Sexualität von unserer Kultur heruntergespielt werden, die bestrebt ist, keinerlei Grenzen mehr zu setzen und keine Regeln für sexuelles Verhalten mehr gelten zu lassen. Wenn der Jugendliche auf diese Weise in eine Art Leere gerät – in dem Moment, in dem er versucht, es den Erwachsenen gleichzutun, aber noch immer das Bedürfnis nach Orientierung hat –, ist er äußerst anfällig für vorzeitige sexuelle Experimente; diese erschweren eher die elementare Aufgabe, die darin besteht, die enge Beziehung zwischen Sex, Liebe und Familienleben zu erkennen und zu lernen.

Aller Wahrscheinlichkeit nach würde ein(e) Jugendliche(r) mit den Stärken von Alice Frohm nicht von diesen Herausforderungen überwältigt werden; denn ein solcher Teenager hat die Fähigkeit, gründlich überlegte und genaue Unterscheidungen zu treffen zwischen dem eigenen Denken und den Auffassungen seiner Eltern. Doch selbst solche Stärken bilden keine absolute Garantie dafür, dass ein junger Mensch nicht in sexuelle Verwirrung gerät und dass es ihm gelingt, diesen Bifurkationspunkt erfolgreich zu durchlaufen. (Ein unerwartetes verstörendes Ereignis, wie zum Beispiel der plötzliche Tod eines Elternteils, kann diesen Prozess durchaus gefährden.)

Auch kulturelle Faktoren spielen eine wichtige Rolle. Beispielsweise bin ich zahlreichen Teenagern und jungen Männern in ihren frühen Zwanzigern begegnet, die Angst hatten, homosexuell zu sein, obwohl sie eindeutig heterosexuell orientiert waren; ihre Obsession rührte teilweise von dem Gefühl her, den Erwartungen einer vollkommenen sexuellen Freiheit und einer überragenden Potenz nicht entsprechen zu können, die ihre Umgebung an sie zu stellen schien und ihre Altersgenossen offenbar erfüllten. Ich habe mit Teenagerinnen Gespräche geführt, die deprimiert waren und ernsthaft an Suizid dachten und deren Verzweiflung unbesonnenen sexuellen Erfahrungen zugeschrieben werden musste; überdies leugneten sie jegliches angemessene Schuldgefühl, das sie sonst vielleicht gegen ein solches selbstzerstörerisches Verhalten geschützt haben würde.

Leider scheint der Gesellschaft bislang nichts Konstruktives eingefallen zu sein, um die Jugendlichen durch diese Zeit der ersten sexuellen Kontakte zu begleiten; vielmehr betont sie übermäßig sexuelle Leistungen und ergeht sich in öffentlichen Empfehlungen von Schutzmaßnahmen gegen die Ansteckung mit dem HI-Virus.

Individuation und Autonomie

Wenn ein junger Mensch sich von seiner Herkunftsfamilie löst, muss er lernen, ein eigenständiges Individuum zu werden, das Verantwortung übernimmt, Risiken begreift und Entscheidungen fällt. Er muss seine Talente und Möglichkeiten erkennen und ausprobieren, damit er schließlich eine kluge Wahl für eine potenzielle Berufslaufbahn treffen kann; dies ist ein integraler Bestandteil, um Autonomie zu erlangen.

Während der Jugendliche lernt, unabhängig zu werden, ohne deshalb das Bedürfnis nach anderen Menschen zu verlieren, findet in seinem Inneren eine Art Tauziehen zwischen seinem natürlichen und gewohnten Bedürfnis nach Abhängigkeit und seiner festen Absicht, autonom zu sein, statt. Wenn Sie Kinder im Teenageralter haben oder hatten, dann kennen Sie wohl ihre Launenhaftigkeit und wissen, dass es Zeiten gibt, in denen sie an das kleine Mädchen oder den kleinen Jungen erinnern, mit dem Sie so gern zusammen waren, dass es aber auch Zeiten gibt, in denen die Kinder ganze Stunden damit zubringen, in den Spiegel zu schauen und es streitlustig ablehnen, am Wochenende mit der Familie wegzufahren, weil sie „etwas Besseres“ mit ihren Freunden vorhaben. Ihre Frage, was sie nach dem Schulabschluss tun wollen, wird mit einem nachdrücklichen „Weiß ich nicht" beantwortet, obwohl Sie genau wissen, dass in ihrem Zimmer Bücher, Computermagazine und Kataloge für Freizeitausrüstungen herumliegen, die belegen, dass sie durchaus ernsthafte Interessen haben.

Die eigene Privatsphäre wird zum Heiligtum, Machtkämpfe sind an der Tagesordnung. Leichter geht der Ablösungsprozess in einem familiären Hintergrund, der die Individualität respektiert, unterstützend wirkt und dennoch Grenzen setzt; schwieriger ist dieser Prozess in einer Familie, die Abhängigkeit fördert, wo Eltern auf Trotz mit Trotz reagieren, eine übertrieben autoritäre Haltung an den Tag legen oder dem Heranwachsenden aufgrund von Desinteresse oder falsch verstandener Toleranz stets alle Wege ebnen und alle Probleme lösen.

Während der Jugendliche nach Autonomie strebt, verehrt er häufig Helden und Idole, die er bewundert und deren Stärken er gerne besitzen würde. Diese Haltung wird den Jugendlichen heutzutage von einer Kultur erschwert, die Berühmtheit an die Stelle von wahrhaften Helden gesetzt hat. (Ein solcher Held ist zum Beispiel Odysseus, der mutig Hindernisse überwand und anschließend nach Hause zurückkehrte, um seine Erkenntnisse und seine Weisheit an die dort Zurückgelassenen weiterzugeben.) Auch Ereignisse innerhalb der Familienstrukturen können die Entwicklung der Jugendlichen beinträchtigen, wenn sie die positiven Bilder zerstören, die sie einst – vielleicht – von ihren Eltern hatten, sie zynisch, reizbar und selbstzerstörerisch machen und ihnen damit eine Zukunft verbauen, auf die sie ein Anrecht haben.

Zum Beispiel eine Scheidung. Sie sind in Ihrem dritten Collegejahr und haben soeben erfahren, dass sich Ihre Eltern scheiden lassen wollen; zudem hat Ihre Freundin Ihnen mitgeteilt, dass sie die Beziehung zu Ihnen nicht fortsetzen wolle, da sie mehr Zeit und Freiraum benötige, um zu sich selbst zu finden. Bisher haben Sie recht gute Schulleistungen erbracht, doch da Ihre Konzentration nun nachlässt und Sie zunehmend das Gefühl haben, Ihr Leben sei sinnlos, werden Ihre Noten schlechter. Eigentlich hatten Sie vorgehabt, Rechtswissenschaften zu studieren. In Ihren Träumen sahen Sie sich schon als Richter. Auch stellten Sie sich vor, dass Sie in diesem Beruf einmal recht gut verdienen könnten. Jetzt beginnen

Sie sich darum zu sorgen, ob Sie an einer guten juristischen Fakultät überhaupt angenommen werden; langsam schwinden Ihre Träume und allmählich ist Ihnen alles egal. Sie haben nicht einmal die Energie, sich einen persönlichen Rat zu holen oder zur Berufsberatung zu gehen. Sie machen sich Gedanken über Ihre Eltern und fragen sich, wie es ihnen wohl gehen mag. Sollen Sie nach dem Abschluss wieder zu Hause bei Ihrer Mutter wohnen, um ihr zu helfen, und Ihren eigentlichen Wunsch, eigene Wege zu gehen, aufgeben? Werden Sie die Stücke Ihres Lebens jemals wieder zusammensetzen können oder werden Sie ziellos, suchend, niemals findend dahintreiben?

Die Ausweitung der sozialen Beziehungen, zu denen auch Autoritätspersonen wie Lehrer, aber vor allem Gleichaltrige gehören

Dass ein Jugendlicher stark von seinen Altersgenossen beeinflusst wird, ist allgemein bekannt. Er hat den unbedingten Wunsch, akzeptiert zu werden, und Ablehnung – sei sie real oder eingebildet – kann zu tiefer Traurigkeit führen. Manchen Jugendlichen gelingt es, wunderbare Freundschaften zu schließen, während sich andere – wie von einem unsichtbaren Magnet angezogen – von Gruppen fasziniert fühlen, die ihre schlechten Eigenschaften verstärken. Manche pflegen Umgang mit Altersgenossen, die Leistung schätzen, und streben danach, es ihnen gleichzutun – auf dem Fußballfeld oder in der Klasse; andere werden Opfer von Gruppen, die jemanden nur aufnehmen, wenn er illegale Drogen nimmt; wieder andere, die weniger oder als negativ empfundene Kontakte zu Gleichaltrigen haben, entscheiden sich für einen einsamen, unabhängigen Weg.

„Ich weiß, ich hätte es nicht geschafft, wenn meine Eltern nicht für mich da gewesen wären“, erzählte mir ein Fünfzehnjähriger. „Die meisten Schüler nahmen Drogen. Wenn du keine nahmst, wurdest du geschnitten und verspottet. Die Lehrer schauten einfach weg, wahrscheinlich, weil sie nicht wussten, was sie tun sollten; und außerdem kamen die meisten Schüler aus wohlhabenden Familien, die behaupteten, bei ihnen gäbe es keine diesbezüglichen Probleme. Und da wollten die Lehrer keinen Ärger.

Natürlich fühlte ich mich unglücklich und war manchmal versucht, auch Drogen zu nehmen. Aber meine Eltern haben mich dazu erzogen, mir immer meine eigene Meinung zu bilden."

Sehr viele für unsere heutige Zeit typischen Belastungen gefährden ein erfolgreiches Durchlaufen dieses Bifurkationspunktes und die Herausbildung einer gesunden adoleszenten Homöostase. Zum Beispiel muss noch untersucht werden, welche Auswirkungen die wachsende Anzahl von Einelternfamilien und die dramatisch angestiegenen Scheidungsraten haben. Viele dieser Phänomene können als Zeichen einer weit reichenden Entmenschlichung der Gesellschaft gewertet werden, die von sachkundigen Beobachtern bereits mehrfach beschrieben wurde. Schon vor mehr als dreißig Jahren prophezeite der Psychologe Erich Fromm die „Verdinglichung" Amerikas – ohne dass seine Warnungen viel Wirkung gezeigt hätten –, eine derartige Konzentration auf die Absatzförderung von Konsumprodukten, dass jeder Mensch fast nur noch als Zielobjekt, dem etwas verkauft werden solle, gesehen würde. Dadurch würden wehrlose und sensible Jugendliche von unredlichen Menschen ausgebeutet, deren Interesse es sei, ihnen zerstörerische illegale Drogen zu verkaufen. Die sexuelle Revolution und die Umwälzung der Werte in den späten sechziger und frühen siebziger Jahren hatten Millionen von seelisch Verwundeten zur Folge. Die Gesellschaft der achtziger Jahre, die unserer Kultur wieder ein Gefühl für Spiritualität zurückgeben sollte, hat stattdessen dazu geführt, dass die Frage „Was springt für mich dabei heraus?" alles beherrscht und die schlimmste der sieben Todsünden immer mehr Verbreitung fand: die Habgier.

Alles in allem ist es – milde ausgedrückt – kein leichter Weg.

Das Erwachsenenleben des jungen Single

Sie haben das Gefühl, dass Ihr Leben nie zu Ende gehen wird. Sie sind Anfang zwanzig, Ihr dreißigster Geburtstag liegt noch in weiter Ferne und Sie haben mehr als genug Zeit, um zu reisen, zu spielen, sich zu verausgaben ... und von einem Tag zum anderen zu leben.

Letzteres scheint für Millionen junger Männer und Frauen eine weit verbreitete Reaktion auf diesen Bifurkationspunkt geworden zu sein, wenn sie die Strukturen des elterlichen Zuhauses und der Schule hinter sich gelassen und noch keine neue Homöostase als allein lebender Erwachsener herausgebildet haben. Die Gründe dafür sind nicht ganz klar. Wenn die Unsicherheit und Verwirrung der jungen Menschen nach ihrem Schulabschluss nicht durch ihre sofortige Einschreibung in eine Universität oder sonstige Ausbildungsstätte kanalisiert wird, nehmen sie häufig Jobs an, für die man kaum das Abitur benötigt. Je mehr ihre Familien sie drängen, ihr Leben ernst zu nehmen, desto mehr scheinen sie die Entscheidungen über Arbeit, Eheschließung und darüber, wo und wie sie einen eigenen Lebensstil entwickeln wollen, hinauszuzögern.

Paradoxerweise ist dies weniger bei jungen Menschen zu beobachten, die nur mit Ach und Krach durch die Schule kommen. Man stellt es vielmehr häufig bei den intelligentesten Köpfen fest; es ist, als würden sie etwas sehen, was der Erwachsenenwelt entgeht. Vielleicht leiden sie unter einem unangebrachten Anspruchsdenken, einer typischen Krankheit unseres Zeitalters. Vielleicht ist der richtige Weg deshalb so schwer zu finden, weil keine wirkliche Notwendigkeit dazu besteht. Oder vielleicht haben die jungen Menschen auch das Bedürfnis, die Zeit der vagen, chaotischen Lebensform in die Länge zu ziehen und werden langsamer erwachsen, als man es von ihnen erwartet, weil sie ahnen, dass die Zukunft unvorhersehbar ist; sie erkennen, wie dramatisch sich die Ereignisse beschleunigen und folgen dem Diktat der Natur, wonach junge, noch ungeformte und anpassungsfähige Menschen eine bessere Chance für das evolutionäre Überleben haben als diejenigen, die sehr schnell reifen und unflexibel werden, unfähig, sich vollkommen neuen Lebensbedingungen – in diesem Fall denen des begonnenen 21. Jahrhunderts – anzupassen.

Junge Menschen zögern heutzutage nicht nur allzu lange, sich in Bezug auf Arbeit und Berufslaufbahn festzulegen. Auch beim Thema Ehe und Familie gehen sie so vor. Angesichts der Scheidungsraten und der Lebensmuster, die ihnen ihre Eltern vielfach vorleben, ist das nicht weiter überraschend. Und ebenso wenig überrascht es, dass sie versuchen, sich besser als ihre Vorfahren darauf vorzubereiten, die Verantwortung für die neue Homöostase zu übernehmen, die sie konstruieren werden, wenn sie einen eigenen

Haushalt gründen. Bedauerlicherweise – aber unvermeidlich – ist dies für die meisten jungen Menschen eine Zeit der zerbrochenen Beziehungen, des Zurückgewiesenwerdens und der Einsamkeit. Denn auch die Suche nach einem anderen Menschen, mit dem man seine Liebe und seine Intimität zu teilen vermag, ist keineswegs leicht. Die Nähe der Menschen, die man während der Schulzeit genoss, besteht nicht mehr, und es kann sehr mühevoll sein, sich nun selbst ein soziales Netzwerk aufzubauen.

Mary Rondo war auf ein kleines gemischtes College gegangen und hatte ihren Abschluss mit Auszeichnung gemacht. Von klein auf war sie ein kleiner Star gewesen. Mit elf Jahren gewann sie einen überregionalen Wettbewerb im Aufsatzschreiben. In der Highschool tat sie sich in Volleyball hervor. Ursprünglich hatte Mary nie daran gedacht, ihre vertraute Umgebung zu verlassen, in der sie sich so wohl fühlte, aber im vorletzten Studienjahr packte sie das Fernweh und sie entwickelte den Ehrgeiz, in der aufregenden Welt des Fernsehens zu arbeiten.

Also zog Mary nach ihrem Studienabschluss nach New York und nahm einen Job als Empfangsdame bei einem Nachrichtensender an, in der Hoffnung, dass sie durch harte Arbeit in eine bessere Stellung aufsteigen würde. Doch nach fast einem Jahr saß sie noch immer am Empfang, bestätigte Termine und lächelte jeden, der hereinkam, freundlich an, ganz gleich, wie unhöflich sie manchmal behandelt wurde.

Ihre Mutter schrieb ihr oft und drängte sie, nach Hause zurückzukehren. Aber Mary beharrte darauf, dass sie ihren eigenen Weg finden müsse, dass es einer Niederlage gleichkäme, nun ihre Ziele aufzugeben. Da sie ein zurückhaltendes Wesen hatte, fiel es ihr schwer, sich einen Freundeskreis aufzubauen. Sie lernte eine junge Frau kennen, die auf ihrem Flur wohnte, doch die beiden hatten nicht viel gemein außer ihrer Jugend und ihrem Ehrgeiz. Ihre Beziehung brach abrupt ab, als Marys Nachbarin sie zu einer Party einlud, auf der alle Kokain schnupften und sich über Mary lustig machten, weil sie sich weigerte mitzumachen.

Ich begegnete Mary auf einer Party, die eines meiner Kinder gab.

„Es ist nicht gerade leicht, bei seinen eigenen Maßstäben zu bleiben, wenn alle Menschen um einen herum völlig andere Ansichten haben als man selbst. Man fühlt sich ziemlich allein. Außerdem mache ich keinerlei beruflichen Fortschritte", klagte sie.

„Wer tut das schon?", fragte eine meiner Töchter, die sich zu uns gesellt hatte. „Ich arbeite nun schon ein Jahr lang bei einem Börsenmakler, bediene das Telefon und teile irgendwelchen Kunden mit, wie viel Geld sie auf ihren Konten haben und wie viele Zinsen sie dafür bekommen. Man sagt mir immer wieder, so eine Phase gehöre eben zum Leben dazu. Aber zu welchem Zweck?"

„Was tust du für dein Privatleben?", fragte Mary.

„Ich bin in dieser Gegend aufgewachsen und habe erfreulicherweise noch immer ein paar Freunde hier, obwohl die meisten weggezogen sind. Es ist nicht leicht. Mein Bruder hat sich einer kirchlichen Gruppe angeschlossen. Er hat dort seine spätere Frau kennen gelernt. Aber für so was braucht man natürlich etwas Glück."

„Welche Pläne hast du für deine Arbeit?", erkundigte sich Mary bei meiner Tochter.

„Mich umzuschauen. Ich meine, mich wirklich umzuschauen. Mir die Namen von einigen Headhunters zu besorgen und so lange in ihren Wartezimmern zu sitzen, bis sie aufmerksam auf mich werden. Ich glaube, man muss Durchhaltevermögen haben. Mein Vater hat mir einmal gesagt, es sei eine Art Zahlenspiel: Du kannst nicht wirklich wissen, wo die richtige Stelle für dich ist, ehe du nicht an genügend Türen geklopft hast."

Ich gab zu, dass ich ihr diesen Rat gegeben hatte. Man sah Mary an, dass sie über unser Gespräch nachdachte.

Mary Rondos Stärke waren ihre Unabhängigkeit im Denken und ihr Festhalten an einigen Werten, die sie davor schützten, zum Opfer zu werden. In ihrer Umgebung war ihr größter Nachteil ihre Zurückhaltung. Meine Tochter, die Mary einige Zeit später traf, erzählte mir, dass sie sich in einen Kurs für Persönlichkeitstraining in einem nahe gelegenen College eingeschrieben hatte. Ihren Job hatte sie aufgegeben, sie arbeitete nun in einer verantwortungsvollen Stellung in einer öffentlichen Fernsehanstalt und plante, zu einem Privatsender zu wechseln. Sie war Mitglied derselben Gruppe geworden, der auch mein Sohn einst angehört hatte, und dort hatte sie Freunde gefunden, mit denen sie gemeinsame Interessen teilte. Es ist durchaus wahrscheinlich, dass sie, da sie eine attraktive, intelligente und eloquente junge Frau ist, irgendwann jemanden finden wird, den sie liebt und heiratet – um dann vielleicht zu entdecken, dass sie vor ganz neuen Belastungen steht, mit denen sie fertig werden muss.

Ehe

Die meisten Menschen erwarten, dass ihr erstes Ehejahr ein pures Vergnügen wird. Manchmal ist das auch so, häufiger jedoch nicht. Denn gewöhnlich unterschätzen wir die Rolle, die das Gesetz von Zusammenbruch und Wiederherstellung in diesem Angleichungsprozess spielt, in dem wir ein Stück unserer Autonomie aufgeben und die Grundregeln für unsere Intimität lernen. Das ist eine der Ursachen, warum es in diesem frühen Stadium der Ehe so oft zur Scheidung kommt. Als Single fühlen Sie sich frei, unbeschwert und ungebunden. Dann heiraten Sie. Und mit einem Mal sehen Sie sich ganz anders. An die Stelle des „Ich" tritt das „Wir". Statt sich nur mit Ihrer eigenen Familie zu beschäftigen, müssen Sie sich nun auch mit der Ihres Partners auseinander setzen. Wie kommen Sie ganz konkret mit Ihrem Alltag, mit Ihrem Zusammenleben zurecht? Sie selbst sehen sich gerne zu bestimmten Zeiten Fußballspiele an. Ihre Partnerin dagegen möchte sich lieber unterhalten. Einer von Ihnen geht am Wochenende gern in Antiquitätenausstellungen; dem anderen liegt mehr daran, die Wohnung schnell und mit Gebrauchsmöbeln einzurichten. Der eine braust leicht wegen Kleinigkeiten auf und benimmt sich eine Stunde später so, als wäre nichts geschehen, während der andere danach vor sich hinbrütet, sich zurückgewiesen fühlt und vielleicht noch tagelang grollt.

Das sind die Jahre, in denen der Egoismus ernsthaft angefochten wird; unser Wunsch, das Beste zu tun, um die Menschen, mit denen wir leben, zufrieden zu stellen, macht es oft notwendig, dass wir die Art und Weise, wie wir die Dinge sehen, radikal ändern. Ich erinnere mich an die fünfundzwanzigjährige Tochter eines guten Freundes, die mir in einem privaten Gespräch die Probleme ihrer Ehe schilderte. Sie und ihr Mann waren kaum ein Jahr verheiratet und schon fragte sie sich, ob es nicht besser wäre, wenn sie sich scheiden ließe. „Oder vielleicht sollte ich ein Verhältnis mit einem anderen Mann anfangen. Mein Mann benimmt sich so, als wäre er gar nicht verheiratet. Wir arbeiten beide. Nach der Arbeit gehe ich nach Hause, um das Abendessen zuzubereiten. Er aber lässt sich zumeist erst gegen acht oder neun Uhr blicken und erzählt mir dann, dass er mit ein paar Arbeitskollegen noch ein Glas trinken gegangen ist. Wenn ich mich aufrege und manchmal sogar anfange zu weinen, tut er so, als würde ich die Situation nur unnötig dramatisieren. Ich glaube nicht, dass wir schon mehr als zweimal darüber gesprochen haben, ob und wann wir Kinder bekommen wollen, und wenn ich das Thema anschneide, geht er überhaupt nicht darauf ein. Wir verbringen jedes, wirklich jedes Wochenende bei seiner Familie – außer wenn ich entschieden dagegen protestiere. Aber wenn ich vorschlage, meine Familie zu besuchen, sagt er zu mir, ich solle doch alleine hingehen."

Als ich ihr ein paar sachdienliche Fragen stellte, fand ich heraus, dass sie das Problem ein wenig übertrieb. In Wirklichkeit traf sich ihr Mann nur ein- oder zweimal in der Woche mit seinen Arbeitskollegen. Auch verbrachten sie nicht jedes Wochenende, sondern nur jedes zweite bei seiner Familie. Aber es stimmte, dass er einen Groll gegen ihre Mutter hegte (da sie einige Monate vor der Hochzeit einmal ihr Missfallen über die Eheschließung geäußert hatte). Und er hatte die schlechte Angewohnheit, im Allgemeinen nicht aufmerksam genug zu sein, aber nicht nur, wenn seine junge Frau die Kinderfrage aufs Tapet brachte; vielmehr nahm er häufig nur ziemlich zerstreut auf, was man zu ihm sagte.

Ich schlug ihr vor, eine Eheberatungsstelle aufzusuchen. Zu ihrer eigenen Überraschung – und auch der ihres Mannes – lernten sie bald, mehr Verbundenheit und Kommunikation entstehen zu lassen; dies geschah, indem ihre Aufmerksamkeit von den manifesten Konflikten auf die ihnen zugrunde liegenden inneren Einstellungen, die diese Schwierigkeiten überhaupt hervorgerufen hatten, umgelenkt wurde. Er fing an, besser zuzuhören und Zeit mit seinen angeheirateten Verwandten zu verbringen. Beiden wurde allmählich klar, dass eine der größten Herausforderungen ihres derzeitigen Lebens darin bestand, die alten Bindungen an ihre Herkunftsfamilien aufzugeben und eine eigene, neue Gemeinschaft zu bilden.

Wenn Kinder kommen

Dann kommen die Kinder. Das „Wir“ umfasst immer mehr Menschen – was Anlass für ernsthafte Meinungsverschiedenheiten geben kann. Oft werden Sie die ganze Nacht wach gehalten, obwohl Sie einen harten Arbeitstag vor sich haben. Und wenn Sie beide arbeiten – wer kümmert sich dann um das Baby? Zudem erhebt sich die Frage: Wer sind Sie jetzt eigentlich? Kein Single. Auch nicht frisch verheiratet. Eltern. Und sobald Sie Eltern geworden sind, beginnt eine tief greifende, anhaltende Veränderung – denn einmal Eltern sein, bedeutet für immer Eltern sein –, und zwar in Bezug darauf, wie Sie sich selbst sehen; diese Veränderung betrifft die frühesten Bilder, die Sie von der Elternschaft haben und deren Ursprung in Ihrer eigenen Kindheit liegt – ein Muster, das Sie wahrscheinlich ablehnen oder begrüßen oder zumindest modifizieren. Und was ist mit Ihren Mußestunden? Wie finden Sie jetzt Zeit, den richtigen Ort und die Ruhe, Liebe zu machen?

Für mich waren die Jahre, als meine Kinder klein waren, in vielerlei Hinsicht wunderschön – sobald ich mich einmal von dem Schock, Vater geworden zu sein, erholt hatte. Wie so viele junge Männer in jener Zeit hatte ich nicht allzu ernsthaft darüber nachgedacht, was es bedeutete, Vater zu werden. Mitte zwanzig, wie ich damals war, fühlte ich mich im Grunde viel zu jung dafür. Als ich mein erstes Kind, eine Tochter, in den Armen hielt, hatte ich Angst, sie fallen zu lassen. Es war mir fast ein wenig peinlich, Papa genannt zu werden und meine eigenen Eltern Opa und Oma zu nennen; zudem fürchtete ich zuweilen, dass meine Frau ihre Aufmerksamkeit künftig nur noch unserer neu geborenen Tochter zuwenden und mich vernachlässigen würde.

Bei der Geburt unseres zweiten Kindes durfte ich mit in den Kreißsaal und erinnere mich an dieses Ereignis noch immer mit einem Anflug der damals empfundenen Aufregung. Ein paar Wochen später rief mich meine Frau ganz aufgelöst im Büro an und verkündete mir die erschreckende Neuigkeit, dass das Baby ein Loch im Herzen habe, zwischen den beiden Arterien; zu unserer immensen Erleichterung verschwand der Defekt im Laufe des darauf folgenden Jahres.

Als dann unser viertes Kind zur Welt kam, fühlte ich mich schon wie ein alter Hase. Ich konnte mir das Leben, wie es war, bevor die Kinder geboren worden waren, kaum mehr vorstellen, machte mir hingegen zuweilen Gedanken darüber, wie es wohl sein würde, wenn sie erwachsen und aus dem Haus wären.

Seither haben sich die Zeiten geändert. Die Anpassung an diese Lebensperiode ist für Millionen von Paaren, bei denen beide Partner arbeiten, um über die Runden zu kommen, und für Millionen von allein erziehenden Eltern zu einer viel größeren Herausforderung geworden. Die Angst vor dem, was uns geschehen könnte, tritt zurück hinter der Angst vor dem, was unseren Kindern geschehen könnte – ein Gefühl, das immer wieder neu geweckt wird, wenn wir uns die abendlichen Nachrichten mit ihren schockierenden Geschichten über Kinder, die Drogen nehmen, und Teenager, die Suizid begehen, ansehen.

Vielleicht ist die Notwendigkeit, anderen von sich selbst etwas zu geben, zu keiner anderen Zeit im Leben so entscheidend für das persönliche und familiäre Leben. In den letzten Jahren habe ich beobachtet, dass eine merkwürdige Unzufriedenheit das Leben vieler Familien durchzieht. Ob man es dem Narzissmus der „Ich"-Generation, der Habgier oder der ausschließlichen Konzentration auf das eigene „Ding" zuschreibt – es spiegelt ganz offensichtlich einen rational erklärten Egoismus wider. Voll Bitterkeit und mit sich selbst hadernd, trotz oft beachtlicher Leistungen und recht angenehmer Lebensbedingungen, legen viele Frauen und Männer ein auffallendes Desinteresse für das Wohlergehen anderer – selbst derer, die sie zu lieben behaupten – an den Tag.

Ich erinnere mich zum Beispiel an eine siebenunddreißigjährige Frau, die verheiratet, Mutter von zwei Kindern und Leiterin eines sehr gut gehenden Einzelhandelsgeschäfts war und mir ihr Leid klagte.

„In meinen Zwanzigern hätte ich jeden Mann haben können, den ich gewollt hätte. Ich war sehr attraktiv. Ich heiratete Henry, weil er der beharrlichste meiner Verehrer war und nicht mit Zeichen seiner Zuneigung geizte: Blumen, Geschenke, Wochenenden auf dem Land. Aber nach zwölf Jahren des Zusammenlebens versteht er es einfach nicht mehr, mir zu gefallen. Können Sie sich vorstellen, dass er mir zu meinem letzten Geburtstag eine Reisetasche geschenkt hat? Ausgerechnet! Wirklich ein sehr persönliches Geschenk!

Ich glaube, ich wollte tatsächlich Kinder. Aber, um ehrlich zu sein, sie machen mir mehr Mühe als Freude. Zum Glück hatte ich ein Kindermädchen, als sie noch klein waren; so konnte ich gleich weiterarbeiten. Aber sie fordern so viel von mir. Ich habe weder die Zeit noch die Lust, mich mit ihnen hinzusetzen und ihre Hausaufgaben durchzugehen. Nebenbei gesagt sollten sie das allein schaffen. Und es regt mich auf, dass sie sich ständig streiten. Manchmal bin ich nahe daran, sie zu schlagen. Ich kann es kaum erwarten, dass sie endlich ins Internat kommen.

Was meinen Job angeht, so gefällt er mir, aber die Leute, für die ich arbeite, wissen nicht zu würdigen, wie gut ich meine Sache mache. Sie bezahlen mich nicht gut genug. Ständig verlangen sie, dass ich noch mehr leiste, Überstunden mache und meine Wochenenden opfere, und sie meinen, dass eine kleine Prämie am Jahresende oder eine Feier zu meiner zehnjährigen Zugehörigkeit zur Firma Belohnung genug sind. Alle unsere Bekannten haben eine Zweitwohnung – außer uns."

Als ich sie fragte, was sie ihrem Mann zu seinem Geburtstag geschenkt habe, konnte sie sich nicht daran erinnern. Und als ich mich erkundigte, ob sie durch ihre Kinder nicht auch viel Liebe und positive Aufregung erfahren hätte, räumte sie ein, dass sie das Ganze so noch nie gesehen hätte. Sie hatte auch noch nie an den Druck gedacht, dem ihre Arbeitgeber ausgesetzt waren. Kurz, sie betrachtete die Welt nur von ihrer Warte aus und stellte ihre eigenen, weitgehend materialistischen Bedürfnisse und Wünsche in den Vordergrund.

Ich sagte ihr, sie würde sich wahrscheinlich besser fühlen, wenn sie, statt sich auf das zu konzentrieren, was sie nicht zu bekommen schien, mehr dem Aufmerksamkeit schenkte, was sie ihrer Familie und ihren Mitarbeitern geben konnte. Sie reagierte auf diesen Vorschlag mit großer Verblüffung.

Sie war so auf sich selbst fixiert, dass sie der Rücksichtnahme auf andere nie große Bedeutung beigemessen hatte und im Grunde eine leicht geringschätzige Haltung gegenüber den Menschen einnahm, die dies taten. Ich ermunterte sie, sich eine andere Einstellung zu Eigen zu machen, und schlug ihr vor, es einmal mit *geben* zu versuchen. Sicherlich hätte sie nicht auf mich gehört, wenn es ihr nicht schlecht gegangen wäre und sie mich um Rat gefragt hätte. Am Ende begannen ihre Anstrengungen so offenkundig Früchte zu tragen, dass sie nicht leugnen konnte, dass das Engagement für andere Menschen zufrieden macht.

Das Leben als Single

Auch die Menschen, die nicht heiraten oder in einer festen Partnerschaft leben, können in diesen Jahren einen befriedigenden Lebensstil finden und eine Berufskarriere verfolgen, umgeben von Familie und Freunden. Beispielsweise erinnere ich mich an die unverheiratete ältere Tante eines guten Freundes. Sie war Kinderkrankenschwester und widmete ihre gesamte Energie den Kindern, die sie betreute; wenn sie nicht arbeitete, nahm sie am Leben ihrer Eltern, Schwestern, Neffen, Nichten und Freunde teil.

Die Aufgabe von allein lebenden Menschen, die nie geheiratet haben oder die geschieden oder verwitwet sind, besteht großenteils darin, ihre Selbstachtung zu bewahren und ein hohes Maß an Autonomie aufrechtzuerhalten. Ich erinnere mich an eine fünfunddreißigjährige Frau, die mich aufsuchte, weil sie nach der Beendigung einer Liebesbeziehung an Depressionen litt. Fast sieben Jahre lang war sie mit einem verheirateten Mann zusammen gewesen, der ihr immer wieder versprochen hatte, er werde eines Tages seine Frau verlassen.

„Ich war so sehr in ihn verliebt", sagte sie mit Tränen in der Stimme. „Ich wollte der Wirklichkeit nicht ins Auge sehen. Ich klammerte mich an meine Hoffnung und schenkte den Signalen, die von seiner Seite kamen, keine Aufmerksamkeit – zum Beispiel, dass er mir seine nicht im Telefonbuch stehende Nummer von zu Hause nicht geben wollte, aus Angst, ich könnte ihn einmal dort anrufen und seine Frau ginge ans Telefon. Ich erinnere mich daran, dass ich einmal wegen eines kleineren Eingriffs ins Krankenhaus musste und er mich nicht besuchte. Er schickte mir nicht einmal Genesungswünsche oder Blumen. Und als seine Frau schließlich von unserem Verhältnis erfuhr und ihm ein Ultimatum stellte, verschwand er einfach aus meinem Leben. Einmal habe ich ihn in seinem Büro angerufen. Er war so grob – ich konnte kaum glauben, dass es derselbe Mann war."

Man hätte vermuten können, dass diese Frau ihre Beziehung aus irgendeinem unbewussten Grund aufrechthielt, um nicht eine Beziehung eingehen zu müssen, die mit Intimität und wirklicher Arbeit verbunden war. Aber in ihrem Fall war das nicht so. Sie und der Mann waren sich rein zufällig begegnet. Er besaß viel Charme und Witz, und oft fühlte sie sich schuldig, weil sie sich darauf eingelassen hatte.

Jetzt würde sie lernen müssen, wieder allein zu sein.

„Wenn ich ihn wenigstens hassen könnte, dann würde ich mich vielleicht besser fühlen", meinte sie.

„Wenn Sie keine Wut empfinden, sollten Sie sich fragen, warum das so ist", sagte ich. „Denn das wäre eine völlig natürliche Reaktion auf einen so schlimmen Verrat."

„Wie kann ich mich je wieder selbst achten?", wollte sie wissen.

„Das ist eine Frage, die sich jeder Mensch stellt, der zum Opfer geworden ist. Es ist ein schwieriger Weg. Aber von der Tatsache abgesehen, dass sie sich selbst etwas vormachten, haben Sie nur in gutem Glauben gehandelt … obwohl ich vermute, dass Sie gegen Ihr Gewissen gehandelt haben, als Sie sich mit einem Mann einließen, der seine Frau betrog – aus welchen Gründen er das auch tat."

„Mein Gewissen?", konterte sie. „Was ist das?" Ihre Frage war ironisch gemeint.

„Sie haben Freunde."

„Freundinnen? Ja, eine ganze Reihe."

„Und einen guten Job."

„Im Augenblick weiß ich nicht recht, wie gut er wirklich ist. Ich bin stellvertretende Vertriebsleiterin, aber seit der Fusion ist man dabei, viele unserer bisherigen Aufgaben abzubauen. Ich habe keine Ahnung, was passieren wird. Frauen werden oft als Erste entlassen."

Ich sah, dass eine Menge kreativer Arbeit vor ihr lag, die sie zu bewältigen hatte, um diesen Bifurkationspunkt zu überstehen. Sie würde lernen müssen, sich selbst zu verzeihen und mit dem Wissen um ihre falsche Einschätzung zu leben. Sie würde erneut lernen müssen zu vertrauen. Sie würde ihr Selbstbild ernsthaft überdenken müssen – als allein lebende Frau und als Karrierefrau, die mit dem möglichen Verlust ihres Arbeitsplatzes konfrontiert war. Sie hatte Talente, Fähigkeiten, Arbeitserfahrung und Freunde, die ihr durch diese Krise hindurchhelfen würden, aber sie würde dafür all ihre geistige Unabhängigkeit und ihren Mut aufbringen müssen.

Für viele von uns, ob allein lebend oder verheiratet, kann diese Phase des Lebenszyklus' recht befriedigend sein, sobald wir uns an eine neue Homöostase in unserem Leben angepasst haben. Die meisten Menschen sind nun mit den zahlreichen Einzelheiten ihres Lebens so sehr beschäftigt, dass sie es oft versäumen, den nächsten immens großen und bedeutsamen Bifurkationspunkt zu antizipieren, der direkt vor ihnen liegt: das mittlere Alter.

8. KAPITEL

Das mittlere und spätere Alter

Das mittlere Alter

Das mittlere Alter scheint für die meisten Menschen überraschend zu kommen, irgendwie schneller als erwartet. Wenn Sie sechsundzwanzig sind, haben Sie vielleicht das Gefühl, Sie seien nun furchtbar alt. Das kommt Ihnen zu dieser Zeit wahrscheinlich sehr real vor, aber kurz darauf können Sie auf Ihr kurzes Leben zurückblicken und über Ihre Ängste lachen.

Es ist nicht so leicht, über sein Alter zu lachen, wenn man vierzig ist. Eine Freundin von mir drückte es so aus: „Mein Mann und ich ließen uns scheiden, als ich siebenunddreißig war. Ich liebte ihn sehr. Aber ich musste mich von ihm trennen. Er war ein Spieler, ich konnte nicht mehr mit den unvorhersehbaren Geldforderungen und der ständigen Unsicherheit leben. An meinem vierzigsten Geburtstag ging ich mit einem Mann essen, der in den Sechzigern war und den ich kaum kannte. Ich stocherte in meinem Teller herum und fragte mich, was ich da eigentlich tat. Was war mit der Frau geschehen, die ich einst gewesen war? Wer war ich geworden?“

Mit dem fünfzigsten Geburtstag wird alles noch ernster. Vielleicht ist er eine Gelegenheit zum Feiern. Aber es ist auch eine Zeit, wo Sie anfangen zu zählen, wie viele Jahre schon vergangen sind und wie viele – wenn Sie Glück haben – noch vor Ihnen liegen mögen.

Doch der Beginn des mittleren Alters ist mehr als eine runde Zahl. Es ist ein bedeutsamer Bifurkationspunkt, wo alles wieder offen, im Fluss ist. Die Kinder sind oft erwachsen und aus dem Haus. Vielleicht haben Sie den Höhepunkt Ihrer Karriere erreicht, aber möglicherweise hat sie sich gar nicht so gestaltet, wie Sie gehofft haben. Aufgrund der Entwicklung auf den Finanzmärkten haben Sie noch immer Geldprobleme, die einfach nicht verschwinden wollen. Vielleicht werden Sie gerade entlassen, weil Ihre Firma sich verschlankt, um ihre schwindende Profitrate zu verbessern. Falls Sie eine Frau sind, wissen Sie mit Sicherheit, dass Sie nie wieder schwanger werden. Vielleicht sind Sie erleichtert darüber, aber als Ihre Tochter Ihnen mitteilt, dass sie ein Kind bekommt, empfinden Sie möglicherweise einen Anflug von Neid. Bisher konnten Sie eine Erschöpfung, einen leichten Schmerz in Ihrer Brust oder eine Verdauungsstörung mit einem Achselzucken abtun. Doch mit einem Mal wird die Gesundheit zu einer bedeutsamen Angelegenheit.

Ich besuchte Janet Rice eine Woche, nachdem sie sich wegen einer Krebserkrankung eine Brust hatte amputieren lassen müssen, im Krankenhaus. Obwohl ich sie als Freund aufsuchte, nahm mich die Oberschwester, die mich kannte, beiseite, und eröffnete mir in einem alarmierten Tonfall, sie fürchte, Janet könne sich umbringen. Da ich Janet seit vielen Jahren kannte, war ich ziemlich schockiert. Anscheinend hatten einige Krankenschwestern gesehen, wie sie weinte. Einer Schwester hatte Janet anvertraut, manchmal habe sie das Gefühl, sie könne so einfach nicht mehr weiterleben.

Als ich dann neben Janet saß, erkannte ich sofort, dass sie depressiv war. Mit einem Lächeln antwortete sie auf meine Frage, wie sie sich fühle: „Ich bin nicht gerade in besonders guter Verfassung. Mein ganzes Leben lang bin ich niemals krank gewesen – ich meine richtig krank. Jetzt komme ich mir so verstümmelt vor."

Sie machte sich Gedanken darüber, wie ihr Mann wohl auf die Amputation reagieren würde. „Wird Ed mich wohl weiterhin begehrenswert finden?", überlegte sie voller Zweifel. Sie fragte sich, ob sie ihre gewohnten Freizeitaktivitäten, vor allem Golf und Tennis, in denen sie hervorragend war, wieder aufnehmen können würde. Und trotz der Beteuerungen ihres Arztes machte sie sich Sorgen, der Krebs sei vielleicht nicht rechtzeitig entfernt worden. „Was wird aus meiner Familie, wenn ich sterbe?

Janets angedeuteten Sorgen entnahm ich, dass sie nicht ernstlich beabsichtigte, sich das Leben zu nehmen. Sie hatte immer einen wunderbaren Lebenswillen und ungeheuer viel Schwung gehabt. Sie schloss leicht Freundschaften und pflegte sie auch. Sie besaß eine Menge Humor. Ihre Ehe war immer gut gewesen, und ich wusste, dass Ed sie sehr liebte. Überdies waren die beiden bestimmt gute Eltern.

Mit einem raschen Blick durch Janets Krankenzimmer registrierte ich eine beträchtliche Anzahl von Blumensträußen von zahlreichen Freunden, zu denen auch ich zählte. Auf ihrem Nachttisch stand ein Foto von Ed und ihren beiden Kindern, die einen sehr erwachsenen Eindruck machten.

„Ich kenne meine Grenzen“, sagte sie. „Ich bin nicht sehr kreativ.“ Wortlos verneinte ich das. „Ich mag keine Unsicherheit.“ Den meisten Menschen geht das so, dachte ich. „Das macht das Ganze auch so schwierig für mich. Ganz gleich, was der Arzt sagt – mir ist klar, dass keiner wissen kann, wie es letztlich ausgeht. Ich gehe nicht so oft zur Kirche, wie ich vielleicht sollte, aber ich bin immer noch gläubig.“

Gegen Ende meines Besuchs kam Ed. „Anscheinend ist man hier der Meinung, dass ich einen Psychologen brauche“, sagte sie scherzhaft zu ihm. Ed und ich lachten. Ich dachte an das, was die Krankenschwester kurz zuvor in bester Absicht zu mir gesagt hatte, und mir wurde wieder einmal bewusst, wie viele Ärzte und Krankenschwestern nicht zu wissen scheinen, was sie tun sollen, wenn ihre Patienten weinen oder angesichts von lebensbedrohlichen Krankheiten Anzeichen eines Zusammenbruchs erkennen lassen.

Die Belastungen beim Eintritt ins mittlere Alter können enorm sein. Es ist die Zeit, wo man sich oft beruflich neu orientiert. Vielleicht müssen Sie die Tatsache akzeptieren, dass Sie wohl niemals höher aufsteigen werden, vielleicht müssen Sie erkennen, dass Ihre Fähigkeiten, mit denen Sie bisher Ihren Lebensunterhalt verdient haben, vom technischen Fortschritt überholt wurden, vielleicht auch sind Sie gezwungen, mit den zahlreichen und vielfältigen Problemen fertig zu werden, die mit einem außergewöhnlichen Erfolg einhergehen. Dies ist zudem die Zeit, in der Sie mehr oder weniger die Kontrolle über den weiteren Werdegang Ihrer Kinder verloren haben. Sie haben alles getan, was Sie konnten, und jetzt stehen die Kinder auf eigenen Füßen. Aber da die Elternschaft nie endet, müssen Sie gegen die natürliche Neigung ankämpfen, ihr Leben für sie zu leben – wenn auch nur in Ihrer Fantasie – , und noch einmal machen Sie mit ihnen die Qualen der Verwirrung und Einsamkeit durch, die Sie gut gekannt haben, als Sie in demselben Alter waren.

Wie gut Sie für all das vorbereitet sind – das heißt, wie gut Sie die Herausforderungen dieses Bifurkationspunktes und dieser homöostatischen Lebensphase meistern, zu der er führt –, wird davon bestimmt, wie gut Sie die vorigen Etappen Ihres Lebenszyklus bewältigt haben.

„Meine Frau hat sich niemals mit der Tatsache abfinden können, dass die Kinder aus dem Haus gegangen sind", berichtete mir Jeff O'Brien. „Genau genommen könnte man sagen, dass wir beide aus entgegengesetzten Gründen deprimiert sind. Ich war nämlich froh, als die Kinder auszogen. Miriam brütete niedergeschlagen vor sich hin. Sie pflegte weniger Kontakte als zuvor und hatte große Schwierigkeiten mit dieser Veränderung in ihrem Leben. Manchmal saß sie abends neben dem Telefon und hoffte, die Kinder würden anrufen.

Hier, in meiner Firma, war ich immer mein eigener Chef. Es ist zwar nur ein kleines Unternehmen, aber es gehört größtenteils mir. Man hat mir angeboten, meine Anteile zu verkaufen. Aber was würde ich dann mit meiner Zeit anfangen? Es ist deprimierend."

Miriam war eine ziemlich attraktive Frau. Jeff hatte alles, was man sich nur wünschen konnte. Selbst ihre Kinder waren gut geraten: Die Tochter war verheiratet und hatte zwei Kinder, der Sohn studierte Medizin. Oberflächlich betrachtet schienen Jeff und seine Frau wenig Anlass zum Klagen zu haben.

Es war zwei Uhr nachmittags. Jeff bestellte seinen dritten Wodka-Martini. Als er mir nun ein wenig aus seinem Ehe- und Familienleben erzählte, verstand ich die Gründe für seine Unzufriedenheit besser.

Miriams einziges Bestreben war es immer gewesen, Mutter zu sein. Nachdem sie Jeff geheiratet hatte, bestand sie darauf, dass sie nicht weit von ihrer eigenen Familie lebten, damit sie weiterhin die enge Beziehung zu ihrer Mutter pflegen konnte. Damals schien nichts dagegen zu sprechen. Doch mit den Jahren beschlich Jeff der Verdacht, dass Miriam ihn nur geheiratet hatte, weil er die beste Partie gewesen war, die sich ihr geboten hatte, und obwohl sie zusammenzupassen schienen, hatte er nie das Gefühl, dass sie ihn so liebte, wie er geliebt werden wollte oder wie er meinte, sie zu lieben.

„Das gab Miriam irgendwie immer die Oberhand, verstehen Sie?", sagte er. „Wer am meisten liebt, leidet am meisten, lautet ein

Sprichwort – oder so ähnlich. Mein Gott, wie sie die Kinder bemutterte! Als sie auszogen, um zu studieren, hätte man meinen können, die Welt ginge unter. Sie wollte, dass sie jedes zweite Wochenende zu Besuch kamen. Ich liebe unsere Kinder, aber auf eine vertrackte Weise fing ich fast an, sie zu hassen."

Jeff hatte irgendein Herstellungsverfahren erfunden und mit den Patenten hatte er ein nicht ganz unbedeutendes Unternehmen aufgebaut.

„Jetzt fühle ich mich ausgebrannt", sagte er. „Die Firma interessiert mich nicht mehr besonders, aber wenn ich meinen Anteil verkaufe, weiß ich nicht, was ich sonst tun soll. Ich habe nie andere Interessen gehabt."

Ganz offensichtlich hatten Jeff und Miriam das mittlere Alter mit vielen Pluspunkten erreicht: Dazu gehörten finanzielle Sicherheit, die erfolgreiche Lebensorientierung ihrer Kinder und eine gute körperliche Verfassung. Ich kannte so viele andere Paare, die in ihren mittleren Jahren mit ernsthaften Problemen zu kämpfen hatten, dass ich fand, diese beiden sollten ihrem Schicksal eigentlich dankbar sein. Gleichzeitig konnte ich aber sehen, dass sie in eine Sackgasse geraten waren. Miriam hatte es nie verstanden, sich von ihrer eigenen Familie zu lösen; abhängig, wie sie war, hatte sie – unbewusst – stets versucht, ihre Kinder so zu erziehen, dass sie sie für alle Zeiten brauchen würden, was ihr glücklicherweise nicht gelungen war. Jeff hatte ziemlich früh in seinem Leben eine kurze Zeit gehabt, in der er als Erfinder tätig gewesen war, und er hatte Kapital daraus geschlagen; aber er hatte weder sein Talent kultiviert noch Interesse an irgendetwas anderem entwickelt, das ihm geholfen hätte, sein Leben jetzt, da der Lebensunterhalt gesichert war, neu zu gestalten.

Die Vergangenheit ist im Grunde ein Prolog. Dieses Paar hatte eine Menge Arbeit vor sich, wenn es diesen Bifurkationspunkt erfolgreich durchlaufen und sich auf die neue Lebensphase wirklich einstellen wollte.

Das mittlere Alter ist eine Zeit, wo eine Ehe erneut durch eine Periode des Zusammenbruchs und der Wiederherstellung gehen muss, um neu belebt zu werden. Probleme der Intimität, der Kommunikation, der gemeinsamen Interessen und der gegenseitigen Achtung treten wieder in den Vordergrund. Wenn sie nicht erfolgreich gelöst werden, sieht man sich möglicherweise mit einer weiteren gravierenden Belastung konfrontiert, die in dieser Lebensphase oft anzutreffen ist: der Scheidung.

Dann gilt es, eine neue Identität zu finden. Das sind wiederum „interessante Zeiten“ voller Gefahr, Furcht, Einsamkeit und unvorhersehbaren Dingen. „Ich glaube nicht, dass ich je in meinem Leben mehr Angst hatte als in den Minuten, als ich die Kanzlei des Rechtsanwalts verließ und nur unter Mühen meinen Weg zu der U-Bahn fand, die stadtauswärts führt. Als ich zu Hause ankam, legte ich mich aufs Bett und weinte wie eine Fünfjährige“, erzählte mir Irene Weber.

Ich war zusammen mit Irenes Mann, Charlie, auf dem College gewesen. Bei ihrer Hochzeit hatte ich als Zeremonienmeister fungiert.

Ich weiß nicht genau, was zwischen ihnen beiden schief lief und dazu führte, dass nach zweiunddreißig Jahren (und drei Kindern) ihr weiteres Zusammenleben gefährdet war. Charlie hatte beträchtlichen finanziellen Erfolg gehabt und besaß einen Autohandel. Sie lebten in Manhattan. Ihre Kinder gingen in Privatschulen und entwickelten sich, soweit mit bekannt war, gut. Ich traf die Webbs nur alle paar Jahre einmal und hatte Irene mehr als ein Jahr lang nicht gesehen, als sie mich anrief, mir von der bevorstehenden Scheidung berichtete und mich um ein Gespräch bat.

„Charles hat ein Verhältnis mit einer anderen Frau“, eröffnete sie mir sichtlich verlegen. „Es ist seine Sekretärin. Wir beide werden nächstes Jahr fünfundfünfzig und er läuft mit einer Siebenundzwanzigjährigen davon. Und er hat die Absicht, sie zu heiraten. Ich habe vorgeschlagen, gemeinsam zu einer Eheberatung zu gehen, aber Charles lehnt das ab.“

Ich fragte sie, wie ihre Kinder das Ganze aufnähmen. Wie ich erwartet hatte, litten sie mit ihrer Mutter, ohne viel dazu zu sagen.

„Ich kann nicht mehr schlafen. Ich habe fünfzehn Pfund abgenommen. Ich fühle mich furchtbar allein und weiß nicht, was ich ohne ihn anfangen soll.“

Irene hatte mich nicht als Fachmann um ein Gespräch gebeten, obwohl das vielleicht auch eine gewisse Rolle spielte. Ich war, wie sich herausstellte, der einzige Mensch, dem sie sich anvertrauen wollte, und da ich Charlie nun schon viele Jahre kannte, erhoffte sie sich von mir einige Erkenntnisse über das, was geschehen war.

„Einerseits macht das keinen Sinn, Irene“, sagte ich. „Aber andererseits hört es sich so an, als versuche er, seine Jugend noch einmal zu durchleben oder verlorene Zeit aufzuholen. Charlie ging in seiner Collegezeit nicht viel mit Mädchen aus. Zudem glaube ich, dass er nie sehr introspektiv war; er hat sich nie sehr viele Gedanken über Gefühle gemacht. Ehrlich gesagt habe ich mich damals manchmal gefragt, wie eine Frau mit ihm jemals die Intimität würde entwickeln können, die eine Ehe, oder auch nur eine Freundschaft, lebenswert macht. Wenn du sehen kannst, dass es bei deiner Beziehung mit Charlie mehr um die Ehe als solche, das heißt, um den äußeren Rahmen ging als um ihren Inhalt, dann wird es dir leichter fallen, die Dinge zu akzeptieren. Zudem macht es dich frei, das zu tun, was du tun musst, nämlich ein eigenes neues Leben aufbauen.“

„Ich habe Charles immer seinen eigenen Weg gehen lassen – und habe mich ihm untergeordnet. Man könnte sagen, ich hätte es so gewollt. Aber ich vermute, wenn ich eigenständiger gewesen wäre, wäre die Ehe schon früher zerbrochen. Charles mag es nicht, wenn Menschen anderer Meinung sind als er.“

Das konnte man natürlich auch anders sehen: Falls Irene entschlossen an ihrer eigenen Identität festgehalten hätte, hätte Charlie sie unter Umständen mehr geachtet und sich in mancher Hinsicht vielleicht geändert. Oder aber er hätte sich schon früher von ihr getrennt. Das war ein Risiko, das sie wahrscheinlich hätte auf sich nehmen sollen. Hätte ihre Beziehung mehrere kleine Krisen erlebt, „kontrollierte“ Zusammenbrüche, die im Laufe der Jahre zu neuen Homöostasen geführt hätten, wäre das Ganze wohl nicht mit einem solchen Knall zu Ende gegangen – ja, es wäre vielleicht überhaupt nicht zu Ende gegangen.

Jetzt würde Irene die Dinge klären müssen. Sie konnte damit beginnen, dass sie mit ihren Kindern gute und enge Beziehungen pflegte. Sie konnte mehr Zeit mit ihren Freunden verbringen. Sie konnte sogar mit Männern ausgehen und vielleicht eine neue Liebe finden – und diesmal würde sie besser wissen, wonach sie suchen sollte und wie sie damit umgehen würde. Sie würde sich von dem

Schmerz und der Wut befreien müssen, damit sie sich nicht in einen anhaltenden Groll verwandelten, der ihr nur schaden würde.

Ironischerweise würde Irene sich auch auf die Möglichkeit einstellen müssen, dass ein reuiger und gekränkter Charlie wieder nach Hause zurückkehren, sie um Verzeihung bitten und sie fragen würde, ob sie es noch einmal gemeinsam versuchen wollten. Und genau dies geschah drei Wochen bevor sie die Scheidungsurkunde unterschreiben wollten. Irene machte Charlie klar, dass sie sich nur dann darauf einlassen wollte, wenn ihre Ehe auf eine neue Grundlage der Nähe und Verbundenheit gestellt würde. Charlie erklärte sich damit einverstanden.

Das ist nun fünf Jahre her. Und zum jetzigen Zeitpunkt, wo ich darüber nachdenke, nähern sich Charlie und Irene allmählich dem nächsten bedeutenden Bifurkationspunkt in ihrem Lebenszyklus: ihrem sechzigsten Geburtstag.

Altern

Meine Familie – einschließlich meiner Kinder – milderten den Einschnitt, den mein sechzigster Geburtstag für mich darstellte, indem sie für diesen Anlass nicht eine, sondern ganze drei Geburtstagsessen organisierten. Das Älterwerden hat seine guten Seiten, dachte ich. Nach all den Jahren, in denen stets ich die Rechnung bezahlt hatte, übernahmen sie die Kosten. Ich fühlte mich getragen von ihrer Freundschaft und Liebe. Es tat gut zu feiern. Es tat gut zu träumen und über all die Pläne zu sprechen, die ich noch realisieren wollte, auch wenn ich insgeheim ahnte, dass ich vielleicht nicht genug Zeit haben würde, das alles noch zu tun.

Man sagt, in den letzten Augenblicken unseres Lebens ziehe die Vergangenheit vor unserem inneren Auge blitzschnell vorüber, in einer Art Film aus deutlichen Erinnerungen.

Nun, das geschieht schon viel früher, etwa um den sechzigsten Geburtstag herum, und ich vermute, dass es bis ans Lebensende so weitergeht: Es sind Erlebnisse wie beispielsweise ein Schneesturm, ein Picknick, Prüfungen, ja sogar Beerdigungen. Beerdigungen kommen einem deshalb in den Sinn, weil eine ganze Reihe von

Menschen, die man viele Jahre lange gekannt hat, nach und nach sterben; oft sind es gleich mehrere auf einmal, als wollte die Erde beim Drehen etwas von ihrem Ballast abwerfen, um Platz zu schaffen für Kommendes. Alfred Lord Tennyson thematisierte diese Erfahrung in seinem Gedicht „Odysseus": „Obwohl einem viel genommen wird, bleibt doch auch viel."

Kürzlich hatte ich mit einer hochbetagten Patientin zu tun, einer Frau Mitte achtzig, die an einer schweren, schmerzhaften Arthritis und einer – noch nicht diagnostizierten – Depression litt. Ich besuchte sie zu Hause; eine Hausangestellte geleitete mich in ihr Schlafzimmer. Sie saß gegen große Seidenkissen gelehnt in ihrem Bett und erwartete mich. Ich war gerufen worden, um eines ihrer Hauptprobleme, ihre Schlaflosigkeit, zu lösen, und hatte die Absicht, dies mit winzigen Dosen eines häufig verabreichten Antidepressivums zu tun.

Gegen das Problem des Älterwerdens hatte ich natürlich kein Mittel. Da ich sehr bald erkannte, dass sie einen ausgeprägten Sinn für Humor besaß, beantwortete ich ihre Frage, was ich sonst noch für sie tun könne, mit der lächelnden Erwiderung, ich wolle ihr helfen, mehr aus den „reifen Jahren" ihres Lebens zu machen.

„Reife Jahre!", rief sie aus und warf die Arme in einer heftigen, scherzhaft gemeinten Geste in die Luft. „Reife Jahre", wiederholte sie. „Lassen Sie mich Ihnen eines sagen: Die so genannten reifen Jahre sind ein lausiges Gemisch aus allem Möglichen. Aber wenn man über eine gute Gesundheit verfügt, sind sie besser als die Alternative."

Abschied vom Arbeitsleben

Die Sterberate bei neu in den Ruhestand getretenen Menschen ist sehr hoch; dies muss teilweise wohl dem Umstand zugeschrieben werden, dass viele auf diesen Einschnitt, diesen Bruch, der den Übergang begleitet, nicht vorbereitet sind – den Verlust der Arbeit, der dem Leben einen Sinn und eine Identität verlieh. Mein eigener Vater bot ein unschätzbares Beispiel dafür, wie man alt wird, ohne sich je ganz aus dem Berufsleben zurückzuziehen. Theoretisch hatte er seinen Beruf aufgegeben, als er von seiner Stellung als Leiter eines kleinen Unternehmens zurücktrat. Und er hatte die innere Bereitschaft, sich nun Träume zu erfüllen, die er seit Jahren gehegt, aber aus Zeitgründen nie verwirklicht hatte. Er verkaufte unser altes Haus und baute ein neues. Als er auf die Siebzig zuging, erwarb er ein Rennboot – etwas, was er sich schon immer gewünscht hatte –, lernte, wie man damit umging, und machte danach jahrelang weite Touren. Als er dann fast achtzig war, sank er eines frühen Sommermorgens auf dem Strand, wo er die Möwen beobachten wollte, in den Sand und starb. Ich erinnere mich, dass er nur wenige Monate vor seinem Tod zu mir gesagt hatte: „Da ist ein Gedanke, der mir immer wieder durch den Kopf geht; er ist irgendwie nostalgisch, hat mit etwas weit Zurückliegendem zu tun, an das ich mich erinnere: Straßenlaternen gehen an, und es ist Zeit, nach Hause zurückzukehren."

Als ich Amy Lewis traf, war sie Anfang siebzig, eine schmale, zierliche Erscheinung, freundlich und intelligent. Sie war sehr beunruhigt über das, was sie bei sich für eine zunehmende Neigung zur Vergesslichkeit hielt.

„Ich gehe aus dem Haus und vergesse, die Türen abzuschließen. Ich lasse meine Schlüssel im Wagen, wenn ich vor dem Lebensmittelladen parke. Ich kann stundenlang mein Scheckbuch suchen. Und dabei hatte ich immer ein ausgezeichnetes Gedächtnis. Ich weiß nicht, was mit mir passiert ist. Es macht mir Angst."

Sobald ich mir sicher war, konnte ich die beruhigende Mitteilung machen, dass sie nicht an dem litt, wovor sie sich am meisten fürchtete: der Alzheimer-Krankheit. Sie war einfach besorgt und angespannt – was das natürliche Nachlassen des aktiven Erinnerungsvermögens verstärkte, eine Erfahrung, die jeder Mensch im Alter macht.

Amy hatte ein Jahr zuvor ihren Mann verloren. Sie und Andrew waren fast fünfzig Jahre lang verheiratet gewesen. Sie hatten keine Kinder, das heißt, keine, die am Leben waren. Eine Tochter war mit drei Jahren an Lungenentzündung gestorben. Obwohl sie gerne noch einmal schwanger geworden wäre, war es ihr nicht gelungen. Ihr Mann und sie entschieden sich jedoch, kein Kind zu adoptieren.

„Andrew und ich stritten fast nie miteinander", erzählte Amy.

„Das bedeutete aber nicht, dass wir niemals Meinungsverschiedenheiten hatten. Aber wir hatten so viele gemeinsame Interessen und Werte, und wir liebten uns. Andrew kümmerte sich um alles, was ich jetzt selbst tun muss: Steuern, Autofahren, mit dem Vermieter des Ladens verhandeln."

Amy war gut bekannt in der Stadt und wurde wegen ihres Elans und ihrer Energie geschätzt. Sie engagierte sich politisch. Sie kämpfte für den Erhalt von Denkmälern. Sie war stets hilfsbereit, wenn einer ihrer Freunde in Schwierigkeiten geriet.

Der Tod ihrer Tochter hatte Amy sehr mitgenommen. Aber Andrew war für sie da gewesen und sie für ihn. Ihre Schwester war damals von Chicago hergekommen und einen Monat lang bei ihr geblieben.

„Langsam sterben meine alten Bekannten um mich herum", sagte sie. „Was ist, wenn dieses Gedächtnisproblem schlimmer wird? Was ist, wenn ich am Ende völlig hilflos bin?"

Bevor ich sie aufsuchte, hatte ihr Hausarzt ihr kleine Dosen eines Antidepressivums verschrieben. „Trauer und Schmerz können solche Symptome hervorrufen", erklärte ich ihr. Das wusste sie bereits. Zudem machte ich ihr ein Kompliment wegen ihrer Bereitschaft, sich Hilfe zu suchen, wenn sie welche benötigte, und dies ohne Verlegenheit zu tun. „Mein ganzes Leben lang habe ich anderen Menschen geholfen", sagte sie. „Man sollte nicht geben, wenn man nicht auch zu nehmen versteht."

Amy und ich verbrachten insgesamt zwei Stunden zusammen. Danach fühlte sie sich besser, weil sie über bestimmte Dinge gesprochen hatte und weil sie wusste, dass sie mich immer anrufen konnte, wenn sie es wünschte – selbst wenn sie mich vielleicht nie wieder sehen würde und wir Hunderte von Meilen voneinander getrennt wären.

Sie wird dieses Jahr dreiundachtzig.

Wie können wir die Chance verbessern, mit den Herausforderungen des Lebens gut zurechtzukommen? Wenn wir uns daran erinnern, dass jede Phase in unserem Lebenszyklus auf der vorangehenden aufbaut, bezahlen wir nun, in der Endphase den Preis dafür oder ernten die Früchte dessen, was wir gesät haben. Wenn wir gelernt haben, uns an sich verändernde Umstände anzupassen, werden wir uns auch an diese anpassen. Wenn wir es verstehen, in Würde, wenn auch nicht ohne Schmerz, loszulassen, was wir nicht länger festhalten können – Gesundheit, geliebte Menschen, Freundschaften, Karrieren –, werden wir weniger unter den unvermeidbaren Verlusten leiden. Wenn wir unsere Unabhängigkeit kultiviert haben, werden wir weitermachen, solange wir dazu imstande sind, und wenn wir uns selbst erlaubt haben, auch einmal bedürftig zu sein, können wir die Hilfe akzeptieren, die andere, denen wir jahrelang gegeben haben, uns nun zu geben vermögen. Eine gute Krankenversicherung und eine gute Altersvorsorge sind ebenfalls hilfreich.

Desgleichen Kreativität. Die menschliche Fantasie ordnet unsere Erfahrungen und vermag neue Strukturen zu organisieren. Wenn wir älter werden, können wir uns Anregung und Ermutigung aus dem Leben und Wirken kreativer Menschen holen und – auf einer bescheideneren Ebene natürlich – unsere eigene Kreativität zu unserer Lebensbewältigung nutzen. Es ist bemerkenswert, wie oft kreative Menschen auf vielen verschiedenen Gebieten – in der Physik, der Architektur, der Medizin, der Malerei oder der Bildhauerei – erst spät in ihrem Leben ihre hervorragendsten Leistungen erbrachten. Benjamin Franklin war achtundsiebzig, als er die Zweistärkenbrille erfand. William Carlos Williams veröffentlichte drei Gedichtbände in der Zeit zwischen seinem Schlaganfall, das heißt mit achtundsechzig Jahren, und seinem Tod, mit neunundsiebzig. Leopold Stokowski dirigierte noch mit Mitte neunzig im Aufnahmestudio und Alfred Hitchcock drehte noch weit in seinen Siebzigern Filme. Bemerkenswert dabei ist, in welcher Weise diese Werke das lebenslange Streben des Schaffenden zusammenfassen und die Kraft und die Ausdauer seiner Fantasie widerspiegeln.

Wenn wir Säuglinge oder Kleinkinder sind, haben wir mehr innere Formbarkeit als sonst jemals in unserem Leben. Da wir zu dieser Zeit so anpassungsfähig sind, ist es ganz wesentlich, dass wir in unserer Umgebung von beständigen, unterstützenden Strukturen umgeben sind. Wir sind sehr abhängig und leiten einen Großteil unserer Identität daraus ab, wie andere uns betrachten. Mit zunehmendem Alter werden wir unabhängiger und vertrauen in puncto Selbstachtung mehr auf uns selbst. Natürlich brauchen wir die anderen immer noch, aber auf eine Art und Weise, die mehr Geben und Nehmen und zuweilen auch mehr Geben als Nehmen impliziert. Unsere Kompetenz – in der Arbeit, in den menschlichen Beziehungen, in den Aufgaben des täglichen Lebens, im Überwinden von Widrigkeiten und bei der Bewältigung von Problemen sowie der Verwirklichung unserer Träume – nimmt zu. Wenn wir über ein durchschnittliches Maß an Glück verfügen, haben unsere körperliche Gesundheit und unsere Lebenskraft Bestand. Doch wenn wir in unsere Sechziger und Siebziger kommen, werden wir allmählich wieder abhängiger. Wie andere Menschen uns einschätzen, ist von größerer Bedeutung als noch einige Jahre zuvor.

Manche Fähigkeiten behalten wir, andere verlieren wir. Wir fangen an, vom Gipfel der Anpassungsfähigkeit und Freiheit herabzusteigen, und aus unterschiedlichen Gründen benötigen wir wieder – wie als Kinder – vertraute und unterstützende Strukturen in unserem Umfeld, die uns das Gefühl vermitteln, dass wir in Sicherheit sind und geschätzt werden.

Natürlich werden die Menschen das Alter leichter ertragen, die ihr ganzes Leben lang Widerstandsfähigkeit geübt haben; das gilt auch für jene, die Liebe geübt haben.

9. KAPITEL

Wenn Dinge unerledigt bleiben

Kein Mensch hat eine Entwicklung ganz abgeschlossen, wenn er von einer Phase des Lebenszyklus in eine neue homöostatische Struktur geht. Es gibt immer unerledigte Dinge von mehr oder weniger großer Bedeutung, die Probleme verursachen und Lösungen erfordern.

Ganz allgemein lässt sich sagen: Je früher im Leben sich das Unvermögen, den Forderungen nach Anpassung zu entsprechen, manifestiert, desto gravierender sind die Folgen. Betrachten wir die Kindheit. In dieser Zeit werden die grundlegenden Säulen der Persönlichkeit gebildet. Damit nehmen das eigene Selbstbild und die Selbstachtung Gestalt an. Das Gefühl für Kompetenz und Autonomie wächst ebenso wie die Fähigkeit, menschliche Beziehungen einzugehen und Belastungen zu ertragen. Jede Beeinträchtigung der Gesundheit des Kindes und des unterstützenden Umfelds, das es benötigt, um diesen Prozess zu meistern – zum Beispiel der Tod eines Elternteils, Gewalterfahrungen, Ablehnung, Im-Stich-gelassen-Werden, ein Klima der Angst oder der Feindseligkeit –, wird diese wichtigen Prozesse stören oder ernsthaft behindern. Die Folgen können das ganze Leben lang spürbar bleiben – dann nämlich, wenn Bifurkationspunkte und der unvermeidliche Zusammenbruch, der mit ihnen einhergeht, auftreten.

Zum Beispiel wird ein allzu abhängiges Kind es sehr schwer haben, wenn es in die Adoleszenz kommt und mit der Notwendigkeit konfrontiert wird, sich vom Elternhaus zu lösen. Und ein Kind, das aufgrund von Misshandlungen und Vernachlässigung durch seine Eltern schon früh lernen musste, völlig unabhängig zu sein, seine Gefühle auszuschalten und seine natürliche, kindhafte Hilflosigkeit zu überwinden, kann später im Leben möglicherweise unfähig sein, von anderen abhängig zu sein, ihnen zu vertrauen und intime menschliche Beziehungen einzugehen.

In der Kindheit werden die Stärken und Grenzen eines Menschen bei der Bewältigung seines gesamten übrigen Lebens in entscheidendem Maße festgelegt. Und diese werden in dieser Form bestehen bleiben, es sei denn der Betreffende erkennt irgendwann aufgrund eines aufrüttelnden Ereignisses – oder durch äußere Umstände oder inneren Schmerz –, dass er sich ändern muss.

An dem Bifurkationspunkt, der die Adoleszenz einleitet, befindet sich jeder junge Mensch in einer gefährlichen Situation: Um Selbstachtung zu finden, kann er sich nicht mehr in erster Linie an andere wenden, er muss jetzt auch in seinem Inneren danach suchen. Zum ersten Mal in seinem Leben ändern sich seine äußeren Lebensbedingungen radikal, hauptsächlich deshalb, weil er nun mehr Macht über seine Umgebung hat und gleichzeitig anfälliger für Einflüsse von außerhalb ist. Erstmals in seinem Leben steht er vor dem großen Problem, Menschen und Dinge loslassen zu müssen, an denen er hing; mit seiner zunehmenden Fähigkeit, nach innen zu blicken und dadurch Erkenntnisse zu gewinnen, wird er Stunden, ja ganze Tage der Melancholie erleben. Doch im günstigen Falle werden diese Stimmungen durch seinen jugendlichen Enthusiasmus und seine kindliche Vorfreude auf die Zukunft ausgeglichen.

Bestimmte Probleme treten in den Vordergrund, wenn der Jugendliche nun mehr Unabhängigkeit sucht, seine Fantasie erkundet und die Möglichkeiten der realen Welt ausforscht, um herauszufinden, welchen Beruf er später einmal ausüben könnte; er experimentiert mit menschlichen Beziehungen und entdeckt ihren Reichtum, aber auch ihre Grenzen. Ist er wegen anhaltender, ungelöster Probleme aus der Kindheit oder aufgrund widriger Umstände dazu nicht imstande, so kann dies Folgen haben, die es ihm erschweren, den vor ihm liegenden Bifurkationspunkt zu meistern. Weiß er zum Beispiel nicht, welche Talente er hat, oder wird ihm die Chance verweigert, sie zu kultivieren, so kann seine Berufswahl ernsthaft davon beeinträchtigt werden, und vielleicht wird er in den darauf folgenden Jahren seines Erwachsenenalters vergeblich nach der Selbstachtung und Erfüllung suchen, die man aus einer befriedigenden Arbeit erhält. Lernt der junge Mensch nicht, wie komplex die menschlichen Beziehungen sind, so besteht die Gefahr, dass er die

Aufgaben von Partnerschaft und Elternschaft nur ungenügend erfüllen kann.

Vielleicht bieten zukünftige Bifurkationspunkte dem Jugendlichen die Chance, das zu lernen, was er zu der besagten Zeit nicht lernen konnte; diese Punkte können ganz natürlich oder durch unerwartete, zutiefst belastende Ereignisse in Erscheinung treten.

Vom Beginn des jungen Erwachsenenalters an – und das gesamte mittlere Alter hindurch – ist man dem unterworfen, was man „Variation eines Themas“ nennen könnte. Das sich herauskristallisierende Muster des Lebens ist von immer größerer Individualität geprägt. Solch allgemeine Probleme wie das Aufrechterhalten und Wiederherstellen der Selbstachtung sowie das Abwägen der eigenen Unabhängigkeit gegen das Bedürfnis, mit anderen Menschen dauerhaft zusammen zu sein, dauern weiterhin an, obwohl die Intensität der Probleme vom Wesen und von der Gestalt des jeweiligen Lebens abhängt. So muss beispielsweise ein Mensch, der siebenunddreißig und nicht verheiratet ist, unter Umständen besondere Anstrengungen unternehmen, um ein Netzwerk sinnvoller menschlicher Beziehungen aufzubauen (da niemand automatisch präsent ist, wie zum Beispiel Kinder); ein anderer, ebenfalls siebenunddreißig Jahre alt, aber verheiratet, muss sich vielleicht in den Fähigkeiten der Versöhnung und in der Kunst der Intimität üben, um die familiären Bindungen zu stärken. Ein dritter, in jungen Jahren plötzlich verwitwet, wird möglicherweise in einen Lebensstil hineingestoßen, der ihm beträchtlich mehr Autonomie abverlangt als je zuvor.

Die Summierung all dessen, was wir über die Jahre hinweg aufgebaut haben – in uns selbst und in unserem Umkreis –, entscheidet darüber, wie gut gerüstet wir sind, wenn wir mit dem mittleren Alter und den Jahren danach konfrontiert werden. Werden wir dann von einer fürsorglichen und unterstützenden Familie umgeben – und selbst auch Teil einer solchen – sein oder werden wir uns Konflikten und Feindseligkeit gegenübersehen oder isoliert und allein sein? Werden wir eine sinnvolle Tätigkeit ausüben oder mit finanziellen Problemen, Bürointrigen, Langeweile oder sogar mit Dauerarbeitslosigkeit zu kämpfen haben? Werden wir es verstehen, uns an die veränderten Umstände dieser Lebensphase anzupassen oder werden wir uns gehandikapt fühlen, weil wir es weder gelernt haben, mit Verlusten fertig zu werden, noch unsere Selbstachtung wiederherzustellen, wenn die uns vertrauten Quellen dafür – Jugend oder Anerkennung durch andere – allmählich schwinden? Werden wir uns genügend innere Ressourcen bewahrt haben, so dass ein Zusammenbruch beim Eintritt ins mittlere Alter eine Gelegenheit sein kann, frühere Versäumnisse aufzuholen und unser Leben und unsere Persönlichkeit neu zu strukturieren?

Martha Devoe ist ein Beispiel für eine Frau, die, da sie mehrere Bifurkationspunkte in ihrem Lebenszyklus nicht zufrieden stellend durchlaufen hatte, ziemlich unvorbereitet ins mittlere Alter kam. Als es geschah, brach sie zusammen, aber sie war imstande, diese Erfahrung zu nutzen, um ihr Leben neu zu gestalten.

Martha hatte nicht so viel Glück gehabt wie Alice Frohm. Ihre Kindheit war schwierig gewesen. Sie hatte keinen Vater gehabt, mit dem sie besondere Augenblicke und ihre Gefühle teilen konnte. Er war Alkoholiker, der sich ihr und ihrer Mutter gegenüber oft gewalttätig verhielt und ihr nur Angst machte. Dadurch wurde Martha Expertin im Davonlaufen.

Zuerst lief sie auf und davon zur Schule, wo sie recht passable Leistungen erbrachte und sich mit einer Anzahl guter Freundinnen umgab. Dann, mit neunzehn, lief sie von zu Hause weg, um ihren Freund aus der Highschool zu heiraten.

„War ich vielleicht blöd! Drei Jahre nach unserer Heirat hatte ich ein einjähriges Kind und lebte in einem Wohnwagen; Bob war mit irgendeiner Tussi abgehauen, die im Drugstore am Ort arbeitete. Ich war furchtbar unglücklich und zudem voller Angst. Ich dachte sogar daran, mich umzubringen, aber ich hatte doch das Baby, für das ich sorgen musste. Also tat ich das Einzige, das mir einfiel – ich lief nach Hause.

Und dort blieb ich fünf lange, fürchterliche Jahre. Schließlich hielt ich es nicht länger aus und zog nach Jersey. Ich nahm einen Job als Sekretärin an, als mein Sohn in die Schule kam, und schrieb mich zudem in der Abendschule ein. Meinen Abschluss machte ich jedoch erst nach zehn Jahren. Dort traf ich Ralph. Er war geschieden. Er schien meinen kleinen Sohn zu mögen. Und ich war einsam. Also heiratete ich ihn – ich Dummkopf. Ich dachte, er hätte sein Alkoholproblem überwunden, weil er sich den Anonymen Alkoholikern angeschlossen hatte. Ganze sechs Wochen blieb er nüchtern! Wir erwirkten eine Nichtigkeitserklärung unserer Ehe und weder sah noch hörte ich je wieder etwas von ihm.

Dann begegnete ich Harrison, dem Mann meiner Träume. Zuerst wusste ich nicht, dass er verheiratet war. Er sagte es mir erst, als wir beschlossen hatten zu heiraten. Wir mussten dann noch anderthalb Jahre warten, bis seine Scheidung rechtskräftig war. Aber ich war bis über beide Ohren in ihn verliebt. Und er hatte Geld. Wir konnten in einem schönen Haus wohnen. Ich hatte das Gefühl, ich sei wieder wer, wo ich jetzt mit einem Wirtschaftsprüfer verheiratet war."

Ich begegnete Martha, als sie einundvierzig war, Jahrzehnte, nachdem es ihr gelungen war, die speziellen Probleme ihres Teenageralters und ihres jungen Erwachsenenlebens zu überwinden. Sie erzählte mir ihre Geschichte. „Die letzten sechs Jahre waren ein Alptraum für mich. Ich kann nicht mit Harrison leben, aber auch nicht ohne ihn. Er ist ein Teufel. Zum Beispiel schlägt er mich, und kurz darauf bringt er mir Blumen und möchte mit mir schlafen. Ich habe versucht, ihn zu verlassen, aber ich schaffe es nicht. Es macht mir Angst. Wo sollte ich denn hingehen? Was sollte ich tun? Er würde mich umbringen oder sich einen gewieften Anwalt nehmen und dafür sorgen, dass ich keinen Cent Unterhalt bekomme."

Sie rührte nervös mit ihrem Löffel in ihrem Kaffee, so heftig, dass ein wenig davon auf den Tisch spritzte. Ihre Hände zitterten.

„Ich weiß nicht, was ich tun soll. Mein Sohn ist im College. Mein Vater lebt nicht mehr und meine Mutter ist in einem Pflegeheim."

Plötzlich zog sie den Ärmel ihrer Bluse hoch und enthüllte dunkelblaue Flecken. In ihren Augen meinte ich die unschuldige Naivität des kleinen Mädchens zu sehen, das sie einst gewesen war.

Ich hatte natürlich auch schon andere Frauen wie Martha kennen gelernt, die in gestörten, konfliktgeladenen Familien aufgewachsen waren, von denen man sich in der Adoleszenz, der Zeit, eigene Wege zu gehen, paradoxerweise viel schwerer löst als von einem Zuhause, das stabil, liebevoll und offen ist. Statt zu lernen, ein eigenständiger Mensch zu werden und sich allmählich von ihren Eltern zu lösen, sah Martha den einzigen Ausweg darin, zu fliehen, indem sie spontan und unüberlegt heiratete. Und statt, nachdem diese erste Ehe zerbrochen war, ihre Freiheit dazu zu nutzen, um zu sich selbst zu finden und ihre Adoleszenz durch eine neu entdeckte Autonomie zu beenden, kehrte sie wieder zu ihren Eltern zurück.

Als Martha schließlich genug Kraft besaß, um ihr Elternhaus erneut zu verlassen, und begonnen hatte, sich ein eigenes Leben aufzubauen, trieben ihre speziellen Handicaps – Abhängigkeit, Leiden unter Einsamkeit, mangelndes Selbstwertgefühl – sie in eine kurze Ehe mit Ralph, die sich als ein weiteres Desaster herausstellte. Obwohl diese Erfahrung sie stark erschütterte, lernte sie nichts daraus; sie schrieb ihr Missgeschick hauptsächlich ihrem Pech im Leben zu und gab ausschließlich Ralph die Schuld an dem, was schief gelaufen war. Wäre ihre Wahrnehmung der Realität damals so weit erschüttert worden, dass sie in sich selbst nach Lösungen gesucht hätte, so hätte sie diese Gelegenheit vielleicht für eine Veränderung nutzen können. Aber das tat sie nicht.

Als nun Harrison auf der Bildfläche erschien, gewann folglich ihr Wunschdenken die Oberhand. Sie ignorierte die offenkundigen Anzeichen für seinen destruktiven Charakter – zum Beispiel seinen Sarkasmus und seine absichtliche Gleichgültigkeit gegenüber ihren Gefühlen – und stürzte sich wie eine verliebte Teenagerin in die Beziehung mit ihm. Sobald sie in dieser dritten Ehe gefangen war, hatte sie Angst, daraus auszubrechen und blieb in einer von Gewalt geprägten Ko-Abhängigkeit, die dazu führte, dass sie noch hilfloser und gequälter als je zuvor in ihrem Leben war.

Doch nun schienen die Belastungen durch Harrisons Verhalten, durch ihre Trauer um ihren verstorbenen Vater, die Notwendigkeit, ihre Mutter in ein Pflegeheim geben zu müssen, und die Tatsache, dass ihr Sohn nun im College und damit nicht mehr zu Hause war, zu guter Letzt so viel Druck auf sie ausgeübt zu haben, dass ihre zuvor unflexible Persönlichkeitsstruktur zerbrach und sie endlich die unerledigten Aufgaben aus ihrer Jugend angehen und lernen konnte, ihr Leben in die Hand zu nehmen.

Ich kam nicht umhin, mich zu fragen, wie Martha Devoe so lange so viel ertragen konnte. Ironischerweise zeigte sie trotz all ihrer problematischen Verhaltensweisen gewisse Anzeichen für Widerstandskraft. Von Zeit zu Zeit hatte sie Zeichen der Unabhängigkeit gezeigt, auch wenn diese immer nur kurz anhielten. Sie war fähig, eine Menge Frustrationen und Konflikte auszuhalten – das hatte sie schon früh im Leben gelernt, reichte ihr jedoch nicht immer zum Vorteil. Sie hatte Humor. Sie betete immer noch. Was ihr offensichtlich fehlte, waren eine tiefere Einsicht in die eigene Psyche und eine gesicherte Autonomie, die ihr ermöglicht hätten, eine unstrukturierte Welt um sich herum und den Schmerz der Einsamkeit lange genug zu ertragen, um ihren Platz im Leben und auch Beziehungen zu finden, die sie bei ihrer notwendigen seelischen Entwicklung unterstützen würden.

Ich empfahl ihr, einen Rechtsanwalt aufzusuchen und zu überlegen, ob sie therapeutische Hilfe in Anspruch nehmen wollte. An diesem Punkt ihres Lebens benötigte sie einen Menschen, dem sie vertrauen und von dem sie erwarten konnte, dass er ihr genügend Unterstützung und ein gewisses Maß an Einsichten vermittelte, damit sie der unheilvollen Struktur entkam, ihr gleichzeitig aber auch zu der Autonomie – und mit ihr zu einem ausgeprägten Selbstgefühl – verhalf, die sie schon in ihrem Teenageralter hätte entwickeln sollen.

Obwohl ich Martha nie wieder sah, hörte ich später, dass sie meinem Rat gefolgt war. Es war nicht leicht für sie, die gesetzliche Trennung von Harrison zu vollziehen, aber sie tat es. Offenbar fand sie eine Stelle als Sekretärin und erneuerte einige alte Freundschaften, die sie mehrere Jahre lang vernachlässigt hatte. Sie schien ihre verzweifelte Suche nach Liebe und einem Ehepartner aufgegeben zu haben und lernte recht gut, allein zu leben. Doch dann heiratete sie wieder, zehn Jahre später, mit fünfzig, und die Ehe ging gut. Sie sollte nun besser imstande sein, sich den Problemen des Alterns zu stellen, wo es zuweilen erneut – wie in der Adoleszenz – schwierig ist, seine Selbstachtung aufrechtzuhalten, wo die Lebensumstände sich ständig verändern und das Thema „Verlust" zu einer alltäglichen Angelegenheit wird.

Martha Devoes Geschichte veranschaulicht die starke Interdependenz, die jede Phase des Lebenszyklus mit den vorigen Phasen und auch mit denen hat, die vor einem liegen. Auch wenn bestimmte Probleme in jeder Lebensphase wiederkehren und bei jedem Bifurkationspunkt eine Herausforderung darstellen, treten sie offenbar nicht bei jedem Menschen mit derselben Intensität auf und haben auch nicht dieselbe Bedeutung. Manche Menschen kämpfen ihr Leben lang gegen zu viel Abhängigkeit. Anderen fällt es schwer, zu geben und zu vergeben. Wieder andere leiden unter übermäßiger Empfindlichkeit und einem schwachen Selbstwertgefühl, das sie ständig kompensieren müssen, indem sie die Richtigkeit ihrer Gefühle der Verletzung und Ablehnung hinterfragen und sich daran erinnern, dass sie im Grunde ein wertvolles Leben führen.

Jeder Bifurkationspunkt bietet eine neue Gelegenheit, uns selbst zu stärken – wenn wir genügend Belastbarkeit besitzen. Gehen wir dieser Herausforderung aus dem Weg, so bewirkt dies nur, dass wir den fälligen Lernprozess hinausschieben und unsere Fähigkeit schmälern, zukünftige Belastungen zu meistern. Ignorieren wir diese Aufgabe oder weichen wir ihr aus, so müssen wir davon ausgehen, dass die Spannungen, die aus ungelösten Konflikten und wiederholtem falschem Bewältigungsverhalten herrühren, zunehmen werden, bis wir eines Tages den Preis für unser Versäumnis zahlen müssen, häufig in Form einer dramatischen Erschütterung, die manchmal einem richtiggehenden Zusammenbruch gleichen kann, den viele Ärzte noch immer irrtümlicherweise als Krankheit bezeichnen. Selbst unter solchen Umständen wird uns die Belastbarkeit, über die wir verfügen, gut zustatten kommen, und das Chaos, das wir erleben, kann uns die unschätzbare Chance bieten, noch mehr Belastbarkeit zu entwickeln.

TEIL III

Die belastbare Persönlichkeit

10. KAPITEL

Die belastbare Persönlichkeit

Aus jahrelangen Beobachtungen von Menschen – Freunden, Patienten und Menschen, deren Lebensweg ich nur aus der Ferne verfolgt habe – konnte ich ein Profil der belastbaren Persönlichkeit erstellen. Meine belastbaren Patienten, von denen ich viele in mancherlei Hinsicht für gesünder halte als Millionen Menschen, die niemals die Einsicht oder Motivation hatten, sich psychologisch beraten zu lassen, wussten, dass sie in Schwierigkeiten waren, und suchten bei jemandem Hilfe. Dass diese Person ein Psychiater war, mag teilweise ein typisches Phänomen unserer Zeit sein, da Psychiater und andere Spezialisten für die geistige Gesundheit mehr und mehr eine Lücke in unserer Gesellschaft schließen: Kernfamilie wie auch die Großfamilie befinden sich in einer tiefen Krise, individuelle Isolierung und Misstrauen beherrschen unsere gesellschaftlichen Verhältnisse und praktisch jeder Aspekt des Lebens ist professionalisiert. Diese Hilfe suchenden Menschen hatten den Wunsch nach Veränderung, auch wenn es nur geschah, weil sie den Schmerz, den sie empfanden, nicht mehr ertragen konnten. Sie waren auf der Suche nach Lösungen. Je widerstandsfähiger sie waren, desto schneller waren sie fähig, eine vertrauensvolle, kooperative Beziehung zu mir, ihrem Therapeuten, herzustellen – eine Beziehung, in der sie in angemessener Weise abhängig waren, doch ohne Angst zu haben, während der Therapie ihr Gefühl für Autonomie zu verlieren. Sie lernten schnell und waren häufig in der Lage, die jeweilige Lebenssituation oder die inneren Konflikte zu erkennen, die sie zu dieser Krise geführt hatten.

Wenn die Therapie ihren Verlauf nahm und ich sie auf Dinge hinwies, die sie zuvor nicht bedacht hatten, waren sie in der Lage, verzerrte oder überholte Auffassungen aufzugeben und neue Sichtweisen und Verhaltensmuster in ihre Bewältigungsstrategien einzubeziehen. Sie reagierten emotional, weinten, brachten Wut zum Ausdruck und teilten ihre Ängste und Hoffnungen mit; sie erlangten wieder die Kontrolle über ihre Gefühle, wenn sie zu anderen Themen übergingen oder wenn unsere Sitzung zu Ende ging. Und wenn unsere gemeinsame Arbeit abgeschlossen war – zumindest die formaleren Aspekte der Therapie, da Umlernen und Neulernen einen lebenslangen Prozess bedeuten –, konnten sie ihre regelmäßigen Sitzungen ohne allzu große Schwierigkeiten beenden, in der optimistischen Überzeugung, zukünftig recht gut die Kontrolle über ihr Leben übernehmen zu können.

Dank der Patienten und Freunde, die in Kriegen gekämpft und als Kriegsgefangene interniert gewesen waren, fand ich noch mehr über das Wesen der belastbaren Persönlichkeit heraus. Ihre Erfahrungen gaben mir wichtige zusätzliche Einblicke in dieses Thema.

Eine dritte Quelle für meine Ausführungen war meine Untersuchung über das Wesen des kreativen Prozesses. Verhaltensforscher, die jahrzehntelang die Kreativität zum Kernpunkt ihrer Arbeit machten, haben Schlussfolgerungen über den kreativen Prozess und die Merkmale der kreativen Persönlichkeit gezogen, die besonders relevant für die Belastbarkeit sind. Sie haben anhand standardisierter psychologischer Tests, mit denen Persönlichkeitszüge herausgefiltert werden, die gemeinhin mit einer großen Begabung für kreatives Problemlösen assoziiert sind, Folgendes gezeigt: Menschen, denen es sehr gut gelingt, alte Probleme auf eine neue Weise zu betrachten, neue Möglichkeiten zu entwickeln und geeignete und realistische Lösungen zu wählen, scheinen auch am besten befähigt, mit Schwierigkeiten fertig zu werden und ihre persönliche Kohärenz unter belastenden Bedingungen zu wahren oder wiederherzustellen. Je kreativer ein Mensch ist, desto unabhängiger wird er wahrscheinlich in seinem Denken und Handeln sein, ein starkes, aber flexibles Selbstwertgefühl besitzen, für neue Ideen empfänglich sein, ein breites Interessenspektrum haben, Ungewissheit und Leid eine längere, wenn auch absehbare Zeit, ertragen und sich für sein Leben und seine Arbeit und die Menschen engagieren, mit denen er – gestützt auf eine Sinn gebende Lebensphilosophie – enge Beziehungen unterhält.

Aus diesen verschiedenen Quellen ergab sich eine Reihe von Merkmalen für Belastbarkeit, die mich, als ich sie zusammenstellte, nicht wirklich überraschten. Sie lauteten:

- ein starkes, aber flexibles Selbstwertgefühl;
- Unabhängigkeit im Denken und Handeln, ohne Angst oder einen Widerwillen zu haben, sich auf andere Menschen zu stützen;
- die Fähigkeit, mit anderen zu interagieren und auf sie einzugehen sowie die Interaktionen anderer aufzunehmen; ferner ein gut ausgebautes Netzwerk von Freunden, von denen einer oder mehrere Vertraute sind;
- ein hohes Maß an Disziplin und Verantwortungsgefühl;
- die eigenen Begabungen und Talente erkennen und entwickeln;
- die Bereitwilligkeit zu träumen;
- einen ausgeprägten Sinn für Humor;
- Einsicht in die eigenen Gefühle und die anderer, ferner die Fähigkeit, diese in angemessener Weise mitzuteilen;
- die Fähigkeit, ein hohes Maß an seelischem Schmerz zu ertragen;
- eine Hingabe an das Leben und eine Lebensphilosophie, dank derer persönliche Erfahrungen als bedeutsam und hoffnungsvoll interpretiert werden können, selbst in scheinbar aussichtslosen Augenblicken des Lebens.

Angesichts dieser Liste bewundernswürdiger Charakterzüge muss natürlich eingewendet werden, dass kein Mensch vollkommen ist. Nicht alle diese Eigenschaften besitzen wir in idealem Maße. Vielleicht haben wir ein etwas schwaches Selbstwertgefühl, sind aber offen für neue Ideen. Wir verfügen über ein breites Interessenspektrum, doch fällt es uns schwer, uns auf eine oder zwei Interessen zu konzentrieren, um sie besonders zu kultivieren. Wir besitzen möglicherweise Humor, ertragen aber allzu bereitwillig seelischen Schmerz und lassen uns so zu lange ein herabwürdigendes, ja ausfallendes Verhalten anderer bieten. Wir träumen vielleicht gern von dem, was wir in unserem Leben erreichen wollen, haben jedoch Mühe damit, die nötige Selbstdisziplin aufzubringen, um die damit verbundenen, oft anstrengenden Schritte zu unternehmen.

Zeiten großer Belastungen sind oft einmalige Gelegenheiten, eben die Eigenschaften der Widerstandsfähigkeit zu fördern, die nicht gerade unsere Stärken sind. Ich erinnere mich an einen siebenundzwanzigjährigen Mann, den Sohn eines sehr guten Freundes, den ich seit seiner Kindheit gekannt hatte und dessen Eintritt ins junge Erwachsenenalter behindert wurde, weil er bestimmte Dinge in der Adoleszenz nicht bewältigt hatte. Er besaß ganz sicher viele Eigenschaften der Belastbarkeit: Er hatte viel Witz; beispielsweise konnte er sehr gut prominente Personen parodieren, und seine amüsanten Kommentare brachten mich jedes Mal, wenn wir uns trafen, zum Lachen. Er hatte ein herzliches Wesen, schloss leicht Freundschaften und dachte immer an andere. Optimistisch, aufgeschlossen und methodisch denkend, wie er war, machte er sich gut als leitender Angestellter in einer Versicherungsgesellschaft, seiner ersten Stelle, die er nach dem Collegeabschluss erhalten hatte.

Aber irgendwie befriedigte ihn diese Tätigkeit nicht. Er war sichtlich unglücklich. Sein Wunsch war es, Unternehmer zu sein und selbstständig zu arbeiten. Er hatte eine Menge Ideen, fürchtete sich aber davor, sie umzusetzen, da er davor zurückschreckte, die damit verbundenen Risiken einzugehen. Er hatte Angst, ohne fest gefügte Unternehmensstruktur dazustehen, lange Zeit viel Disziplin aufbringen zu müssen, sich gedemütigt zu fühlen, falls er keinen Erfolg haben würde, und sich auf Unbekanntes einzulassen. Folglich fiel es ihm sehr schwer, seine Selbstachtung zu bewahren. Obwohl er sich eine eigene Wohnung leisten konnte, lebte er noch immer bei seinen Eltern und seiner jüngeren, unverheirateten Schwester.

Seit der Zeit, wo er angefangen hatte, Freundinnen zu haben – mit siebzehn –, neigte er dazu, mit jedem Mädchen sehr schnell eine emotional sehr enge Beziehung einzugehen. Obwohl er sich nie dazu entschließen konnte zu heiraten, tat er alles, um die Beziehung aufrechtzuerhalten, bis die jeweilige Frau, frustriert von seiner Unfähigkeit, eine bindenden Verpflichtung einzugehen, sich von ihm trennte. Er durchlebte dann jedes Mal eine kurze, wenn auch intensive Zeit der Trauer, aber da er charmant und kontaktfreudig war, fiel es ihm nicht allzu schwer, eine neue Freundin zu finden, mit der er bald eine ähnliche Beziehung führte.

Für mich war offenkundig, dass dieser junge Mann trotz seiner vielen Talente durch eine nicht ganz verständliche, aber manifeste Hilflosigkeit gehandicapt war, die seine Abhängigkeit förderte. Da ich seine Familie gut kannte, wusste ich bis zu einem gewissen Grad, wie es dazu gekommen war. Beide Eltern waren während der Weltwirtschaftskrise groß geworden und hatten große finanzielle Härten erlebt – etwas, was sie ihren eigenen Kindern nach Möglichkeit ersparen wollten. Sie richteten fast ihr ganzes Augenmerk darauf, ihre Kinder glücklich zu machen, und vermieden es, sie irgendwie unter Druck zu setzen. Doch damit wurden deren Ehrgeiz und Unabhängigkeitsstreben für viele Jahre untergraben. Als es zum Beispiel für den jungen Mann an der Zeit war, sich für einen Collegeplatz zu bewerben, rieten ihm mehrere Lehrer, Kurse zu belegen, um seine Ergebnisse und seine Chancen für die Aufnahme an eine gute Universität zu verbessern. Doch seine Eltern lehnten dies spöttisch ab. Und als er nach seinem ersten Examen sein Interesse geäußert hatte weiterzustudieren, meinten sie, er solle doch seine Zeit und Energie nicht für solche Ziele verschwenden, da er doch auch ohne höheren Studienabschluss einen Job bekommen könne.

Jetzt mussten sie ihre mangelnde Voraussicht büßen. Sein Vater bat mich in seiner Verzweiflung um Rat. „Er hat Probleme mit der Abhängigkeit und der Motivation", sagte ich. „Offenbar ist er nie dazu ermutigt worden, selbständig und unabhängig zu sein, hart zu arbeiten und seine Träume zu verwirklichen."

Dann fragte ich ihn, ob er selbst irgendwelche Lösungen im Kopf habe.

„Wir haben allen Ernstes daran gedacht, unser Haus zu verkaufen, damit die beiden Kinder endlich ausziehen", antwortete er. „Ich gehe nächstes Jahr in Rente. Wir besitzen eine kleine Wohnung in der Nähe von Naples, in Florida, am Golf. Meine Frau und ich erwägen, dort hinzuziehen."

Auf den ersten Blick schien mir das eine etwas drastische Lösung zu sein, insbesondere für jemanden, dessen Lebensziel es gewesen war, seinen Kindern jedes Leid zu ersparen. Aber als ich noch einmal darüber nachdachte, fand ich es doch nicht so abwegig. Im Grunde hatte ich viel Vertrauen in seinen Sohn. Selbst wenn er in einer Hinsicht gehandikapt war, besaß er doch viele Charakterzüge, die ihn als belastbare Persönlichkeit auswiesen. Ich glaubte, dass er zwar aufgrund der Notwendigkeit, mehr Verantwortung für sich zu übernehmen, leiden, es am Ende aber doch schaffen würde. Und wahrscheinlich würde er froh darüber sein. Ich teilte meinem Freund meine optimistische Ansicht mit.

„Aber was können wir in der Zwischenzeit tun?“, wollte er wissen.

„Nach so vielen Jahren ist es schwer, plötzlich die Taktik zu ändern“, räumte ich ein. „Aber das wirst du bis zu einem gewissen Grad tun müssen. Du hast mir erzählt, dass er unglücklich über sein Leben ist. Warum setzt du dich nicht einmal in aller Ruhe mit ihm zusammen und sagst ihm, dass auch du nicht glücklich darüber warst … nicht nur, weil er unglücklich ist. Sprich mit ihm darüber, weil seine Unzufriedenheit ein Zeichen dafür ist, dass etwas nicht in Ordnung ist. Und sag ihm das, was er ohnehin schon weiß – dass teilweise deshalb etwas nicht in Ordnung ist, weil ihn etwas davon zurückhielt, das Beste aus seinen Talenten zu machen und unabhängig zu sein, Risiken auf sich zu nehmen und sich selbst zu ernähren. Wenn er dir einen Teil der Schuld dafür gibt, dann solltest du das hinnehmen. Sag ihm, dass du selbst im Laufe der Jahre etwas dazugelernt hast. Da kannst dich bei ihm entschuldigen, wenn du willst, aber du solltest dich hauptsächlich auf das Positive konzentrieren – das Jetzt und die Zukunft.

Außerdem benötigt er einen Mentor, jemanden, der älter ist als er, der sich für ihn interessiert, ihm zeigt, wie er seine Träume verwirklichen, wie er Risiken eingehen kann. Wenn er einen solchen Menschen nicht an seinem jetzigen Arbeitsplatz finden kann – und ich glaube, du wüsstest es, wenn es so wäre –, sollte er vielleicht woanders danach Ausschau halten, gegebenenfalls im Rahmen einer anderen Stellung, die seinem eigentlichen Interesse mehr entspricht.“

„Und was soll ich tun wegen seines ziellosen Treibens von einer Freundin zur nächsten?“

„Was das betrifft, so gehe ich zu meinem Ausgangspunkt zurück. Wenn er mehr Unabhängigkeit entwickeln kann, werden auch seine Beziehungen stabiler werden. Vielleicht hat er sogar das Glück, eine Frau zu finden, die ihn nicht nur liebt, sondern ihm auch hilft, sein Versprechen zu halten.“

Ich war erfreut, als ich nach einigen Monaten erfuhr, dass mein Freund meinen Vorschlägen gefolgt war und noch ein paar eigene Ideen eingebracht hatte. Er und seine Frau verkauften ihr Haus und zogen nach Florida – aber erst nachdem ihr Sohn nach einem gemeinsamen Gespräch beschlossen hatte, sich in einer Universität einzuschreiben, um Betriebswirtschaft zu studieren. Offenbar hatten seine Persönlichkeitsstärken es dem jungen Mann erleichtert, sich mit seinen eigenen Grenzen abzufinden; wäre er weniger belastbar gewesen, hätte er sich wohl schwerer damit getan.

Ich möchte anhand einiger Polarisierungen, das heißt einiger überbetonter Gegensätzlichkeiten, veranschaulichen, dass Züge der Persönlichkeit so starr sein können, dass sie die Widerstandsfähigkeit eines Menschen blockieren: Eine ständig geringe Selbstachtung macht nicht belastbarer als Ichbezogenheit; natürlich wird eher ein unsicherer Mensch darunter leiden als ein selbstsicherer, der vermutlich andere leiden lässt. Übermäßige Abhängigkeit schwächt zweifellos mehr als eigensinnig gepflegte Unabhängigkeit, aber keine von beiden ermöglicht viel Flexibilität. Meinem Kenntnisstand zufolge ist die Gefahr, dass ein übermäßig vorsichtiger Autofahrer auf der Autobahn einen Unfall verursacht, fast ebenso groß wie diejenige, dass ein leichtsinniger und tollkühner Fahrer es tut. Ein Mensch, der extrem optimistisch ist, kann ebenso leicht auf eine Katastrophe zusteuern wie einer, dessen Lebenseinstellung ständig von Pessimismus geprägt ist.

Wir können Probleme weder bewältigen noch lösen noch Orientierung finden, wenn wir in unserem Denken oder Verhalten zerstreut und nie recht bei der Sache sind; sind wir jedoch andererseits geradezu besessen von Problemen und grübeln unentwegt darüber nach, so „drehen" wir uns zwangsläufig „im Kreise", das heißt, wir enden stets da, wo wir begonnen haben: nirgendwo. Es mag nicht sehr klug sein, einem Wärter in einem Kriegsgefangenenlager ins Gesicht zu lachen, aber eine ewig verbitterte Einstellung sowie die Angewohnheit, alles im Leben ernst zu nehmen, können unsere geistigen Kräfte blockieren und unsere Fähigkeit zur Anpassung beträchtlich verringern, wodurch wir keine Widerstandskraft mehr aufbringen.

Zu viel Leichtgläubigkeit kann uns dazu bringen, allzu große Risiken einzugehen, aber eine generell misstrauische Einstellung wird uns nicht nur den Ruf einbringen, paranoid zu sein, sondern uns auch von wichtigen, potenziell hilfreichen menschlichen Kontakten abhalten. Äußerste Verschwiegenheit ist genauso wenig eine Tugend wie das Ausplaudern intimer Geheimnisse an Fremde. Äußerste Suggestibilität, das heißt die Neigung, sich allzu leicht von anderen beeinflussen zu lassen, ist ebenso nachteilig wie geistige Halsstarrigkeit.

Der Schlüssel zur belastbaren Persönlichkeit ist vor allem Flexibilität: in der Lage zu sein, jene besonderen Kräfte zu mobilisieren, die nötig sind, um außergewöhnliche Herausforderungen zu meistern, logisch und methodisch zu sein, wenn Logik und Methodik verlangt werden, aber auch imstande zu sein, sich einmal ganz und gar unlogisch zu verhalten, ja die Dinge unerledigt zu lassen, um unvorhergesehene Möglichkeiten zu entdecken.

Natürlich gibt es Zeiten, in denen es unmöglich sein mag, einer Polarisierung zu entgehen, insbesondere dann, wenn man extremen Belastungen ausgesetzt ist. Ja, ein gewisses Maß an Polarisierung kann eine Zeit lang sogar von Vorteil sein. Ein Beispiel dafür: Sie haben Ihren Arbeitsplatz verloren oder Sie haben soeben eine Liebesbeziehung beendet. Vermutlich müssen Sie nun aktiv werden und eine andere Stelle oder, im zweiten Fall, einen anderen Menschen finden, mit dem Sie Ihre Liebe teilen können. Vielleicht reißen Sie sich energisch zusammen und treten nun recht aggressiv auf, um die anstehenden Probleme zu meistern. Doch es ist durchaus möglich, dass paradoxerweise Untätigkeit genau das ist, was sich bewährt – eine Zeit, in der Sie nichts Bestimmtes tun, während Sie sich auf andere stützen und die Richtung Ihrer künftigen Berufslaufbahn überdenken oder, im zweiten Fall, sich klar machen, welche Art Mensch Sie finden wollen und wie Sie die Chancen erhöhen können, damit eine neue Beziehung befriedigender verläuft. Im zuerst genannten Fall werden Sie sich in Richtung Unabhängigkeit bewegen; im zweiten müssen Sie Zeit verstreichen lassen, in der Sie lernen, Ungewissheit und Hilflosigkeit auszuhalten, während Sie die verschiedenen Optionen durchgehen. Und was das Wichtigste ist, Sie müssen genug Einsicht entwickeln, um herauszufinden, welcher Kurs der richtige für Sie ist – wie in dem Gebet, in dem man Gott bittet, einem die Kraft zu geben, die Dinge zu ändern, die geändert werden können, diejenigen zu akzeptieren, die nicht geändert werden können, und um die Weisheit, den Unterschied zwischen beiden zu erkennen.

Aber sobald Sie sich für eine strategische Haltung entschlossen haben – sofortiges Handeln oder zeitweilige Untätigkeit –, müssen Sie daran festhalten, ohne jedoch für immer dort zu verharren. Es ist wichtig, dass Sie sich selbst erlauben, ein gesundes Gleichgewicht wiederzuerlangen; und ebenso wichtig ist es für Sie, dass Sie in solchen Stresszeiten nicht allzu viel Angst in sich aufkommen lassen.

Panik ist ein wesentlicher Grund für einen Menschen, in seiner Polarisierung zu verharren. Viele Menschen werden in Zeiten des Zusammenbruchs – wenn sie spüren, dass sie die Kontrolle über sich selbst und ihre Umgebung verlieren – von einer heftigen Angst erfasst, die nicht immer im Verhältnis zu den jeweiligen Belastungen steht. Ebenso wie mangelnde Flexibilität das Risiko erhöht, in Panik zu geraten, so bewahrt Widerstandskraft oft vor den offenkundigen Gefahren einer inflexiblen Haltung.

Belastbarkeit erlangt man nicht ein für alle Mal. Der Grad der Belastbarkeit fluktuiert im Laufe der Zeit. Sie ist kein feststehender Bestandteil unserer Persönlichkeit und wir haben sie nicht immer zur Verfügung. Beispielsweise sind wir zu manchen Zeiten mutiger als zu anderen. Und da die Charakterzüge der Belastbarkeit in unterschiedlicher Intensität vorhanden sein können, ist es zudem durchaus möglich, dass unser allgemeiner Belastbarkeitslevel nicht besonders hoch ist. Das Vorhandensein der einen Stärke garantiert mitnichten das Vorhandensein einer anderen. Sie können viel Selbstachtung besitzen, aber wenig Verantwortungsgefühl; vielleicht haben Sie ein breites Interessenspektrum, aber es fällt Ihnen schwer, sich auf ein oder zwei Interessen zu konzentrieren. Ganz wichtig ist, dass Sie Ihre Stärken von Zeit zu Zeit neu einschätzen. Kultivieren Sie Ihre Stärken; das ist dann möglich, wenn Sie sich Ihre Herausforderungen und Aufgaben selbst aussuchen können. Gleichzeitig können Sie mit etwas Anstrengung jene Eigenschaften der Belastbarkeit fördern, an denen es Ihnen zu mangeln scheint; damit erhöhen Sie Ihre Chancen, mit zukünftigen Bifurkationspunkten erfolgreich fertig zu werden. Denn welche Fähigkeiten wir benötigen werden, um zukünftige Zeiten von Umwälzungen und Zusammenbrüchen gut zu überstehen, ist leider etwas, was wir nicht oft voraussagen können.

11. KAPITEL

Physiologische Belastbarkeit

Die Belastbarkeit hat auch eine wichtige physiologische Komponente. Wenn das Leiden eines Patienten sich sehr lange hinzieht, obwohl er ganz offenkundig eine belastbare Persönlichkeit hat und seine Umgebung ihn bei seiner Genesung unterstützt, muss oft gefragt werden, ob nicht irgendein fehlerhafter physiologischer Grund für die Fortdauer des Zustands verantwortlich ist.

Stress bewirkt physiologische Reaktionen, die mit emotionalen und intellektuellen einhergehen. Eine solche Reaktion ist die Aktivierung von Hormonen wie zum Beispiel Kortisol. Wenn wir sehr stark gefordert werden, sondert die Hirnanhangdrüse, die ihren Sitz neben dem Gehirn hat und auf seine Signale reagiert, größere Mengen als gewöhnlich von einer bestimmten chemischen Verbindung ab: das so genannte adrenokortikale stimulierende Hormon oder ACTH. Infolgedessen erhöhen die Nebennieren, die in der Nähe der Nieren liegen, ihre Produktion des Kortisol, einer chemischen Verbindung, die zusammen mit dem Adrenalin das Alarm- und Schutzsystem des Körpers verstärkt. Wenn die Belastung vorüber ist – oder wenn wir uns an eine längere Belastungsdauer anpassen –, verringert sich die Hormonproduktion und kehrt zu ihrem normalen Niveau zurück.

Doch haben zeitgenössische Forscher gezeigt, dass sich bei manchen Menschen, die unter schweren, chronischen Depressionen leiden, dieses endokrine System, sobald einmal aktiviert, nicht selbst abschalten kann. Der Kortisollevel bleibt erhöht. Die Hemmung der hormonellen Aktivität, die nach der Verabreichung einer Verbindung namens Dexamethason erfolgen sollte, bleibt aus. Dadurch wird der Zyklus von Zusammenbruch und Wiederherstellung auf einer physiologischen Ebene blockiert. Folglich kann es übermäßig lange dauern, bis der Betreffende sich von den Wirkungen des Stresses erholt; es kann aber auch passieren, dass er sich ohne ärztliche Intervention überhaupt nicht wieder erholt.

Die Schilddrüse ist eine weitere Hormon reduzierende Drüse, die mit Stressreaktionen in Verbindung gebracht wird. Menschen mit einer Schilddrüsenüber- oder -unterfunktion fällt es gewöhnlich schwer, mit Stress gut umzugehen, bis ihr körperliches Problem richtig diagnostiziert und behandelt wird.

Vor mehr als fünfundzwanzig Jahren, als ich Direktor der Forschungsabteilung für Stoffwechselkrankheiten an der Payne-Whitney-Klinik des New York Hospitals war, entdeckten meine Kollegen und ich den Beweis für einen gravierenden Mangel an physiologisch bedingter Belastbarkeit, die mit dem Schilddrüsenhormon zusammenhing. Wir hatten psychisch kranke Patienten beobachtet, die schon jahrelang schwer leidend waren, Menschen, die sich in ihrem Erscheinungsbild kaum unterschieden von den vielen tausend Obdachlosen, die unsere Straßen heute bevölkern. Wir fanden heraus, dass bei Patienten, die über Jahre hinweg vollkommen apathisch und extrem in sich gekehrt waren und auf keine damals verfügbare Behandlung ansprachen, nicht eine einzige der offenkundigen physiologischen Veränderungen zu verzeichnen war, die man erwartet hätte (wie zum Beispiel das Ausscheiden von Nitrogen im Urin), obwohl man ihnen massive Dosen des Schilddrüsenhormons verabreichte. Auch wenn sie keinerlei Anzeichen für eine Schilddrüsenerkrankung als solche erkennen ließen, reagierte ihr Körper auf dieses Hormon überhaupt nicht, so wie sie selbst in ihrem gesamten Verhalten nicht auf ihre Umgebung zu reagieren schienen. Entweder wurde das Schilddrüsenhormon in unglaublicher Geschwindigkeit zerstört, ehe es das Gewebe erreichte, oder das Gewebe selbst war unempfänglich für ihre Botschaft.

Heute wird die Wichtigkeit von Kalzium und anderen Nahrungselementen für eine gesunde Ernährung allgemein anerkannt; ebenso die Wichtigkeit von regelmäßiger Bewegung, wodurch neben anderen Funktionen die Kalziumspeicherung angeregt wird. Aber als ich vor vielen Jahren Stoffwechselforschung betrieb, wurde von den meisten Spezialisten die Ernährung im Allgemeinen und Kalzium im Besonderen als irrelevant für die Stressbewältigung angesehen. Wir hingegen entdeckten, dass Patienten, die in einem hartnäckigen Zustand von expansiver Depression verharrten und außerstande zu sein schienen, sich in einer gewöhnlichen Psychotherapie zu erholen, einen kontinuierlichen Kalziumverlust aufwiesen. Wenn man ihnen Antidepressiva wie Imipramin gab, um die Depression einzudämmen, wurde die Richtung des Kalziumflusses umgekehrt. Zur selben Zeit, in der es den Patienten besser ging, begannen sie Kalzium im Körper zu behalten, vor allem in ihren Knochen.

Diese wissenschaftlichen Untersuchungen halfen mir, das Konzept des Gesetzes von Zusammenbruch und Wiederherstellung sowie die Rolle der Widerstandskraft bei solchen Zyklen weiterzuentwickeln. Sie ermöglichten mir nicht nur, das, was emotionale Krankheiten genannt wurde, in einem vollkommen anderen Licht zu sehen, sondern vermittelten mir auch wichtige Einblicke in die Rolle der Antidepressiva und ähnlicher Wirkstoffe bei der Behandlung von Depressionen.

Bei vielen Patienten beschleunigt die Einnahme von Antidepressiva die Genesung von einer Depression. In den vergangenen Jahren hat man gezeigt, dass die zusätzliche Verabreichung von Salzlithium oder von kleinen Dosen des Schilddrüsenhormons – falls dies nötig ist – ihre Wirksamkeit enorm erhöhen. Man hat sogar die Ansicht geäußert, dass in bestimmten Fällen auch Lithium allein helfen kann. Heute bezeichne ich solche Wirkstoffe nicht mehr als Antidepressiva. Vielmehr betrachte ich sie als Mittel, die die Belastbarkeit erhöhen und auf eine Art und Weise wirken, die wir noch nicht verstehen; sie füllen eine biochemische Lücke. Indem sie die physiologischen Komponenten der Belastbarkeit wieder ins Lot bringen, ermöglichen sie dem Patienten, seine ihm eigene Widerstandsfähigkeit zu mobilisieren, die ihm dann bei seiner vollständigen Genesung dienlich ist.

Interessanterweise wird Belastbarkeit seit einigen Jahren auch mit der Lichteinwirkung in Verbindung gebracht. Neuere Untersuchungen am National Institute of Mental Health haben ergeben, dass unsere Fähigkeit, mit Stress umzugehen, wesentlich davon abhängen kann, wie lange wir uns täglich dem Sonnenlicht aussetzen. Nicht wenige Menschen scheinen im Frühling, im Sommer und in den ersten Herbstmonaten ganz gut mit Veränderungen und Herausforderungen zurechtzukommen. Doch wenn die Tage kürzer werden und die

Dunkelheit früher einsetzt, werden sie lethargisch, ängstlich und deprimiert. Die Wissenschaftler der oben genannten Untersuchungen setzten daher solche Menschen mindestens fünf Stunden täglich künstlichem Breitspektrum-Licht aus und machten die Beobachtung, dass sich ihr Leiden besserte oder sogar vollkommen verschwand.

Offenbar sind diese Beobachtungen nur die Spitze eines uns noch tief verborgenen Eisbergs an Kenntnissen. Viele Menschen leben in einem warmen, sonnigen Klima, besitzen aber nichtsdestotrotz nur ungenügend Widerstandskräfte, was offensichtlich nichts mit mangelnder Lichteinwirkung zu tun hat. Dennoch gibt es tatsächlich eine eigenartige Verbindung zwischen Leben, Lebensstil und Verhalten. Man hat festgestellt, dass in nördlichen Klimazonen, wie zum Beispiel in Skandinavien, Verhaltensweisen wie innerer Rückzug angesichts von Konflikten, das Nichtausdrücken von Emotionen und eine allgemeine Neigung zu Depressionen auffällig sind. Dagegen scheinen Menschen, die an der Mittelmeerküste leben und in ihrem ganzen Benehmen positiver und expressiver sind und vielleicht seltener Konflikte verinnerlichen, nicht in derselben Weise zu Depressionen zu neigen. Doch auch kulturelle und religiöse Einflüsse sind so komplex, dass es zu einfach wäre, diese Unterschiede ausschließlich der täglichen Sonnenbestrahlung oder dem Einfluss des Lichts zuzuschreiben; trotzdem sind sie Anlass für viele Fragen.

Wie also wirkt das Sonnenlicht? Eine Möglichkeit ist, dass es den Vitamin-D-Stoffwechsel anregt, der wiederum eine Wirkung auf den Kalziumstoffwechsel im Körper hat (ein Phänomen, das wir bereits mit Belastbarkeit in Verbindung gebracht haben). Doch zweifellos sind noch andere Mechanismen am Werke. Eine der interessantesten Beobachtungen ist vielleicht die, dass der Einfluss des Sonnenlichts über die Netzhaut des Auges erfolgt. Indem wir ins Licht schauen, nicht, indem wir uns ihm einfach nur aussetzen, erzielen wir die gewünschten Ergebnisse.

Visuelle Wahrnehmung und Belastbarkeit

In den vergangenen zehn Jahren stieß ich in meiner Zusammenarbeit mit Dr. Melvin Kaplan auf eine weitere physiologische Komponente für die Belastbarkeit, die ich für besonders wichtig halte; sie ist leicht zu messen und, falls sie fehlerhaft ist, oft auch leicht zu korrigieren. Es ist die visuelle Wahrnehmung. Ich gehe hier deshalb näher darauf ein, obwohl diese Theorie noch immer in der Erforschung und nicht ganz unumstritten ist.

Unsere ersten Entdeckungen geschahen durch Zufall, wie es bei vielen Entdeckungen der Fall ist. Ich bat Dr. Kaplan, eine dreiundzwanzigjährige Frau zu begutachten, die seit zehn Jahren in psychiatrischer Behandlung gewesen war. Während dieser Zeit hatte man ihr eine ganze Reihe psychiatrischer Diagnosen gestellt, von bipolarer affektiver Störung, chronischer Hysterie und Borderline-Syndrom bis hin zu Schizophrenie; die Diagnosen hingen davon ab, welche speziellen Verhaltensmuster sie gerade an den Tag legte und welches Spezialgebiet der jeweilige Arzt hatte. Trotz allem, was die moderne Psychiatrie an Therapien zu bieten hatte, verbrachte sie einen Großteil der zehn Jahre in Kliniken und offenen Anstalten und war doch nie so weit genesen, dass sie sich in ausreichendem Maße an ihre Umwelt anpassen konnte.

Ich hatte durch einen gemeinsamen Freund von Dr. Kaplan gehört, der mit der Arbeit des Gesell Instituts in New Haven, Connecticut, vertraut war – einem Zentrum, das sich mit der Entwicklung von Kindern beschäftigte. Dr. Kaplan war in der dortigen Optometrie-Abteilung Dozent gewesen.

Wir hatten nur wenig Hoffnung, dass seine Untersuchung dieser Patientin zu einem fruchtbaren Ergebnis führen könnte. Bisher hatte er ausschließlich mit Kindern gearbeitet, die offenkundige Sehstörungen und Probleme beim Lernen hatten. Aber wir wollten nichts unversucht lassen.

Was dann bei seiner Untersuchung herauskam, versetzte uns alle in Erstaunen: Die visuellen Wahrnehmungsfähigkeiten der Frau waren extrem stark beeinträchtigt. Das Wenige, das sie sehen konnte, sah sie wie durch einen engen Tunnel, zudem linear, ohne Tiefe; Licht wurde von ihr „ausgeschaltet“ oder fehlgeleitet. Sie konnte kaum den Standort der sie umgebenden Dinge im Raum erkennen. Die Bilder, die sie wahrnahm, vermochte sie keine sechzig Sekunden lang zu behalten, es sei denn, sie schränkte den Bereich, den sie sah, extrem ein und konzentrierte sich ganz intensiv auf diese Bilder, um sie aufrechtzuerhalten. Sie war praktisch blind.

Überdies ergaben Tests, dass die normalen Kommunikationswege zwischen ihren visuellen Systemen und denen der unteren Zentren ihres Gehirns sowie ihrem Vestibularapparat – dem Gleichgewichtsorgan im Mittelohr – schwer gestört waren. Obwohl sie, wenn auch mit großer Mühe, im Sitzen beweglichen Gegenständen mit den Augen folgen konnte, gelang ihr dies nicht, wenn sie stand. Da war es nicht weiter verwunderlich, dass die bisherigen Versuche, sie wiederherzustellen, keinen Erfolg gebracht hatten. Jedes Mal, wenn in einer Schulklasse oder an einem Arbeitsplatz Anforderungen an sie gestellt wurden, geriet sie in Panik, weil sie vollkommen unfähig war, ihnen gerecht zu werden.

Der Zusammenbruch ihrer visuellen Wahrnehmungssysteme hatte sich wahrscheinlich ereignet, als sie kaum drei Jahre alt gewesen war. Zu dieser Zeit hatte ihre Familie eine Veränderung in ihrem Verhalten bemerkt. Sie wurde sehr still und zog sich immer mehr zurück, fürchtete sich vor der Dunkelheit und hatte schwere Schlafstörungen; infolgedessen waren später ihre Schulleistungen schlecht, obwohl ihr eine große Intelligenz bescheinigt wurde. Als sie dreizehn war, verschwand durch eine extreme Belastungssituation (ein Todesfall in der Familie und die Scheidung ihrer Eltern) auch noch die geringe Wahrnehmungsfähigkeit, die sie bis dahin gehabt hatte, denn sie erlitt einen emotionalen Zusammenbruch, von dem sie sich zur Zeit unserer Untersuchung noch immer nicht erholt hatte.

Man gab ihr spezielle Linsen, die sie ständig tragen musste und die ihren Wahrnehmungsradius erweiterten. Außerdem wurden ihr systematische Augenübungen verschrieben, die ihre Fähigkeit, Gegenstände im Raum zu orten und zuzuordnen, verbessern sollten. Im Laufe der folgenden acht Monate konnte die Patientin immer mehr Verantwortung für ihr eigenes Leben übernehmen. Heute, mehr als zehn Jahre später, ist sie verheiratet, hat Kinder, eine verantwortungsvolle Tätigkeit und muss sich vermutlich nie mehr in psychiatrische Behandlung begeben.

Seither haben wir Hunderte Männer und Frauen beobachtet, von denen einige unter psychischen Krankheiten litten, viele hingegen nicht. Dank dieser Untersuchungen konnten wir eine Hypothese aufstellen, die als Grundlage für unsere weiterführenden Forschungen diente.

Menschen haben mindestens zwei visuelle Systeme. Das eine ist das so genannte fokale System. Was wir um uns herum wahrnehmen, wird hauptsächlich im Zentrum der Netzhaut, auf der Rückseite unseres Auges registriert. Diese Bilder werden dann an die höheren Zentren unseres Gehirns weitergeleitet und dort identifiziert und gedeutet. Diese Information gibt Antwort auf die Frage: „Was sehen wir?“ Es ist im Wesentlichen dieses fokale System, das unser Augenarzt untersucht, wenn wir unsere Augen routinemäßig kontrollieren lassen; verordnet er uns eine Brille, so tut er das, damit wir die Dinge klarer sehen, sei es in der Nähe oder in der Ferne.

Doch es gibt noch ein zweites visuelles System, das er nicht untersucht, da es mehr eine Sache für den Psychologen und Neurophysiologen als für den Augenarzt oder den Optiker ist. Man nennt es das Umgebungssystem. Auch die Information, die uns sagt, wo sich Gegenstände um uns herum im Raum befinden und welchen Standort wir selbst in Bezug auf sie und auf den Boden unter uns einnehmen, wird über die Augen vermittelt. Aber diese Daten werden auf anderen Wegen an unseren Stirnlappen und an das untere Zentrum unseres Gehirns weitergegeben, das wiederum mit dem Vestibularapparat in unseren Ohren verbunden ist.

Es ist ein stummes System. Meistens sind wir uns weder seiner Existenz noch seiner Tätigkeit bewusst. Wenn es nicht einwandfrei funktioniert, kann es Stress hervorrufen und es dem Betreffenden erheblich erschweren, mit Belastungen fertig zu werden. Doch merkwürdigerweise sind wir uns dieser Beeinträchtigung nicht im Mindesten bewusst oder wir bringen unsere Beschwerden erst dann mit unseren visuellen Wahrnehmungssystemen in Zusammenhang, wenn uns das Problem im Laufe einer kurzen speziellen Untersuchung demonstriert worden ist.

In einer Stichprobe von als gesund geltenden Erwachsenen wiesen mehr als zwanzig Prozent in irgendeiner Weise visuelle Wahrnehmungsstörungen auf; diese Häufigkeit kann bei Menschen, die großem Stress ausgesetzt sind, bis zu siebzig Prozent ansteigen, insbesondere, wenn es diesen Menschen schwer fällt, damit zurechtzukommen. Wir haben daraus geschlossen, dass die Funktionstüchtigkeit des visuellen umgebenden Wahrnehmungssystems ein wichtiges Element bei der Belastbarkeit ist. Und es ist einer der wenigen Aspekte der Belastbarkeit, der sich einfach und objektiv messen lässt.

Die Flexibilität der Wahrnehmung kann getestet werden, indem man die Genauigkeit und Leichtigkeit misst, mit der wir uns auf die Bewegung von Gegenständen einstellen, die auf unser Auge zubewegt (Konvergenzverhalten) und die von unserem Auge wegbewegt werden (Divergenzverhalten). Wie lange können wir ein Objekt im Brennpunkt behalten – indem wir die einzelnen Bilder miteinander verschmelzen, um ein einziges Bild zu formen –, wenn es auf uns zu oder von uns wegbewegt wird? Und wenn diese Verschmelzung verloren gegangen ist, wie lange danach und in welcher Sehweite erfolgt die Verschmelzung wieder, wenn das Objekt sich bewegt?

Die Messung dieser Flexibilität scheint eine genaue Methode zu sein, um festzustellen, wie wir mit Stress und mit unserer Organisation im Raum zurechtkommen und was der Raum um uns herum enthält. Haben wir beispielsweise die Verschmelzung verloren, wenn ein Objekt in irgendeine Richtung bewegt wird – zu uns hin oder von uns weg –, sollten wir, wenn wir genügend perzeptive Belastbarkeit besitzen, imstande sein, nach Umkehrung der Bewegungsrichtung in relativ kurzer Zeit wieder ein einziges verschmolzenes Bild zu sehen. Ist es jedoch so, dass wir erst nach einer längeren Verzögerung dieses einzige, verschmolzene Bild wiederherstellen können, so ist ein wichtiges Element unserer Belastbarkeit wahrscheinlich fehlerhaft und sollte korrigiert werden.

Wie relevant die visuellen Wahrnehmungssysteme für unsere Bewältigungsfähigkeiten sind, hängt natürlich von vielen Variablen ab, nicht zuletzt davon, welches Leben wir führen und welche Verantwortung wir tragen. Die Anforderungen, die an einen im Freien arbeitenden Landwirt oder an einen Waldarbeiter gestellt werden, unterscheiden sich erheblich von denen, denen ein Stadtbewohner, ein Bildschirmarbeiter, ein Fluglotse oder ein Bankkassierer gerecht werden muss. Denn die visuellen Systeme sind immerhin eine grundlegende Methode, um sich Informationen über die Umgebung zu holen. Je wichtiger die gesammelten Informationen sind, desto mehr wird eine Beeinträchtigung der Wahrnehmungsfunktionen die Arbeitsleistung behindern. Und wenn wir in unserer Wahrnehmung gestört sind oder es während einer Zeit großer Belastungen werden, wird die Rolle, die die Informationsverarbeitung in unserem Lebensstil spielt, größer, wird die Gefahr größer, dass wir von den täglichen Anforderungen belastet und überwältigt werden.

Medikamente, die die Belastbarkeit wiederherstellen; Linsen und Übungen, die darauf abzielen, die visuelle Wahrnehmungsflexibilität zu korrigieren; Lichtbestrahlung, Minerale und andere Nahrungsmittelergänzungen; regelmäßige Bewegung wie Laufen und Schwimmen; klug geplante Ferien; Entspannungsübungen – all das sind nur einige wenige Methoden, die uns zur Verfügung stehen und uns helfen können, die physiologisch bedingte Belastbarkeit zu stabilisieren und zu erhöhen. Aber sollten wir einmal, wie wir heute annehmen, in einer noch fernen Zukunft dank der Positronemissions-Topographie unser Gehirn in Farbe sichtbar machen können, dann müssen wir uns auf Fortschritte in der medizinischen Forschung gefasst machen, die uns noch viele Überraschungen bieten wird, und wir werden dann wahrscheinlich neuen Belastungen ausgesetzt sein, die von den gesetzlichen, ethischen und sozialen Konsequenzen herrühren, die solche Entdeckungen unweigerlich mit sich bringen.

12. KAPITEL

Woraus wir unsere Selbstachtung schöpfen

Vor etwa achtzehn Jahren hatte ich das Glück, Sir Alec Guinness bei einem kleinen Essen, das gemeinsame Freunde gaben, zu begegnen und mit ihm zu sprechen. Zufällig war er einer meiner Lieblingsschauspieler; daher fiel es mir nicht schwer, ihm ein Kompliment für seine Arbeit zu machen. Ich erinnerte mich unter anderem an seine Rolle in der Broadway-Inszenierung von T. S. Eliots Theaterstück *Die Cocktail Party.* Sir Alec hatte darin den Sir Henry Harcourt-Reilly gespielt, eine Art Psychiater, der zutiefst weise, poetisch und – vielleicht der Vorliebe des Dramatikers entsprechend – leicht rätselhaft ist. Ich hatte die Aufführung gesehen, als ich Student der medizinischen Fakultät war, zu einer Zeit, als ich mir noch nicht sicher war, worin ich mich spezialisieren wollte. Obwohl mir klar war, dass ein Psychiater in seinem Alltag weit entfernt von dem Mann war, den Sir Alec darstellte, wurde ich in meiner letztendlichen Entscheidung unwillkürlich von der Rolle beeinflusst. Das erzählte ich Sir Alec. Es schien ihn zu amüsieren und aufrichtig zu freuen.

Viele Textausschnitte aus der *Cocktail Party* haben sich in meinem Gedächtnis eingeprägt. Ein Satz ist mir kürzlich wieder eingefallen. Der Rechtsanwalt Edward Chamberlayne, der sein Verhältnis mit Celia Copplestone beendet hat, sagt zu Reilly: „Ich bin … doch besessen von dem Gedanken meiner eigenen Bedeutungslosigkeit."

Darauf erwidert Reilly:

„Ganz recht. Und ich könnte Sie dazu bringen, sich wichtig zu fühlen.
Und Sie würden das für eine wunderbare Heilung halten;
und Sie würden fortfahren, so viel Unheil anzurichten,
wie in Ihrer Macht liegt – bis Sie zu Fall kämen.
Das meiste Unheil, das in dieser Welt geschieht,

wird von Menschen angerichtet, die sich wichtig vorkommen.
Sie wollen nichts Böses tun – aber das Böse interessiert sie nicht,
oder sie sehn es nicht, oder billigen es,
weil sie in Anspruch genommen sind von der ständigen Anstrengung,
gut von sich zu denken.“

Jahrelang grübelte ich über diese Zeilen nach. Doch erst als sich in mir ein gewisses Verständnis für das Konzept der Widerstandsfähigkeit entwickelte, erkannte ich allmählich, worauf Eliot anspielte. Die Regulierung der Selbstachtung ist es, was zählt, nicht ein fortwährender Zustand der Zufriedenheit oder Unzufriedenheit. Die Polarisierung deutet darauf hin, dass wir zu sehr in die eine oder andere Richtung geschwenkt sind oder uns auf eine bestimmte Position festgelegt haben – sei es die der ständigen geringen Selbstachtung oder, ganz im Gegenteil, der Ichbezogenheit. Rigidität und Inflexibilität sind, wie Eliot sagen will, schädlich, und zwar für den Betreffenden selbst wie auch für die Menschen, die um ihn herum sind, ganz gleich, wie unbeabsichtigt der Schaden geschehen mag. Dabei denkt der Autor ganz offenkundig an jene, die beharrlich nach Selbstachtung streben, entweder, weil sie zu wenig davon haben, oder, weil sie ein Selbstgefühl aufrechterhalten müssen, das maßlos übertrieben ist. Beide Extreme bereiten der Egozentrik den Weg, die an sich schon ziemlich schwer zu ertragen ist, und ebenso der uneingeschränkten Selbstsucht, die – um Petronius in *Hamlet* zu zitieren – einen selbst und den Freund zerstört.

Wie also ist eine gesunde Selbstachtung beschaffen? Welche Rolle spielt ihre Regulierung im Prozess der Belastbarkeit?

Das Phänomen des Bewahrens und der Wiederherstellung der Selbstachtung ist kompliziert und durch zahlreiche wichtige Differenzierungen gekennzeichnet. Da sind Sie nun, wie Sie sich selbst sehen, ungeachtet dessen, welche Fähigkeiten Sie beherrschen oder wie andere Sie sehen. Sie haben in Ihren ersten Lebensjahren ein „Bauch“-Gefühl in Bezug auf sich selbst entwickelt. Ob Sie sich selbstbewusst, wertvoll und lebensfroh fühlen oder schamhaft, wertlos und hilflos, wird in erheblichem Maße davon bestimmt, wie Sie erzogen wurden. Liebevolle Eltern, die Sie für das loben, was

Sie gut gemacht haben, und Ihnen in Ihrem Verhalten Grenzen setzen, damit Sie sich nicht selbst verletzen, sind eine große Hilfe bei diesem Prozess. Das Erlernen bestimmter Fähigkeiten – beispielsweise, wie man seine Schnürsenkel zubindet, wie man auf die Toilette geht und wie man *Rotkäppchen und der Wolf* liest – verschafft zusätzlich ein Gefühl von Kompetenz und verstärkt die Selbstachtung. Auch wie andere Sie sehen, wenn Sie mit Ihren Spiel- und Schulkameraden Beziehungen knüpfen, beeinflusst Ihr Verständnis von sich selbst.

Was Sie zu schaffen versuchen – ohne dass Ihnen das bewusst gewesen wäre – ist eine komplexe Struktur Ihres Selbst. Ihre Vorstellung von dieser Struktur muss während der verschiedenen Phasen des Lebenszyklus immer wieder neu bestätigt werden. So ist zum Beispiel die Adoleszenz eine jener Zeiten, in denen eine radikale Umwandlung in der Regulierung der Selbstachtung stattfindet. Wie ein Teenager seinen Körper sieht, bekommt nun eine unverhältnismäßig große Bedeutung. Die Akzeptanz durch Gleichaltrige scheint eine Angelegenheit von Leben und Tod zu sein. Der junge Mensch beginnt, sich selbst zu beobachten, was zu einem erhöhten Bewusstsein und einer vermehrten Beschäftigung mit sich selbst führt. Der Teenager erlebt große Umschwünge in seiner Selbsteinschätzung, da er nun auf einen weiteren Kreis von Menschen angewiesen ist, deren Meinungen er achtet; sie helfen ihm dabei, seinen eigenen Wert zu definieren. Dies ist die Zeit, in der wir ein realistisches Bild von unseren Pluspunkten und Grenzen erstellen, damit wir Träume träumen und Ambitionen entwickeln können, die unseren Talenten und unseren Möglichkeiten entsprechen.

Hand in Hand mit der Herausbildung der Selbstachtung bilden wir außerdem das aus, was Psychoanalytiker das Über-Ich nennen – eine Persönlichkeitsinstanz, die jeder hat und die unsere ethischen und moralischen Maßstäbe bestimmt, die unsere Vorstellungen von dem, wie wir meinen, sein zu sollen, und von dem, wie wir sein wollen, prägt –, oft in Konflikt mit unserer Einschätzung dessen, was und wer wir sind. Kein Mensch kann immer so sein oder werden, wie er meint, sein zu sollen. Wir werden unser Ziel ebenso oft verfehlen wie erreichen. Wir werden Erfolg haben. Wir werden versagen. Und wenn wir erwachsen sind, werden wir immer wieder mit

Fragen konfrontiert, auf die wir oft selbst eine Antwort finden müssen. Bin ich ein guter Ehemann/eine gute Ehefrau? War ich ein guter Vater/eine gute Mutter? Habe ich Erfolg in meinem Beruf? Gelingt es mit, meinem Leben Bedeutung zu verleihen? Verstehe ich es, nach einer Niederlage wieder zur Selbstachtung zurückzufinden?

Ich erinnere mich, wie heftig Heidi Anderson sich gegen meine Bemühungen wehrte, ihre Selbstachtung wiederherzustellen. Ursprünglich hatte mich Heidi deshalb aufgesucht, weil sie unter einer Depression litt, nachdem eine wichtige Liebesbeziehung zu Ende gegangen war. Sie hatte gehofft, sie und ihr Freund würden eines Tages heiraten, und war zutiefst schockiert und verletzt, als sie herausfand, dass ihr Freund diese Absicht niemals gehabt hatte. Lange Zeit hatte sie sich mit dem Wunsch getragen, einmal eine eigene Familie zu haben, doch jetzt, mit Anfang dreißig, beschlich sie die Furcht, dass die Chancen dafür zunehmend geringer wurden.

Heidi war eine attraktive und gebildete junge Frau mit einem bezaubernden Lächeln – wenn sie geruhte zu lächeln. In den sieben vorangegangenen Jahren hatte sie als Lektorin für einen renommierten New Yorker Verlag gearbeitet. Aber trotz zahlreicher Beförderungen und viel Lob von ihren Vorgesetzten war sie davon überzeugt, dass sie weder Talente noch besondere Fähigkeiten besaß, um sich beruflich zu verwirklichen.

„Ich wollte immer Schriftstellerin werden. Aber seit meiner Collegezeit habe ich nichts geschrieben. Ich komme mir vor wie eine Gehilfin für andere, wie eine Hilfsredakteurin, die Manuskripte durchsieht und Tippfehler korrigiert.“ Ich fragte sie, ob das den Hauptteil ihrer Arbeit ausmache. „Im Gegenteil“, räumte sie widerstrebend ein; sie war als Lektorin für mehrere Bücher verantwortlich, von denen ich gehört hatte und die viel Beifall von der Kritik erhalten hatten.

Obwohl Heidis Depression nach einigen Monaten abgeklungen war, blieb sie weiterhin bei der negativen Einschätzung ihres Selbst.

„Ich bin in Wirklichkeit ziemlich dumm“, behauptete sie. „In der Schule musste ich furchtbar hart arbeiten, um gute Noten zu bekommen. Wenn ich intelligent gewesen wäre, hätte ich mich nicht so anstrengen brauchen.“

Ich hatte schon lange vor dieser Begegnung gelernt, einem Patienten nicht zu offen und direkt zu widersprechen, wenn er auf einer geringen Selbstachtung beharrte, denn das verstärkt häufig noch seine Entschlossenheit, mir zu beweisen, wie wertlos er tatsächlich sei. Daher sagte ich leichthin: „Auch mit viel Arbeit hätten Sie diese guten Noten nicht bekommen, wenn Sie tatsächlich dumm wären." Und ich fügte die Schultern zuckend hinzu: „Aber wenn Sie meinen …"

Heidi war ziemlich humorlos. Das Leben war für sie eine ernste Angelegenheit. Ihr Ziel war es voranzukommen, und das wollte sie durch die Beherrschung und die Kontrolle aller Einzelheiten erreichen – und dafür bezahlte sie einen hohen Preis, da sie ihre Spontaneität einbüßte. Weil sie ein sehr diskreter Mensch war, fiel es ihr schwer, während unserer Sitzungen über ihre Gefühle und Gedanken zu sprechen. Sie nahm an, dass ich sie nach dem fragte, was ich herausfinden wollte, und ihr die Dinge sagte, von denen ich wollte, sie solle sie wissen. Auch meinte sie, dass ich ihr mit allem, was ich ihr sagte, lediglich einen Gefallen tun wolle, dass ich im Grunde meines Herzens jedoch keineswegs davon überzeugt sei. Wenn ich ihr wegen irgendetwas ein Kompliment machte, tat sie es sogleich als „Erfindung" ab. Doch war sie sehr hellhörig, was Kritik betraf, und meinte sogar, diese zuweilen meinem Schweigen entnehmen zu können.

Ihr Werdegang gab mir einige Hinweise darauf, wie es gekommen war, dass Heidi im Regulieren ihrer Selbstachtung so wenig Belastbarkeit entwickelt hatte. In einer Familie mit vier Kindern war sie die einzige Tochter. Sie hatte immer das Gefühl gehabt, ihre Eltern zögen ihre Brüder vor, wenn über Erziehung oder die berufliche Laufbahn der Kinder gesprochen wurde. Als sie klein war, hatte ihr Vater sie als sein „ganz besonderes kleines Mädchen" betrachtet. Doch als sie in die Pubertät kam, gestand er ihr nicht zu, dass sie das „kleine Mädchen" hinter sich ließ, und als er spürte, dass aus seiner Tochter allmählich eine Frau wurde, zog er sich von ihr zurück und nahm ihre guten Leistungen in der Highschool überhaupt nicht zur Kenntnis. Heidi beschrieb ihre Mutter als einfache Frau, die oft keine eigene Meinung hatte, sehr abhängig von ihrem Mann und unentschlossen war. Sie warnte ihre Tochter oft, ihre Ziele im Leben nicht zu hoch zu stecken, damit sie am Ende nicht bitter enttäuscht würde.

„Ich musste sie ausblenden", rief Heidi einmal in einem ihrer seltenen Wutausbrüche, wobei sie sich die Ohren zuhielt, als wolle sie sich daran hindern, ihre eigene laute Stimme zu hören. „Ich war mit einem Einser-Zeugnis nach Hause gekommen. Aber sie warfen nur einen ganz flüchtigen Blick darauf und sprachen gleich danach darüber, dass einer meiner Brüder Mannschaftsführer in einem Basketballteam geworden war und dass man einen anderen Bruder in die juristische Fakultät aufgenommen hatte. Aber solange ich denken kann, weiß ich das ja nun. Doch das ändert nichts. Sie vermittelten mir das Gefühl, unfähig zu sein, und ich kann es nicht überwinden."

Heidis Problem mit ihrer Selbstachtung hatte auch einen Einfluss darauf gehabt, welche Art Freunde sie sich suchte. Die beiden letzten Männer, mit denen sie sich liiert hatte, waren ruhig und anspruchslos gewesen und hatten – wie Heidi – wenig Humor und Spontaneität besessen. Der eine war ein erfolgloser Versicherungsvertreter, der Angst davor hatte, das Telefon zu benutzen; der andere war ein Möchtegernmaler, der noch nicht einmal sein erstes Bild beendet hatte und seinen eigenen endlosen „Kampf darum, gut über sich zu denken" ausfocht, indem er Heidi ständig heruntermachte.

Durch ihre neuen Einsichten in all das bekam Heidi etwas mehr Klarblick. Aber das genügte nicht, um eine entscheidende Veränderung herbeizuführen. Dazu war noch etwas mehr erforderlich. Ich beschloss den Advocatus Diaboli zu spielen und an den Fundamenten ihres Problems zu rütteln – das heißt, an ihren Werten, der engen Verbindung in ihrem Denken zwischen Leistung und Selbstwertgefühl. Selbst auf die Gefahr hin, sie zu verärgern, fragte ich sie, warum sie eigentlich annehme, es sei notwendig, etwas Anerkanntes zu erreichen, um sich wertvoll zu fühlen.

„Haben Sie nicht den Eindruck, dass man uns allen ständig einredet, wir könnten nur dann Achtung vor uns selbst haben, wenn wir einen Job haben und unseren Lebensunterhalt verdienen? Hält das nicht lediglich den Wirtschaftskreislauf in Gang? Sicherlich ist die Arbeit ein wesentlicher Bestandteil des Lebens. Was ich sagen will ist, dass die Arbeit eine Sache ist, die Selbstachtung jedoch eine andere."

„Wenn der Respekt vor sich selbst nicht aus der Leistung kommt, woher denn dann?", wollte sie wissen.

Ihre Frage erfolgte so plötzlich und direkt, dass ich nicht darauf vorbereitet war. Ich zögerte kurz, ehe ich antwortete.

„Als Sie mich zum ersten Mal aufsuchten, Heidi", sagte ich, „waren Sie deprimiert. Menschen, die deprimiert sind, verlieren ihr Selbstvertrauen. Das ist der springende Punkt. Wenn sie sich erholt haben, finden die meisten ihr Selbstwertgefühl wieder. Andere Leute – wie Sie – scheinen überhaupt niemals ein vernünftiges Maß an Selbstachtung gehabt zu haben. Oder, wenn Sie es je hatten, mussten Sie darum kämpfen, die wenigen Reste davon nicht zu verlieren, da Sie in einer Familie aufwuchsen, die Ihre Talente und Fähigkeiten nicht zu würdigen wusste. Im Großen und Ganzen machten Sie sich deren geringe Meinung zu Eigen und verbanden sie mit Ihrer Vorstellung davon, wie eine Frau angeblich zu sein hat. Sie kamen zu der Überzeugung, Talente und Leistung seien ein Vorrecht der Männer – ein Postulat, das Sie sich hartnäckig und völlig zu Recht weigerten zu akzeptieren."

Sie warf mir einen dieser skeptischen Blicke zu, die ich mittlerweile so gut kannte.

„Da Sie verzweifelt nach einem Selbstwertgefühl suchten, setzten Sie alles daran, um Erfolg zu haben. Aber offenbar genügte kein erreichter Erfolg Ihren Ansprüchen. Sie haben an einem erstklassigen College Ihren Abschluss gemacht. Sie arbeiten in einer sehr umkämpften Branche und wurden bereits mehrmals befördert. Aber Sie haben noch immer nicht genug getan, um sich selbst in einem günstigen Licht zu sehen. Vielleicht lassen Sie etwas außer Acht."

„Was?"

Ich spürte, dass sie mir zum ersten Mal erlaubt hatte, ihren Abwehrpanzer zu durchbrechen, und imstande war, sich etwas Positives über sich selbst anzuhören – und daraus zu lernen.

„Sie haben das Recht, ein gutes Gefühl von sich selbst zu haben, ganz gleich, wie viel Geld Sie verdienen, oder ob Ihr Job allen Ihren Erwartungen entspricht. Ich glaube, das ist ein Recht, das jeder haben sollte – als Mensch gut von sich zu denken."

„Sie können leicht reden", sagte sie. „Sie haben schon eine Menge erreicht."

„Das stimmt. Aber auch ich habe Fehlschläge hinnehmen müssen. Hören Sie, eine Lektion, die ich unter Mühen gelernt habe, ist, meine Selbstachtung nicht davon abhängig zu machen, ob meine Patienten große oder kleine Fortschritte machen."

„Das klingt äußerst verantwortungslos."

„Das ist es keinesfalls. Natürlich ist es mir sehr wichtig. Aber eine übermäßige Verwundbarkeit würde meine Fähigkeit, Ihnen oder sonst jemandem die Wahrheit zu sagen, gefährden."

Meine Bemühungen, Heidi dazu zu bringen, ihr Urteil über sich, das sie ausschließlich aus ihrer Arbeit ableitete, in Frage zu stellen, begannen Früchte zu tragen. Sie war nun in der Lage zu überdenken, welche Talente sie wirklich besaß und wie sie sie am besten einsetzen konnte. Und es stellte sich heraus, dass sie keineswegs literarischer Natur waren. Ihr Wunsch zu schreiben war immer wieder von der Tatsache entmutigt worden, dass Schreiben eben nicht ihre Stärke war. Ihre wahre Begabung – und der Grund, weshalb sie die Anerkennung ihrer Vorgesetzten erhalten hatte – war ihr Organisationstalent. In der Schule war es ihre Fähigkeit gewesen, zwischen wichtigen und unwichtigen Informationen zu unterscheiden, die ihr gute Noten eingebracht hatte. Bei ihrer Arbeit war es nicht so sehr ihre Begabung für Sprache, die sie auszeichnete, sondern ihre angeborene Fähigkeit, Prioritäten zu setzen, zu entscheiden, was sofort getan werden musste und was auf später verschoben werden konnte, verbunden mit einer leidenschaftlichen Liebe zum Detail.

Selbst Heidi musste zugeben, dass ihr Organisationstalent ein Pluspunkt war. Das Problem war, dass sie es nicht für wertvoll gehalten hatte. Sie hatte immer das Gefühl gehabt, jeder könne „managen". Jetzt begann sie einzuräumen, dass dies möglicherweise nicht der Fall war. „Es machte mir Spaß, damals auf dem College Geschäftsführerin unserer Zeitschrift zu sein", erinnerte sie sich und bestätigte damit ihre Einsicht.

Heidi gab ihren Job in dem Verlag auf und schrieb sich für einen Kurs für Betriebswirtschaft ein. In unserer letzten Sitzung warnte ich sie davor, dass sie damit rechnen müsse, in den kommenden Jahren Rückfälle zu erleiden und etwas von ihrem neu gefundenen Selbstvertrauen zu verlieren. Solche Umschwünge gehörten nun einmal zu der Reaktion auf Situationen des Zusammenbruchs. Die Frage war nicht, ob sie ihre Selbstachtung bewahren konnte, sondern wie schnell und erfolgreich sie fähig sein würde, sie nach einer Demütigung, einem Scheitern, einem Verlust oder anderen widrigen Ereignissen wiederzuerlangen. Vor kurzem schickte sie mir eine Postkarte von den Bermudainseln, auf der sie schrieb, es gefiele ihr sehr gut in der neuen Fakultät, sie habe einen neuen Freund und zuweilen das Gefühl, es sei wirklich alles in Ordnung mit ihr.

Wir dürfen nicht vergessen, dass Selbstachtung und ihr Pendant, das Selbstvertrauen, keine Konstanten sind. Sie werden nicht von irgendeinem magischen Gefühl der Überlegenheit erzeugt, das es uns ermöglicht, unser Leben unverwundet von allen Rückschlägen zu führen. Ein Misserfolg, ganz gleich welcher Art, stellt zwangsläufig in Frage, wie wir uns selbst sehen. Und hier wiederum ist der Schlüssel zur Regulierung der Selbstachtung: die Widerstandskraft. Sie entscheidet darüber, wie schnell und wie effizient wir uns nach einer solchen Belastung neu strukturieren können.

Man könnte sagen, dass die Selbstachtung in gewissem Sinne auf mehreren Ebenen wirkt. Wir empfinden Befriedigung, wenn wir etwas gut gemacht haben. Erledigen wir eine Aufgabe, die wir für wichtig halten, schlecht, so kann und sollte uns das ein wenig Unbehagen einflößen, und ein solches Unbehagen wird uns – im Idealfall – dazu anspornen, es das nächste Mal besser zu machen. Wir erhalten Lob und Anerkennung von Freunden, von der Familie und von Arbeitskollegen; das ist etwas, was wir alle brauchen, doch sollten wir darauf achten, davon nicht abhängig zu werden. Wir müssen in unserem Erwachsenenleben darauf gefasst sein, dass diese Anerkennung über lange Perioden hinweg auch einmal ausbleiben kann.

Und dann ist da noch die Sache mit den Werten. Heidi Andersons Selbstachtung war an Leistung gebunden. Obwohl sie eine attraktive Frau war, bedeutete ihr Äußeres ihr nichts. Eine andere Person fühlt sich vielleicht trotz ihrer Attraktivität niemals attraktiv genug und neigt daher ebenfalls zu einer geringen Selbstachtung. Wieder eine andere fühlt sich – in finanzieller Hinsicht – arm und akzeptiert sich infolgedessen nicht selbst, weil sie weniger als eine Million Dollar besitzt. Ein Dritter quält sich trotz universitärer und beruflicher Erfolge mit nagenden Selbstzweifeln herum, weil er es auf sportlichem Gebiet niemals zu einer besonderen Leistung gebracht hat. Und es wäre durchaus vorstellbar, dass ein Wissenschaftler zwar den Nobelpreis erhält und dennoch nicht sehr viel Selbstachtung besitzt, weil er nicht fähig ist, gesellig zu sein – was, wie man ihm seit seiner frühen Kindheit versichert hat, unerlässlich sei.

Wir müssen imstande sein, unsere eigenen Werte zu erkennen, und überlegen, wie realistisch sie in Anbetracht unserer Fähigkeiten, Chancen und tatsächlichen Lebensumstände sind, damit wir die Distanz zwischen dem, was und wer wir sind, und dem, was und wer wir sein wollen, besser ausbalancieren.

Doch es ist nicht unbedingt verkehrt, auch einmal unzufrieden mit sich zu sein. Missmut ist ein entscheidender Beweggrund, etwas zu lernen. Ein dreiundvierzigjähriger Mann drückte es mir gegenüber so aus: „Ich bin nie sehr geschickt mit Geld umgegangen. Ich bin Lehrer. Als ich diesen Beruf wählte, tat ich es, weil ich das Gefühl hatte, ich würde dies gern machen. Und das war auch so. Aber um Geld kümmerte ich mich niemals. Ich bekam mein Gehalt und bezahlte meine Rechnungen. Das schien so einfach. Aber jetzt, wo die Kinder heranwachsen und wir diese Unsicherheit auf den Finanzmärkten haben, merke ich plötzlich, dass ich nicht genug finanzielle Mittel habe, und weiß nicht, wie ich das ändern soll. Nachts liege ich wach und mache mir Sorgen. Ich komme mir wie ein Versager vor, so als hätte ich mein Leben vergeudet, Chancen nicht genutzt, hätte mich dazu verleiten lassen, meine gesamte Energie in eine Arbeit zu stecken, die mir nicht genug einbringt."

„Zum Lernen ist es nie zu spät", sagte ich zu ihm. „Belegen Sie ein paar Kurse in Geldmanagement. Schauen Sie sich Ihr monatliches Budget an. Nichts hindert Sie daran, von nun an mehr an sich selbst und Ihre Familie zu denken. Das heißt nicht, dass Sie Ihre Arbeit vernachlässigen sollen. Nur, die Beschäftigung mit Geld ist etwas, was Sie nie zuvor getan haben. Sie können Lösungen finden, sobald Sie aufhören, sich selbst deswegen herunterzumachen."

Unsere Unwissenheit zu akzeptieren gehört zur Regulierung der belastbaren Selbstachtung. Ich erinnere mich, wie ich einmal in der Cafeteria des Universitätskrankenhauses saß und mit einigen Kollegen, unter denen auch ein ehemaliger Stationsleiter der Psychiatrie war, zu Mittag aß. Jemand erwähnte einen Namen und das Forschungsprojekt, das der Genannte eben durchführte. Ein Artikel darüber war kürzlich in einer Fachzeitschrift erschienen. Ich glaube, er handelte vom Immunsystem und seinem möglichen Einfluss auf Depressionen. Mein Arbeitsgebiet war die Depression, aber ich war nicht vertraut mit dieser speziellen Untersuchungsmethode.

„Was für eine Arbeit ist das?“, fragte ich.

Der Stationsleiter schien verblüfft und schaute missbilligend in meine Richtung. Einige Kollegen murmelten irgendetwas.

„Nun, ich hatte die Wahl“, sagte ich. „Ich kann hier sitzen und so tun, als wüsste ich, wovon Sie sprechen. Aber dann hätte ich nicht erfahren, worum es eigentlich geht, nicht wahr? Sagen Sie, wer von Ihnen war ebenfalls nicht auf dem Laufenden über dieses Forschungsprojekt?“

Nur einer der sieben Kollegen hob die Hand, doch später, als wir unter uns waren, gestanden mir noch drei andere ihre Unkenntnis.

Zugeben können, dass man etwas nicht weiß oder nicht kann, gehört ganz wesentlich zur Regulierung der widerstandsfähigen Selbstachtung dazu. Hier sind noch einige Leitlinien: Erinnern Sie sich an die Kindergeschichte von der kleinen Eisenbahn, die schnaufend und Dampf ausstoßend den Berg hinauftuckert? Sie sagt dabei immer wieder: „Ich glaub', ich schaff's, ich glaub', ich schaff's, ich glaub', ich schaff's, ich schaff's, ich schaff's, ich schaff's.“ Sich anzugewöhnen, positiv zu denken, ist ein guter Anfang.

Nehmen Sie jeden Tag und jede Aufgabe, wie sie kommt. Eine der Grundregeln, die wir Ärzte befolgen, wenn wir Menschen, die schwere emotionale Zusammenbrüche erlebt haben, helfen, wieder Selbstvertrauen zu gewinnen, besteht darin zu erkennen, welche Herausforderungen sie trotz ihrer gegenwärtigen Verfassung bewältigen können. Das Ziel hierbei ist es, in ihnen wieder das Gefühl für die eigene Kompetenz zu wecken, indem man sie ermuntert, das zu tun, wozu sie zum jetzigen Zeitpunkt in der Lage sind. Nehmen wir zum Beispiel an, Sie sind Immobilienmaklerin und haben aus irgendeinem Grund an einem bestimmten Tag nicht die nötige Energie, um ans Telefon oder aus dem Haus zu gehen. Vielleicht sollten Sie in diesem Fall einfach zu Hause bleiben, sich an Ihren Schreibtisch setzen und nichts anderes tun, als eine Liste potenzieller Kunden zu erstellen, die Sie anrufen werden, sobald Sie sich besser fühlen. Niemand erwartet, dass ein Mensch, der sich eben von einer Hüftoperation erholt, in der ersten Woche nach Verlassen des Krankenhauses an einem Marathonlauf teilnimmt. Wenn ein Zusammenbruch Sie gezwungen hat, zu humpeln, dann humpeln Sie eben – später werden Sie wieder richtig gehen können.

Seine Stärken richtig einzusetzen impliziert, dass man seine Schwächen kennt und gelernt hat, mit ihnen umzugehen.

Sie sollten sich nicht gedemütigt fühlen, wenn das Leben Sie zwingt, einen Misserfolg zu erleben, denn dieses Sich-gedemütigt-Fühlen verzögert nur den Lern- und Genesungsprozess. Und wenn Sie über sich selbst lachen können – umso besser. Wie Sir Henry Harcourt-Reilly auf Edward Chamberlaynes Befürchtung:

> „Man wird mich für verrückt halten
> oder einfach für verächtlich",

antwortet:

> „Umso besser.
> Sie werden lernen, dass man Demütigungen überlebt.
> Und das ist eine Erfahrung
> von unschätzbarem Wert."

Den meisten Menschen ist es nicht gleichgültig, was andere von ihnen denken. Wir sollten für konstruktive Kritik offen sein, aber nur den berechtigten Äußerungen Beachtung schenken; die destruktiven sollten wir übergehen. Nicht zuzuhören kann ein ebenso großer Fehler sein, wie allzu empfänglich zu sein für die Meinung anderer. Wir sollten nach Möglichkeit alles tun, um uns mit Menschen zu umgeben, die uns und die wir achten, und unseren Kontakt zu jenen auf ein Minimum reduzieren, die uns immer wieder provozieren oder herabsetzen. Wenn wir die Menschen um uns herum beurteilen, sollten wir eine ganze Anzahl nahe liegender Fragen in Erwägung ziehen: Lobt mein Chef mich, wenn ich eine Arbeit gut gemacht habe, oder höre ich nur dann von ihm, wenn etwas einmal nicht so gut lief, oder – noch schlimmer – wenn er schlechte Laune hat und nur *annimmt*, etwas sei nicht gut gelaufen? Bin ich mit einem Partner/einer Partnerin verheiratet, der/die mir gegenüber eine unterstützende Haltung an den Tag legt, oder mit einem, der meinen Hoffnungen stets einen Dämpfer aufsetzt und mich bei jeder Gelegenheit an meine Unzulänglichkeiten erinnert? Habe ich, wie die Überlebenden von Kriegsgefangenenlagern, gelernt, auch angesichts des Feindes meine Selbstachtung zu bewahren? Habe ich mir einen Fluchtplan ausgedacht?

Für die meisten Menschen ist außerdem ein gewisses Gemeinschaftsgefühl entscheidend für ihre Selbstachtung. Das hat mit ihrer Identität zu tun. Menschen können besser erkennen, wer sie sind, und sich selbst respektieren, wenn auch die Menschen in ihrem Umfeld sie kennen und respektieren. Doch überall auf der Welt unterliegen die Fundamente, auf denen Gemeinschaftsgefühl und Identifikation stets beruhten, Veränderungen. Die Einwanderer, die in die Vereinigten Staaten kamen, schufen unter sich eine Gemeinschaft, in der sie dieselbe Sprache und dieselben Sitten teilten. Aber die Homogenisierung Amerikas zerstört diesen Gemeinschaftsgeist zunehmend. Allein schon die Architektur der Häuser, in denen wir leben, erschwert unsere Interaktionen mit anderen. Zum Beispiel hat eine in England durchgeführte Studie über das Leben in Hochhäusern gezeigt: Je höher die Häuser waren, in denen die Menschen wohnten, desto seltener hatten sie Kontakt zu ihren Nachbarn und konnten darum auch nicht auf ihre Unterstützung zählen.

Es ist gut möglich, dass Sie lernen müssen, Ihre eigene Gemeinschaft zu schaffen – sei es zufällig oder absichtlich. Beispielsweise ist eine meiner Töchter Mutter von Zwillingen; sie hat eine Gruppe mit anderen Müttern gegründet, die ebenfalls Zwillinge haben. Manche Menschen werden auf dem Sportplatz Gemeinschaft finden; andere, indem sie jedes Jahr in denselben Urlaubsort fahren; andere wiederum in der Arbeit mit ihren Kollegen. Aber sie ist immer schwieriger zu finden, da die Menschen mobiler geworden sind und die Kennzeichen, die unserer Zivilisation einst ein Gefühl der Kontinuität verliehen, im Schwinden begriffen sind.

13. KAPITEL

Das Erlernen von Autonomie

Zu lernen, dass wir selbständige Wesen und nicht Teil unserer Mutter sind, ist eine der frühesten kreativen Erkenntnisse, zu der wir in unserem ersten Lebensjahr gelangen. Die übrige Kindheit bringen wir damit zu, Kompetenz, verschiedene Fertigkeiten und ein stärkeres Selbstgefühl zu entwickeln. Es ist eine Zeit, in der absolut jeder Mensch einen Hang zum Einfallsreichtum hat. Lernen, einen Schnürsenkel zu binden, mit dem Löffel zu essen, den Weg von der Schule nach Hause zu finden – all diese Dinge sind, selbst wenn sie schnell gewohnheitsmäßige, gedankenlose Handlungen werden, anfangs kreativ, haben ihren Ursprung in dem zunehmenden Autonomiegefühl und stärken es.

Das Streben nach Selbstständigkeit durchzieht den gesamten Lebenszyklus wie eine Odyssee. Zuerst findet es in der eigenen Familie statt. Später dehnt es sich auf den Kontakt mit Spielkameraden und Lehrern aus. Wir nehmen an, dass diese Entwicklung weitergeht, bis wir einen Punkt erreichen, der Reife genannt wird, wo man uns in einer Universität oder Fachhochschule ein Stück Papier aushändigt, auf dem „Diplom" steht, das unsere Selbständigkeit bestätigt und uns sagt, es sei nun unsere Aufgabe, die Herausforderungen zu meistern, die das Leben für uns bereithält. Doch oft sind sowohl unsere Selbständigkeit als auch die kreative Initiative, die sie verkörpert, durch die Dinge, denen wir ausgesetzt waren, stark behindert; es fällt uns schwer, eigenständig zu denken und uns von den Normen und Werten unserer Mitmenschen unabhängig zu machen.

Wir wollen nun mittels eines Radiergummis den Kampf veranschaulichen, der uns in unserem Bemühen um Autonomie das ganze Leben hindurch begleitet.

Ich sitze in einem Klassenzimmer an einem kleinen Schreibpult.

In meiner Hand halte ich den einzigen Radiergummi im ganzen Raum. In weiser Voraussicht habe ich heute Morgen daran gedacht, ihn mitzunehmen.

Wie reagiert meine Lehrerin nun auf meine Klugheit? Statt mich dafür zu loben, beugt sie sich zu mir herunter und flüstert mir ins Ohr: „Teile ihn mit den anderen." Das ist an und für sich keine schlechte Idee, aber ich habe Lust zu rufen: „Es ist mein Radiergummi!" Doch das tue ich nicht. Stattdessen reiche ich ihn dem kleinen Mädchen, das am Nebentisch sitzt. Sie lächelt. Plötzlich fühle ich mich viel besser. Ihr Blick belohnt mich. Ich habe ein wenig von meiner Autonomie aufgegeben, aber das erscheint mir ganz richtig so. Ich fühle mich gut. Man kann nur hoffen, dass dieser Vorfall mich nicht darauf konditionieren wird, in den kommenden Jahren für ein ebenso bezauberndes Lächeln alles herzugeben – andere symbolische Besitztümer, die wertvoller sind als Radiergummis, oder sogar einen Teil meiner Seele.

Die eigene Autonomie zu bewahren, wird weiterhin eine Herausforderung bleiben, denn im Leben ergeben sich unzählige Situationen, die mir meine Autonomie zu nehmen drohen.

Dogmatismus: „Wir kennen alle Antworten. Du hast keine einzige. Radiere die gegenteiligen Bilder aus deinem Kopf."

Geschäftsleben: „Wenn du mir deinen Radiergummi gibst, bezahle ich dir höhere Zinsen als du sie sonst irgendwo bekommen kannst."

Machtkämpfe: „Das ist der Krieg der Radiergummis. Der Sieger bekommt ihn."

Mord: „Sie brachten ihn wegen eines Radiergummis um."

Gruppendruck: „Wenn du zu unserer Gruppe gehören willst, musst du deinen Radiergummi wegwerfen, so wie wir es auch getan haben."

Ehe: „Wenn du willst, dass wir miteinander auskommen, musst du diesen Radiergummi für immer weglegen."

Kontrolle: „Du willst diesen Radiergummi, nicht wahr? In Ordnung, da, nimm ihn, ha! Diesmal hast du ihn nicht gekriegt. Versuch's noch einmal. Da! Fast hättest du ihn erwischt. Und jetzt sollst du darum betteln."

Sucht: „Ich kann nicht ohne das Zeug leben. Hier, nimm meinen Radiergummi dafür und gib es mir."

Kritik: „Du bist gemein. Du willst mir deinen Radiergummi nicht geben. Du verstehst es ja nicht einmal, ihn zu benutzen. Schau, du hast ja die Seite verschmiert, du Trottel."

Verführung: „Ich kann dir gar nicht sagen, wie sehr ich Leute mit Radiergummis bewundere … und du kannst so gut damit umgehen. Kein einziger Bleistiftfleck auf der Seite. Und jetzt, wo du ihn nicht mehr benötigst, warum gibst du ihn da nicht mir, mein Schatz?"

Nur in Ihrer Jugend genießen Sie das Gefühl ewiger und scheinbar uneingeschränkter Freiheit. Sie haben nur wenig Geld in der Tasche, vielleicht gerade genug, um ein Flugticket nach Australien zu bezahlen, wo Sie sich einmal das Leben im Busch ansehen wollen. Sie haben vielleicht eine Freundin oder einen Freund – vielleicht sogar zwei –, aber es ist nichts Ernsthaftes. Es kommt Ihnen so vor, als hätten Sie alle Zeit der Welt. Möglich, dass Sie sich nicht einmal darum gekümmert haben, ein Rückflugticket zu kaufen.

„So fühlte ich mich mit zweiundzwanzig", erzählte mir George Bistrom. „Ich wünschte, ich könnte noch einmal so frei sein."

Ich traf George auf einem Trainingsseminar für Stressmanagement, das ich vor einigen Jahren in einem Unternehmen abhielt. Er fragte mich, ob er nach der allabendlichen Diskussion einmal unter vier Augen mit mir sprechen könnte.

„Ich bin zweiundvierzig. Ich fühle mich von allem niedergedrückt, ausgebrannt … und wie in einer Falle. Ich kann von meinem Einkommen nichts sparen: Jeder Cent geht für die monatlichen Rechnungen drauf. Ich habe das Gefühl, dass ich in meinem Job auf der Stelle trete, aber ich kann es mir nicht leisten zu kündigen. In letzter Zeit schlafe ich schlecht und habe Kopfschmerzen, für die mein Arzt keine Ursache findet. Wie kann ich da irgendetwas kreativ anpacken, wie Sie uns heute Abend geraten haben?"

George war stellvertretender Personalchef der Firma. Er hatte eine Frau, drei Kinder und musste eine Hypothek für sein Haus abzahlen; er besaß zwei Autos und war Mitglied in einem Sportclub auf dem Land. Er brauchte anderthalb Stunden, um zu seiner Arbeitsstelle zu kommen. Morgens stand er Viertel vor sieben auf, kam abends um halb acht nach Hause und ging gewöhnlich um zehn zu Bett. Nur an den Wochenenden hatte er etwas freie Zeit; doch dann musste er im Winter oft Schnee schaufeln und im Herbst Blätter zusammenrechen. An manchen Samstagabenden aßen er und seine Frau Lorna zusammen mit Freunden und sonntagmorgens spielten sie hin und wieder Tennis, wenn die Plätze nicht überfüllt waren. George und seine Frau schliefen nur noch selten miteinander. Dafür hatten sie nicht genug Privatsphäre und auch kein großes Interesse mehr daran.

George war es immer wichtig gewesen, was andere über ihn dachten. Er war stolz darauf, ein Haus zu haben und dem Klub anzugehören. Es gab seinem Ego Auftrieb, wenn er erzählte, dass er für eine Elektronikfirma arbeitete, als sei er selbst Teil des führenden Zweigs der neuen Technologie. Er genoss die Vorstellung, dass die Leute Lorna sehr attraktiv fanden. Einen Großteil seiner Selbstachtung schöpfte er aus seiner Umgebung und, um sie bewahren zu können, hatte er nach und nach auch die letzten Reste seiner Autonomie geopfert.

„Ich fühle mich den Dingen nicht mehr gewachsen, so wie als junger Mann", sagte er. „Nicht, dass ich mit wirklichen Problemen konfrontiert wäre. Na ja, mit einem vielleicht. Da ist der neue Personalchef. Er hat seinen Job vor ungefähr acht Monaten angetreten."

Etwa zu dieser Zeit hatten Georges Schlaflosigkeit und Kopfschmerzen begonnen, konstatierte ich.

„Er ist so ein Mensch, bei dem man nie weiß, woran man ist. Er lobt nie, kritisiert nie. Letzten Monat kündigte er völlig unerwartet zwei Mitarbeitern, setzte sie einfach vor die Tür. Ohne Vorwarnung. Er gab auch keine Erklärungen dazu ab. Es ist mir – sogar Ihnen gegenüber – peinlich, zugeben zu müssen, dass mir das Angst macht."

„Ich nehme an, das sollte es auch", erwiderte ich. „Aber Sie könnten wahrscheinlich einen anderen Job finden. Andererseits fürchtet sich jeder Mensch vor neuen Situationen. Ihre ganze Lebensstruktur könnte auf den Kopf gestellt werden und vielleicht müssten Sie größere Veränderungen vornehmen."

„Wie könnte ich das? In meinem Alter? Was sollte ich denn tun?" Aus seiner Stimme war Panik herauszuhören.

„Sie stehen der ganzen Lage etwas ratlos gegenüber, nicht wahr?", fragte ich. Er gab keine Antwort, aber ich konnte sehen, dass er mit unterdrückter Wut kämpfte.

„Wenn Sie wütend sind, warum wollen Sie es nicht eingestehen ... zumindest sich selbst gegenüber?"

„Wie können Sie das verstehen. Sie sind Arzt. Sie sind Ihr eigener Herr. Sie müssen niemandem Rede und Antwort stehen."

Ich lächelte. „Soll ich Ihnen die lange Liste der Menschen, Organisationen und Kommissionen nennen, denen ich Rechenschaft schulde? Ich könnte meine Unabhängigkeit ebenso schnell und unweigerlich verlieren, wie Sie die Ihre meinen verloren zu haben. Aber wahre Autonomie hängt nicht einfach davon ab, ob Sie für irgendeine Institution arbeiten oder selbständig sind. Sie ist vielmehr eine geistige Haltung. Sie hat damit zu tun, welche Gefühle Sie sich selbst entgegenbringen und wie Sie sich in Bezug auf Ihre unmittelbare Umgebung fühlen."

Dann wandte ich eine alte Taktik an, die so genannte „schlimmstmögliche Hypothese". „Fragen Sie sich selbst, was das Schlimmste wäre, was passieren könnte. Sie könnten gefeuert werden. In diesem Fall müssten Sie Ihr Haus verkaufen und Ihren Lebensstandard eine Zeit lang herunterschrauben, sich einen anderen Job suchen, sich vielleicht umschulen lassen. Sie müssten Ihren Stolz hinunterschlucken und ein paar Freunde um Hilfe bitten. Vielleicht müsste Ihre Frau wieder arbeiten. Unter Umständen müssten Sie sogar umziehen. Aber wenn nötig, könnten Sie zum Beispiel als Busfahrer arbeiten."

„Als Busfahrer!"

„Warum nicht – wenn es unumgänglich wäre. Ich meine das allerdings nicht im wörtlichen Sinne. Ich meine damit, dass Sie wissen, Sie könnten irgendwie überleben."

Ich bat George, mir mehr Einzelheiten über seine Arbeit zu nennen, und fand heraus, dass ihm gar nicht so viel Autonomie genommen worden war, wie er glaubte. Freilich gab es die üblichen Unsicherheiten und Frustrationen wie in jeder Arbeitssituation. Aber sein Gefühl, als Mensch herabgewürdigt zu sein, entsprach nur teilweise der Realität. Zum Beispiel bestand eine seiner Aufgaben darin, neue Techniken zu finden, um potenzielle Arbeitnehmer zu beurteilen. Bei einer anderen Aufgabe ging es darum, genau ausgearbeitete Methoden zur Einschätzung der Arbeitsleistung zu entwickeln. Auf mein echtes Interesse an den Einzelheiten reagierte George zunächst überrascht und leicht ungläubig. Doch im Laufe unseres Gesprächs begann er zu erkennen, dass in seiner Funktion durchaus Chancen und Herausforderungen steckten. Innerhalb der Grenzen seines Verantwortungsbereichs konnte er eine Menge Eigeninitiative entwickeln. Und immer, wenn er die Firma von seinen Ideen überzeugen musste, hatte er die Chance, einen Teil seiner Autonomie zurückzugewinnen und fantasievolle Strategien anzuwenden, um sein Ziel zu erreichen, statt sich einem Gefühl hilfloser Sinnlosigkeit – und der daraus resultierenden Stagnation – zu ergeben. Er erinnerte sich daran, dass seine Klassenkameraden damals im Highschool-Jahrbuch unter sein Bild ein Zitat von Shakespeare gesetzt hatten: „Gewinnend, taktvoll und äußerst klug". Diplomatisches Geschick war tatsächlich eine seiner stärksten Seiten. Und diese konnte er nutzen, um die heiklen Situationen zu entschärfen, die sich vielleicht ergeben würden, wenn er von nun an mehr Initiative zeigte.

George Bistrom war ein guter Organisator. Für etwas anderes war er nicht geeignet. Er brauchte eine Struktur, innerhalb der er arbeiten konnte. Was er für sich herausfinden musste, war, wie er in dem gegebenen Rahmen seine Autonomie bewahren konnte.

Dem Organisator gegenüber steht der Unternehmer, ein Mensch, der die Autonomie in Reinform verkörpert. Oft kann man seinen Unternehmungsgeist, seinen Einfallsreichtum und den Willen, nach niemandes Pfeife zu tanzen, bis in die Kindheit zurückverfolgen, wo er vielleicht vor seinem Haus Limonade verkaufte und organisierte, dass die Kinder aus seiner Nachbarschaft Garagen ausmalten und Laub zusammenrechten. Und später, während seine Studienkollegen Pläne fürs Studium machten oder zu Vorstellungsgesprächen mit renommierten Firmen rannten, versuchte er zu entscheiden, ob er eine Scheune mieten sollte, um seine Erfindungen auszuprobieren, oder sich als Sanierer von Altbauten betätigen wollte. Ein Zwölf-Stunden-Tag ist bei ihm normal. Energisch, ruhelos und tatkräftig, wie er ist, treiben ihn Ehrgeiz, Talent und das Gefühl, ein Schicksal erfüllen zu müssen, an – überdies häufig auch der Wunsch, reich zu werden, und manchmal sogar ein gewisses Sendungsbewusstsein. Zu seinen Stärken gehören Ausdauer und kreative Kraft.

Im Unterschied zu George Bistrom, der so viel Wert auf einen bestimmten Status legte und sich von Familie, Freunden und Arbeitskollegen so leicht beeinflussen ließ, hat der Unternehmer eine andere Schwäche: Er ist oft zu sehr auf sich selbst bezogen und neigt dazu, zu wenig auf seine Mitmenschen einzugehen. Es kann durchaus passieren, dass er einen wertvollen Rat außer Acht lässt. Im Geschäftsleben fällt es ihm oft schwer, sich einer gegebenen Struktur anzupassen, sobald die Idee, die er gefunden, entwickelt, finanziert und erfolgreich vermarktet hat, bis zu dem Punkt gereift ist, wo ein strukturiertes Management-Team notwendig wäre, um sie weiterzuentwickeln. In seinem Privatleben ist er eher impulsiv, und es ist gut möglich, dass er sich nur begrenzt auf die Bedürfnisse der Menschen in seinem Umfeld einstellen kann.

Die meisten Menschen gehören irgendwo in ein Spektrum, das von ausgeprägter Autonomie, dem einen Extrem, bis zur äußersten Abhängigkeit und einem fehlenden eigenen Willen, dem anderen Extrem, reicht. Autonomie muss wie alle psychologischen Systeme etwas Flexibles sein. Es gibt Zeiten, in denen wir die Meinung anderer ignorieren müssen, um unsere kreativen Kräfte zu schützen; und dann gibt es Zeiten, in denen wir in der Lage sein müssen, uns die Unterstützung und den Rat zu holen, den wir brauchen. Es gibt Zeiten fürs Handeln und Zeiten, in denen wir auf ein Zeichen warten müssen – darauf, wie sich bestimmte Dinge entwickeln, und darauf, dass uns aus unserem Unbewussten (auf das zu hören wir gelernt haben) eine Erleuchtung kommt.

Autonomie ist ein entscheidender Bestandteil des kreativen Prozesses und damit auch der Widerstandsfähigkeit. Kreative Strategien zu üben hilft, die Autonomie zu bewahren, auch in den späteren Lebensjahren, wo wir durch die Umstände oft wieder in einen Zustand relativer Hilflosigkeit zurückfallen.

14. KAPITEL

Kreativität

Kreativität ist ein wesentlicher Teil der Belastbarkeit – aus zwei nahe liegenden Gründen. Erstens sind wir, wenn wir uns an Bifurkationspunkten befinden, oft in schwierigen, chaotischen Situationen, deren Entwicklung noch unklar ist. Zweitens: Wenn die einzelnen Stücke unseres Lebens wieder zusammengesetzt werden, werden neue und noch ungewohnte Homöostasen möglich.

Im Laufe der Jahre hatte ich die einzigartige Chance, ein paar hervorragenden Wissenschaftlern zu begegnen, die den kreativen Prozess studiert und darüber geschrieben haben. Alle haben zugegeben, dass Kreativität schwer zu definieren ist. Dennoch gibt es einige gültige Kriterien.

In einem kreativen Akt schafft ein Mensch keineswegs etwas aus dem Nichts. Vielmehr ordnet er bereits vorhandene Fakten, Ideen und Systeme neu und kombiniert sie miteinander. Die meisten Wissenschaftler sind sich darin einig, dass der schöpferische Akt nicht den Regeln der normalen Logik folgt; sondern vielmehr auf einer irrationalen Denkweise basiert, wobei emotionale und intellektuelle Kräfte, die jenseits des Bewusstseins stehen, eine entscheidende Rolle spielen. Dieser Akt gehört dem Gesetz von Zusammenbruch und Wiederherstellung an, womit er etwas widerspiegelt, was der physiologischen Struktur des Menschen – ja der Natur überhaupt – entspricht.

Arthur Koestlers berühmte Schilderung der kreativen Erfahrung liest sich wie der eigentliche Kern des erfolgreichen Durchlaufens eines Bifurkationspunktes. In *Der göttliche Funke. Der schöpferische Akt in Kunst und Wissenschaft* schreibt er, dass der kreative Mensch „in die ‚dunkle Nacht der Seele' tauchen (muss), ehe er wieder hinaus ins Licht treten kann. Die Geschichte der Wissenschaften und Künste ist eine Geschichte immer wiederkehrender Herausforderungen, die eine vorübergehende Auflösung der traditionellen Formen des Denkens und Wahrnehmens mit sich bringt ... gefolgt von der Befreiung des kreativen Potenzials und seiner Wiedereingliederung in eine neue Synthese."

In ihrem weitesten Sinne kann Kreativität definiert werden als eine Antwort auf eine Situation, die nach einer neuartigen aber flexiblen Lösung verlangt, um ein Ziel zu erreichen. Wenn das Leben uns mit einem Problem konfrontiert, versuchen wir es normalerweise mit den Fähigkeiten, Gewohnheiten und Begabungen zu meistern, die uns früher Lösungen für ähnliche Probleme finden ließen. Wenn wir tagaus, tagein denselben Aufgaben nachgehen, unter immer gleich bleibenden Bedingungen und stets in ein- und derselben Umgebung – das Frühstück zubereiten, den Pendelzug nehmen, das Wohnzimmer sauber machen, den x-ten Verkaufsanruf tätigen, die Abendnachrichten im Fernsehen anschauen – werden unsere Reaktionen stereotyp und laufen in eingegrenzten Mustern ab. Daher ist es für Marketing-Experten auch so schwierig, Menschen dazu zu bringen, ihre Lieblingszahnpasta oder ihren Lieblingsfernsehsender durch einen anderen zu ersetzen.

Wenn der Veränderungsdruck allerdings einen Punkt erreicht, wo neue Elemente ins Spiel kommen, denen mit den Regeln nicht mehr gerecht zu werden ist, fühlen wir uns hilflos, ja eine Weile vielleicht sogar hoffnungslos, bis wir neue Regeln finden können. Diese verbinden wir mit den schon bekannten, um zu einer Lösung zu kommen. Alte Strategien zugunsten neuer aufzugeben ist anstrengend; das ist auch der Grund, warum es mit zunehmendem Alter schwieriger wird, anpassungsfähig zu bleiben. Denn dann haben wir schon einen ganzen „Speicher" voller obsoleter Reaktionen angesammelt und sind zumeist davon überzeugt, dass wir inzwischen genauso viel gelernt haben, wie wir wissen müssen.

Alle Forschungen zum Thema zeigen, dass das Unbewusste eine entscheidende Rolle beim Prozess des Umlernens und Neulernens und dem Entdecken neuer Dimensionen spielt. Ob es richtig ist, unser Unbewusstes in verschiedene Abschnitte zu unterteilen oder nicht, ist umstritten. Anscheinend haben wir alle ein tieferes Unbewusstes, einen Bereich, der aus machtvollen stereotypen, wenig originellen Vorstellungen und Emotionen besteht, die in die frühesten

Phasen des Lebens zurückreichen. Dieser Teil unseres Unbewussten ist häufig verbunden mit einem riesigen Reservoir aus Wut und Angst; und wenn er zu viel Einfluss ausübt, kann er den Zugang zu dem anderen, konstruktiveren Bereich des Unbewussten blockieren, dem so genannten Vorbewussten.

Der vorbewusste Geist, eine Stufe des Unbewussten, die dem Bewusstsein viel näher ist, ist anscheinend direkt am kreativen Denkprozess beteiligt. Hier, unbelastet von den Beschränkungen der Alltagssprache und der zwingenden Logik, sind wir imstande, sehr schnell große Datenmengen zu aktivieren, irrationale Verbindungen herzustellen und sehr verschiedene Elemente in neue Wahrnehmungs- und Begriffsmuster einzugliedern. Wir sind ständig einer riesigen Menge von Informationen ausgesetzt, die wir durch unsere Sinne aufnehmen; nur an einen kleinen Teil davon werden wir uns aktiv erinnern. Dies muss so sein, da viel von unserer bewussten Aktivität auf die Erledigung alltäglicher Angelegenheiten gerichtet sein muss; und wenn unsere Aufmerksamkeit nicht selektiv sein könnte, würden wir in der Reizüberflutung unserer Welt untergehen. Das Vorbewusste ähnelt in gewissem Sinne einem Festplattenlaufwerk, auf dem die Inhalte aller vergangenen Erfahrungen gespeichert sind und bei Bedarf bis zu einem gewissen Grad zugänglich bleiben, solange wir den Abrufungscode kennen. Doch anders als der Computer, der vollkommen inaktiv und auf den Befehl des Operators angewiesen ist, haben diese Prägungen ein Eigenleben. Ganz gleich, vor wie langer Zeit sie dort gespeichert wurden – sie können einen direkten Einfluss darauf haben, wie wir zum gegenwärtigen Zeitpunkt denken und fühlen, und selbst bei unserer Suche nach kreativen Lösungen ist die Beteiligung des Vorbewussten mehr eine Mitarbeit als eine Leistung auf Befehl.

Carl Gustav Jung fügte dem Verständnis von der Rolle, die das Unbewusste in der Kreativität spielt, noch eine weitere Dimension hinzu. Mit seinem Begriff des kollektiven Unbewussten zeigt Jung, dass für ihn der unbewusste Geist mehr ist als eine Datenbank und ein Informationsverarbeiter. Das Zentrum seines Konzepts sind die „archetypischen Quellen". Er setzt voraus, dass es eine objektive Psyche gibt (im Gegensatz zu jenem Teil des Unbewussten, der aus den einzigartigen Erfahrungen eines jeden Menschen besteht); diese

Seite des Unbewussten besitzt Prägungen, die allen Menschen eigen sind und von Generation zu Generation weitergetragen werden. Sie enthält die Essenz sämtlicher Erfahrungen, die Menschen durch alle Zeiten hindurch gemacht haben und die so entscheidend waren, dass sie für immer – wenn auch nicht unabänderlich – in die Zellen und Windungen unserer Gehirnstruktur eingeprägt wurden. Diese objektive Psyche drückt sich durch visuelle Vorstellungen aus – Symbole, die die Beschränkungen der Sprache umgehen und sich nach keiner grundsätzlichen Logik richten. Was auf diese Weise zum Ausdruck kommt, spiegelt jene Elemente der menschlichen Geschichte wider, die dem Überleben und der Entwicklung des Individuums und der ganzen Spezies gedient haben, wie das Aufziehen von Kindern, die Fähigkeit sich durchzusetzen, Gemeinschaftssinn, Liebe, Gott.

Die Fähigkeit, kreativ zu denken und zu handeln, erfordert Fertigkeiten, die leider in vielen Menschen erstickt werden, weil sie häufig in Familien aufwachsen, die Originalität missbilligen, weil sie in Schulsystemen erzogen werden, die intellektuellen Konformismus fördern, weil sie danach oft in Institutionen tätig sind, die jede Hoffnung auf fantasievolle Planung und Gestaltung ihrer Arbeit zerstören. Ja, vielen Menschen wurde beigebracht, Kreativität überhaupt gering zu schätzen und misstrauisch gegenüber Menschen zu sein, die sie erforschen und für ihre Wertschätzung eintreten. Es gab eine Zeit, in der Kreativität als ein Zeichen von Wahnsinn angesehen wurde. Sigmund Freud, der in einer seiner vielen dogmatischen Behauptungen erklärte, Kreativität sei wenig mehr als ein Ersatz für andere elementarere körperliche Befriedigungen – wie sexuelle Erfüllung –, trug nicht gerade dazu bei, der Kreativität ein besseres Image zu verleihen.

Eine weitere Ursache für Missverständnisse liegt in der irrigen Annahme, Kreativität müsse sich in einem einzigartigen Talent manifestieren oder eher durch künstlerische oder wissenschaftliche Entdeckungen ihren Ausdruck finden als im gewöhnlichen Leben. Außerdem mag man fragen: Wie können Sie behaupten, Kreativität habe etwas mit Lebensplanung und Stressbewältigung zu tun, wo doch so viele – berühmte und unbekannte – Menschen, die in einem bestimmten Bereich große Kreativität bewiesen haben, unfähig waren, ihr Leben in geordneten Bahnen zu halten oder kompetent mit Konflikten umzugehen? Ich will versuchen, darauf eine Antwort zu geben: Kreativ sein ist ein wichtiger Faktor der Belastbarkeit, aber es ist keinesfalls der einzige. Zudem „splitten" manche Menschen ihre Kreativität „auf", insbesondere wenn sie mit einem ungewöhnlichen Talent verbunden ist; sie bringen sie durch sehr wenige Kanäle zum Ausdruck und versäumen es, sie ins gesamte Leben zu integrieren. Wieder andere sind süchtig nach der disruptiven Phase des kreativen Zyklus, verlängern künstlich ihren Zustand des Chaos, ja suchen ihn überhaupt, um danach in eine reintegrative Phase einzutreten, die ihnen einen neuen Grad an Homöostase verschafft und damit für eine gewisse Zeit großen Frieden und Kohärenz.

Und schließlich kann ein Mensch, wie Shakespeare in *Hamlet* schrieb, an einem „besonderen Fehler" leiden, für den er zwar nicht unbedingt etwas kann, der ihn aber am Ende vernichtet. So gibt es Menschen, die sich häufig hilflos zeigen und ein immenses Bedürfnis haben, die meiste Zeit von anderen abzuhängen; infolgedessen wird die Anwendung ihrer kreativen Energien – ganz gleich, auf welchem Gebiet – blockiert werden.

Psychologische Tests an kreativen Menschen haben eindeutig eine enge Verbindung zwischen Kreativität und der Fähigkeit, mit Stress fertig zu werden, festgestellt. In dem mehrphasigen Minnesota-Persönlichkeitsfragebogen zum Beispiel weisen kreative Menschen nur eine geringe Punktzahl bei psychischen Anlagen auf, die allgemein mit einem unzureichenden Bewältigungsvermögen assoziiert werden wie Hysterie, Paranoia und Introvertiertheit. Andere Studien haben gezeigt, dass kreative Menschen überdurchschnittlich viele Charaktereigenschaften besitzen, die gemeinhin mit Ichstärke assoziiert werden wie dominierendes Auftreten, Verantwortungsgefühl, Selbstbeherrschung, Toleranz, intellektuelle Leistungsfähigkeit, Offenheit für Gefühle und Ideen sowie ein breites Interessenspektrum. Flexibilität und die Mischung aus scheinbar widersprüchlichen Eigenschaften sind kennzeichnend für solche Persönlichkeiten. So sind kreative Männer imstande, traditionell männliche Eigenschaften wie Aggressivität und Wettbewerbsgeist mit traditionell weiblichen Eigenschaften wie Sensibilität und Empathie zu verbinden. Auf kreative Frauen scheint dasselbe zuzutreffen; auch sie sind in der Lage, sich spontan und energisch zu äußern, und arbeiten oft in Berufen, die man einst als reine Männerdomänen betrachtete, ohne deswegen ihre Fähigkeit zur Fürsorge und zum Mitgefühl einzubüßen.

Die Eignung, kreativ zu denken und Probleme auf fantasievolle Weise anzugehen, gehört zum Wesen der Belastbarkeit dazu. Überdies haben wir allen Grund zu glauben, dass das Lernen und Üben erprobter Methoden zur Anregung der Kreativität unsere Fähigkeit zur Stressbewältigung wesentlich erhöhen.

15. KAPITEL

Lernen, kreativ zu denken

Die Fähigkeit, kreativ zu denken und zu handeln, ist eine universelle menschliche Stärke. Natürlich gibt es große Unterschiede im Umfang des kreativen Potenzials sowie in dem Maß, in dem Menschen dieses Potenzial entwickeln. Auch gibt es beträchtliche Abweichungen, was die Gabe betrifft, Kreativität in andere wesentliche Komponenten der Belastbarkeit zu integrieren, wie zum Beispiel in die Fähigkeit, Leid zu ertragen, und in die Disziplin, fest umrissene Ziele zu verfolgen.

Dennoch ist die Beziehung zwischen Kreativität und Belastbarkeit so eng, dass man durchaus behaupten kann: Je besser wir die Fertigkeiten zur Problemlösung beherrschen, desto besser werden wir in der Lage sein, auf belastende Situationen mit der Mobilisierung unserer Widerstandskraft zu reagieren. Zuerst mögen uns unsere Bemühungen, kreative Techniken anzuwenden, etwas forciert, ja künstlich vorkommen. Doch mit zunehmender Übung können sie ein elementarer Bestandteil unserer spontanen Reaktion auf Herausforderungen werden.

Der Prozess der kreativen Problemlösung

Kreatives Problemlösen erfolgt in fünf Phasen und erfordert eine subtile Verbindung von logischen und unlogischen Prozessen. Diese Phasen variieren in Länge und Intensität, je nachdem, vor welchem Problem wir stehen. Sie müssen nicht unbedingt in einer strikt einzuhaltenden Reihenfolge ablaufen. Manchmal erfordert eine bestimmte Phase viel Zeit und gedankliche Arbeit; manchmal kann man eine andere blitzschnell durchlaufen.

In der ersten Phase stellt man Fakten fest. Hier prüft man die Situation noch einmal, um so viele Informationen wie möglich zu erhalten. Jedes bedeutsame Lebensproblem verdient diese Aufmerksamkeit, ganz gleich, ob es um die Frage der beruflichen Entscheidung geht, oder warum man mit einunddreißig noch Single ist, obwohl man vielleicht immer den Wunsch hatte, zu heiraten und eine Familie zu gründen; oder ob es darum geht, wie man eine gestörte Partnerschaft wieder in Ordnung bringt, oder was man nach dem Rückzug aus dem Arbeitsleben mit seiner Zeit anfangen soll.

In der zweiten Phase definiert man das Problem; hier formuliert man die Fragen neu und versucht, sie in einem neuen Licht zu sehen. So hat die Schwierigkeit, sich für eine bestimmte Berufslaufbahn zu entscheiden, seine Ursache vielleicht in der eigenen Unfähigkeit, sich von den Erwartungen der Eltern zu lösen; Ehekonflikte haben möglicherweise mehr mit dem zermürbenden Einfluss von angeheirateten Verwandten zu tun als mit der Art der Beziehung, die man mit dem Partner führt.

Die nächste Phase ist das Finden von Ideen; hier entwickelt man Möglichkeiten, die sich daraus ergeben, dass man das Problem nun in einem neuen Licht sieht. Hat sich jemand zum Beispiel der Frage gewidmet, warum er oder sie mit einunddreißig noch immer nicht verheiratet ist, und in dem Problem die eigene Angst vor Nähe und Intimität erkannt, beginnt er oder sie nun neue Wege zu suchen, wie die Fähigkeit, zu anderen Menschen eine Beziehung zu finden, zu verbessern ist – indem sich der- oder diejenige zum Beispiel einer Selbsterfahrungsgruppe anschließt oder Freizeitinteressen wie Skifahren oder Tennisspielen entwickelt, die man mit anderen teilt, oder Kurse besucht, in denen Selbstvertrauen und soziale Fähigkeiten vermittelt werden. Und wenn jemand vor der Frage steht, was er oder sie nach der Pensionierung tun soll, so lässt sich auch diese neu definieren: Indem man sich zum Beispiel vor Augen führt, welche Interessen man als Jugendlicher oder als junger Erwachsener hatte, die seither vernachlässigt wurden. Daraus lassen sich viele Anregungen gewinnen.

In der vierten Phase geht es darum, eine Lösung zu finden. Hier bewertet man die positiven und negativen Folgen der bisher entwickelten Ideen. Man kehrt nun zu einer eher logischen Betrachtung zurück. Skifahren und Tennisspielen könnten einen in Kontakt mit

Menschen bringen und die Chancen erhöhen, einem möglichen Lebenspartner zu begegnen; doch da das wahre Problem wohl die Angst vor Nähe ist, scheint es am wichtigsten zu sein, sich überdies einer Selbsterfahrungsgruppe anzuschließen oder eine Psychotherapie zu machen. Oder, um auf das andere angeführte Beispiel zurückzukommen: Wenn man erkannt hat, dass der negative Einfluss angeheirateter Verwandter die eigene Ehe zerstört, und man bereits eine ganze Reihe von Maßnahmen erwogen hat – von aggressiver Konfrontation bis hin zur völligen Vermeidung des Themas –, kommt man vielleicht zu dem Schluss, sich mit dem Partner oder der Partnerin ganz offen auszusprechen, um gemeinsam eine Strategie zu erarbeiten, wie man künftig besser mit den Verwandten umgehen könnte.

Die letzte Phase ist das Annehmen der erarbeiteten Strategien; hier entwickelt man die besten Ideen und bereitet sich darauf vor, sie in die Tat umzusetzen. Jetzt sind Planung, Initiative und Selbstdisziplin gefragt.

Zwei wesentliche Richtlinien

Die zwei entscheidenden Regeln zur kreativen Problemlösung, die für jede Phase gelten, jedoch den meisten unbekannt sind oder missachtet werden, sind: erstens, das eigene Urteil zunächst einmal aufzuschieben, und zweitens, dass Quantität zu Qualität führt. Es geht einem oft gegen den Strich, sich während der Suche nach Ideen mit Kritik zurückzuhalten und einfach so viele Ideen wie möglich zu entwickeln. Doch gerade diese beiden Taktiken sind wichtig: denn die Ideen, die uns zuerst einfallen sind meistens stereotyper und bringen uns weniger ein als die, die uns später kommen. Wir alle neigen dazu, sowohl unsere eigenen Ideen als auch die von anderen nicht erst einmal im Raum stehen zu lassen, sondern sie – kaum ausgesprochen – sofort zu analysieren und zu kritisieren. Wir haben einen natürlichen Hang dazu, mögliche Lösungen auf einige wenige zu beschränken. Kommt uns beispielsweise der Gedanke, einmal ohne die Kinder Urlaub zu machen, so sagen wir gleich darauf: „Dafür haben wir aber nicht genug Geld. Und außerdem ist niemand da, der in dieser Zeit bei ihnen bleiben könnte." Auf die Frage „Gibt es einen Weg, meine mögliche Beförderung in der Firma voranzutreiben?" geben wir uns vielleicht ohne weitere Überlegung die Antwort: „Es hat keinen Sinn, es auch nur zu versuchen. Auf die Firmenpolitik habe ich ja doch keinen Einfluss." Diese Gegenargumente mögen oft ein Körnchen Wahrheit enthalten, doch sie blockieren die Entstehung neuer und besserer Ideen.

Wir sind fast alle dem Anpassungsdruck ausgesetzt und sind gefangen in einer augenblicklichen Realitätswahrnehmung, die durch Gewohnheiten und Erfahrungen gebildet und kultiviert wurde. Wir alle haben Angst vor neuen Ideen, die zu weit vom Gewohnten entfernt sind. Wir wollen nicht dumm erscheinen, auch nicht vor uns selbst. Sogar Menschen mit einem ausgeprägten Interesse an normüberschreitenden und neuen Denk- und Verhaltensweisen bilden hier keineswegs eine Ausnahme; auch sie können sich durch fantasieloses Festhalten an der Konformität in ihren kreativen Bestrebungen selbst behindern.

Wenn wir diese beiden besonders wichtigen Regeln beachten, können wir lernen, unsere Chancen zu erhöhen, Dinge in einem neuen Licht zu sehen; manche werden dazu dienen, uns mit den wertvollen Ressourcen unseres Unbewussten in Verbindung zu bringen.

Die Macht der Sprache

Eine der grundlegenden Strategien, die angewendet werden, um neue Lösungen zu finden, besteht darin, die Sprache zu ändern, in der wir denken und in der wir unsere Ideen äußern. Schon das Wort *Kreativität* rührt an fundamentale Annahmen, die unsere Fähigkeit, kreative Fertigkeiten zur Stressbewältigung einzusetzen, ernsthaft blockieren können.

Überlegen wir einmal, welche Worte Menschen verwenden, um ihre Erfahrung eines Zusammenbruchs zu beschreiben. Gelinde gesagt sind diese Worte oft abwertend. „So benimmt ein Mann sich nicht." „Nur ein Feigling hat Angst." „Ich sollte dieses oder jenes schon früher getan haben – nur ein Dummkopf wartet so lange."

„Dass ich eine Depression habe, bedeutet, dass ich schwach bin." Das sind nur einige wenige Beispiele für selbstkritische Äußerungen, die eine Genesung verzögern.

Ich habe oft ernsthaft darüber nachgedacht, welch lähmende Wirkung die medizinische Terminologie auf den Heilungsprozess von Patienten wohl haben mag. Allein die Worte und die Einstellungen, die Fachleute ihren Patienten vermitteln und die Patienten dann verwenden, um sich selbst zu charakterisieren, können die Genesung ernstlich verzögern. Ihre Diagnose ist in vielerlei Hinsicht ihr Schicksal.

Rebecca Holt ist jetzt neunzehn Jahre alt. Sie ist im ersten Collegejahr und gehört zu den Klassenbesten. Rebecca ist eine attraktive, gesellige junge Frau mit einem breiten Interessenspektrum. Und sie hat einen Freund. Aber so waren die Dinge nicht immer. Als sie vierzehn war, verbrachte sie fast ein Jahr in einer psychiatrischen Klinik, mit der Diagnose Schizophrenie.

Ein paar Wochen vor ihrer Einlieferung hatten sich Rebeccas Eltern getrennt. Ihre Mutter und ihr Vater waren beide Rechtsanwälte. Rebecca war ihr einziges Kind. Wochenlang hatte sie angsterfüllt nachts wach gelegen, unfähig zu schlafen, und hatte den nicht abreißenden Streitereien im Nebenzimmer gelauscht. Eines Morgens stand sie einfach nicht auf. Besorgt rief ihre Mutter den Kinderarzt, der riet, sie solle Rebecca dazu überreden, gemeinsam mit ihr zu einem Psychiater zu gehen. Aber Rebecca weigerte sich. Mit zusammengepressten Lippen und geballten Fäusten saß sie im Bett, starrte ins Leere und reagierte nicht einmal, wenn ihre Mutter mit ihr sprach.

Der Psychiater stattete Rebecca fast täglich einen Hausbesuch ab. Doch Rebecca beantwortete seine Fragen nicht. Weder aß noch las sie noch schaute sie ihre Lieblingssendungen im Fernsehen an. Da der Arzt nicht wusste, ob er es mit dem Ausbruch einer ernsthaften psychischen Erkrankung zu tun hatte, und sich außerstande fühlte, die Situation in Rebeccas häuslicher Umgebung zu kontrollieren, riet er zu einer Einweisung in eine Klinik. Widerstrebend willigten Rebeccas Eltern ein.

Sechs Monate später wurde ich gebeten, sie dort aufzusuchen, nachdem sie offenbar durch eine stürmische Zeit mit vielen Aufs und Abs gegangen war, ohne dass es zu einer wesentlichen Besserung gekommen wäre.

„Mir wird es niemals besser gehen“, sagte sie zu mir. Als ich sie fragte, warum sie das glaube, antwortete sie: „Weil ich schizophren bin und Schizophrene nicht geheilt werden können.“

Rebecca musste keine außergewöhnliche Detektivarbeit leisten, um herauszufinden, welche Diagnose das ärztliche Personal in ihrem Fall – wenn auch nur vorläufig – gestellt hatte. Manchmal sagte sie tagelang kein einziges Wort. Mehrmals hatte sie künstlich ernährt werden müssen, weil sie nichts aß.

Mir war bald klar, dass Rebecca, die zur Zeit ihrer Einlieferung in die Klinik noch ein Kind gewesen war, keinerlei erfahrungsbedingte Kenntnis besaß, um beurteilen zu können, was sie durchlebte. Da sie sah, wie manche der anderen Patienten sich verhielten, imitierte sie sie hin und wieder zum Spaß; sie tat es auch, um Aufmerksamkeit zu erregen. Doch hauptsächlich tat sie es, weil sie zuweilen das Gefühl hatte, dieses gestörte Verhalten werde von ihr erwartet. Schließlich und endlich, so folgerte sie, war sie geisteskrank.

„Was ist, wenn du gar nicht geisteskrank bist?“, fragte ich sie. Sie schaute mich an. „Was ist, wenn du vielmehr einen Zusammenbruch erlitten hast, weil dein Zuhause auseinander gebrochen ist? Und was ist, wenn du, wie deine Eltern, im Grunde einfach nur dein Leben neu gestalten musst, dir das aber sehr schwer fällt?“

„Wenn ich nicht geisteskrank bin, was tue ich dann hier?“, wollte sie logischerweise wissen. „Und wie kommt es, dass die Leute hier denken, ich wäre unheilbar schizophren?“

„Vielleicht hast du dich so verhalten, ohne es wirklich zu sein“, meinte ich. „Aber vielleicht gibt es so etwas wie Schizophrenie gar nicht. Möglicherweise ist das nur ein Wort, das wir Ärzte verwenden, um Patienten mit bestimmten Symptomen zu bezeichnen, damit wir miteinander über sie sprechen können.“

Ein paar Minuten dachte sie schweigend darüber nach; dann sagte sie: „Wenn das stimmt, dann könnte es mir vielleicht irgendwann besser gehen.“

Ich versuche oft, die Sprache umzustrukturieren und damit auch die Gedanken, mit denen Patienten beurteilen, was sie durchleben. Ich möchte ihnen damit die Freiheit eröffnen, die Dinge anders zu betrachten. Insbesondere versuche ich, die Wertung aus den Worten zu verbannen, mit denen sie sich selbst einschätzen.

„Ich sollte eigentlich mehr von meinem Pensum bewältigen, aber ich schaffe es einfach nicht", gestand mir eine vierzigjährige Frau, die noch einmal aufs College ging, um ihren Abschluss zu machen.

„Es wäre schön, wenn es Ihnen gelänge, aber warum verwenden Sie das Wort ‚sollte'? Das hält Sie nur davon ab, sich konstruktive Möglichkeiten auszudenken, wie Sie Ihre Lerngewohnheiten und Ihre Konzentration verbessern können. Warum sagen Sie nicht lieber, Sie würden gerne einen Weg finden, das zu erreichen – ohne ein Urteil über sich abzugeben?"

Ich erinnere mich an die Frau eines Freundes, die all ihre Versuche, mit ihrem Mann und ihrem (einzigen) Sohn zu kommunizieren, selbst vereitelte, indem sie immer wieder klagte: „Sie sagen mir nicht die Wahrheit, sie sind Lügner." Das warf sie ihnen oft sogar an den Kopf. Das Wort „Lügner" hatte sich in ihren Gedanken so fest eingenistet, dass ihr gar keine andere Möglichkeit in den Sinn kam, sich ihnen gegenüber anders und besser auszudrücken. Natürlich gingen die beiden automatisch in die Defensive, wenn sie bestimmte Themen anschnitt, da sie wussten, dass früher oder später das Wort Lügner auftauchen würde.

Ich kannte sie gut genug, um ihr einen freundlichen Vorschlag zu machen, wobei ich den Zeitpunkt und den Ort dafür mit viel Umsicht auswählte.

„Warum benutzt du nicht das Wort ‚verzerrt darstellen', wenn du das Bedürfnis hast, überhaupt so ein Wort zu benutzen? Zumindest kannst du dann anfangen, dich selbst zu fragen, ob sie die Dinge wirklich verzerrt darstellen, und wenn ja, warum. Zudem ermöglicht es herauszufinden, welches Problem tatsächlich besteht, das gelöst werden sollte."

Das Wort „Lügner" – und damit die Vorstellung davon – verschwand aus ihrem Vokabular und aus ihren Gedanken. Statt ihre Familie als Gegner zu betrachten, hatte sie die Voraussetzung für Diskussionen geschaffen.

Information beschaffen

Rebecca Holts großes Manko war ihr Mangel an Kenntnis und Durchblick. Das war ganz offensichtlich nicht ihr Fehler. Mit ihren vierzehn Jahren besaß sie noch nicht genügend Erfahrung, um zu verstehen, was mit ihr geschah. Auch war sie nicht in der Lage, den negativen Einflüssen der Klinik, in der sie sich so unvorhergesehen wiederfand, entgegenzuwirken.

Doch von dem Problem, das aus einem Mangel an notwendigen Kenntnissen resultiert, sind nicht nur junge Leute betroffen. Bei vielen sehr behütet aufgewachsenen Menschen ist die Bandbreite ihrer Lebenserfahrungen so sehr eingeengt, dass sie, falls einmal unerwartete Ereignisse eintreten und sie gezwungen sind, kreativ mit Stress umzugehen, nicht dafür gerüstet sind.

Jeder, der sich intensiv mit Kreativität beschäftigt hat, betont, dass eines der ersten Prinzipien für kreatives Denken und Handeln darin besteht, die Menge und Vielfalt der verfügbaren Informationen und Erfahrungen zu erhöhen. In unserem Zeitalter der Technologie und Spezialisierung bekommen viele Menschen zu wenige Anstöße und Impulse von außen. Das macht sich insbesondere bei Angehörigen gehobener Berufe negativ bemerkbar, wie bei Wissenschaftlern, Ärzten, Ingenieuren und Experten aller Art. Dieses Problem wird noch dadurch kompliziert, dass man heutzutage auf jedem Gebiet – vom Marketing über das Finanzwesen bis hin zum Computerprogrammieren – eine Menge Kenntnisse nachweisen muss, um als kompetent zu gelten. Noch mehr macht uns die Vernachlässigung ehemaliger Pflichtfächer zu schaffen, die früher den Kern des Lehrplans darstellten: die eigene Muttersprache, Geschichte, Fremdsprachen, Griechisch und Latein sowie Philosophie. Wenn auch nicht zu leugnen ist, dass das Fernsehen uns mit einer Vielzahl von Problemen und Erfahrungen in Kontakt bringt – wir können uns an einem Abend Bilder von Afrika ansehen und am nächsten vom Nordpol –, so dürfen wir doch nie vergessen, dass es sich hierbei nur um ein indirektes Erleben handelt. Es ist nicht die Realität und kann sie nicht ersetzen.

Doch es genügt nicht, neue Informationen und Erfahrungen nur hinzunehmen. Die Haltung, mit der wir diese Informationen aufnehmen, ist ebenso wichtig wie das Wesen und die Qualität der Informationen selbst. Es gibt drei mögliche Haltungen – und ihr jeweiliges Gegenteil –, die wir gegenüber einer neuen Information einnehmen können: Wir können ihr aktiv nachgehen oder sie passiv empfangen. Wir können nach Unterschieden suchen zwischen dem, was wir sehen, und dem, was wir aus der Vergangenheit darüber wissen, oder auch nur nach Ähnlichkeiten. Wir können uns in unserer Haltung jeglicher Wertung enthalten oder Urteile fällen.

Die effizienteste Vorgehensweise verbindet Aktivität mit Differenzierung – und zwar in einer nicht wertenden Weise. In einer aktiven Haltung schauen und hören wir uns das, was uns umgibt, wirklich an. Wir tun es mit einem suchenden, neugierigen Geist. Diese Maxime hatte ich im vergangenen Winter im Hinterkopf, als ich am Strand der Rendezvous Bay auf Anguilla, einer Koralleninsel in der Karibik, spazieren ging. Jedes Mal, wenn ich den Strand entlangwanderte, sah ich etwas Neues und Unbekanntes; zudem stellte ich fest, dass ich zu merkwürdigen neuen Erkenntnissen kam und mir merkwürdige Fragen stellte. Zum Beispiel brachte eines Tages jemand eine Schneckenmuschel aus dem Wasser mit, in der sich noch die Schnecke befand. Wenn man das Tier mit der Fingerspitze berührte, hielt es einen Augenblick lang ganz still und zog sich dann schnell tiefer in seine schützende Schale zurück. Die Muschel selbst war ganz besonders schön, braun und elfenbeinfarben gestreift. Ich hatte früher schon solche gesehen. Aber jetzt machte ich mir zum ersten Mal Gedanken darüber, dass sie von einem lebenden Organismus geschaffen wurden. Muscheln liegen nicht einfach auf dem Meeresgrund herum, so dass Schnecken sie finden und darin leben. Wie erstaunlich, überlegte ich, jedem einzelnen Lebewesen legt die Natur es auf, sein eigenes Heim zu schaffen; jede Muschel war wie die andere und doch war jede einzigartig.

Ich machte mir die Mühe, nach Unterschieden und nicht nur nach Ähnlichkeiten zu suchen. Im Laufe der Jahre war ich an vielen Stränden entlanggewandert. Ich war auf vielen Tropeninseln gewesen, aber die meisten hatten eine üppigere Vegetation gehabt, über Regenwälder und Wasser verfügt. Koralleninseln sind eigentümlich karg. Alles, was auf ihnen wächst, muss um sein Überleben kämpfen. Ich sah Pflanzen, die so verdreht waren, wie ich es noch nie gesehen hatte – wunderschön in ihrer Einfachheit. Sie gediehen zwischen Sandhügeln auf kleinen Flecken fruchtbaren Bodens.

Obwohl es mir nicht leicht fiel, versuchte ich, nicht zu werten. Ich drängte meinen Freund, der die Schneckenmuschel beim Schwimmen gefunden und gedankenlos mit an Land genommen hatte, sie zurück ins Meer zu werfen. In meiner Begeisterung für die Flora musste ich der Versuchung widerstehen zu denken, sie sei schöner als die farbenprächtige Pflanzenwelt von Tobago oder Grenada. Sie war weder schöner noch weniger schön – nur anders.

Mein Inselerlebnis mag, oberflächlich betrachtet, nicht viel mit der Entwicklung kreativer Fertigkeiten zu tun haben, wie man sie bei großen Belastungen benötigt. Doch das ist keineswegs so. Die Leichtigkeit, mit der ich ganz bewusst an meinen kreativen Fähigkeiten auf Anguilla (und anderswo) arbeitete, ist sehr wohl übertragbar auf das Lösen von Problemen.

Das Problem neu definieren

Sehr oft widersetzt sich das Problem, das wir zu lösen versuchen, jeglicher Lösung, bis wir es umstrukturieren, indem wir mit einer anderen Fragestellung an es herangehen. Statt zum Beispiel zu ergründen, warum Sie und Ihr Geschäftspartner so häufig miteinander streiten, könnten Sie die Frage neu formulieren und überlegen, wie Sie zu einer besseren Zusammenarbeit kommen können. Und statt dass eine Lehrerin sich zum Beispiel fragt, warum einer ihrer Schüler – der allgemein sehr unterschiedliche Leistungen bringt – sich im Fach Geschichte schwer tut, könnte sie sich fragen, warum er so gut in Mathematik und in den Naturwissenschaften ist. Vielleicht hilft ihr die Antwort darauf zu erkennen, dank welcher Fähigkeiten und Motivationen der Schüler sich in dem Fach, in dem er Mängel hat, verbessern könnte.

Meine eigene Formulierung des Konzepts der Widerstandsfähigkeit resultierte zu einem gut Teil aus dem Ergebnis meines Bemühens, das Problem der Depression neu zu definieren. Ich begann, das Wesen der Depression neu zu überdenken, da mir allmählich klar wurde, dass dieser Zustand an sich keine Krankheit, sondern unter bestimmten Umständen eine geradezu notwendige menschliche Reaktion sein kann. Wenn also nicht das Deprimiert-Sein das Problem war, was war es dann? Zwei Antworten fielen mir ein: Es war das Unvermögen, deprimiert zu sein, wenn es eigentlich angebracht gewesen wäre, und zweitens, die Schwierigkeit, sich von selbst und in einer angemessenen Zeit von dieser quälenden Verfassung zu erholen. Damit hatte ich die Voraussetzung geschaffen, das Gesetz von Zusammenbruch und Wiederherstellung und die zentrale Rolle der Widerstandskraft zu verstehen.

Die wissenschaftliche Forschung ist voller Beispiele dafür, dass es erst zu einem Durchbruch kam, als man an das zu untersuchende Problem auf neuartige Weise heranging. So erklärte mir Hans Selye einst, wie er zu seinem Stresskonzept gekommen war, während er an seiner ersten Vorlesung in innerer Medizin teilnahm. Der Professor sprach über Methoden der Untersuchung von Patienten. Die zur Demonstration herangezogenen Patienten litten alle an irgendwelchen Infektionskrankheiten. Alle fühlten sich krank und sahen auch so aus; sie klagten über diffuse Schmerzen in den Gelenken, über Darmstörungen und mangelnden Appetit. Die meisten hatten Fieber, manchmal verbunden mit geistiger Verwirrung. Der Professor ging nun daran, die spezifischen, charakteristischen Symptome aufzuführen, die im jeweiligen Fall die Diagnose einer bestimmten Krankheit erlaubten – sei es Scharlach, Masern oder Grippe. Doch Selye war mit seinen Gedanken woanders. Was ihn beeindruckte, war die Beobachtung, dass die meisten Symptome bei sämtlichen Patienten vorzukommen schienen – ein Phänomen, das er später als „Krankheitssyndrom" bezeichnete.

Als er sich diese Patienten mit dem frischen, unvoreingenommenen und – in seinem Fall – fantasievollen Verstand eines Studenten betrachtete, der zum ersten Mal mit Patienten am Krankenbett konfrontiert wurde, definierte er die Probleme, die er vor sich hatte, ganz spontan neu, indem er eine Frage stellte, die sich von den Fragen unterschied, die der Professor eigentlich von ihm erwartete. Die Antwort auf seine Frage gab er in seiner Definition von Stress: „Stress ist der stereotype Teil der Reaktion eines Körpers auf jede

Anforderung, der mit der Abnutzung des menschlichen Organismus assoziiert wird, die jede wichtige Aktivität und ein intensiv gelebtes Leben in der Regel begleitet."

Wir können dieselbe Strategie auf die Probleme der Alltagsbewältigung anwenden. Hier sind einige häufig anzutreffende Beispiele:

Definieren Sie die Probleme in der Partnerbeziehung neu.

Die Frage „Warum streiten mein Mann (bzw. meine Frau) und ich uns eigentlich dauernd?" kann umformuliert werden in: „Wie könnten wir besser miteinander auskommen?" Vielleicht haben Sie sich monate-, ja sogar jahrelang die erste Frage gestellt und sind nie über die oberflächlichen Gründe hinausgekommen, um die es bei Ihren Auseinandersetzungen inhaltlich ging: Geld, Sex, Verwandte. Die zweite neu definierte Frage schafft die Voraussetzungen für ganz andere Antworten – zum Beispiel, wie Sie mehr Großzügigkeit und Rücksichtnahme füreinander aufbringen könnten oder welchen neuen Aktivitäten Sie künftig gemeinsam nachgehen könnten.

Definieren Sie Ihre Arbeitssituation neu.

Bislang sagten Sie vielleicht: „Meine Arbeit beansprucht mich zwölf Stunden am Tag. Rechnen Sie noch zwei Stunden Fahrtzeit dazu und Sie können sehen, dass mir keine Zeit für meine Familie bleibt. Meine Frau arbeitet auch. Wie können wir unter diesen Bedingungen ein Familienleben führen?" Dieses Dilemma kann in neue Fragen umformuliert werden wie: „Warum arbeite ich so hart? Was sind meine wahren Bestrebungen im Leben? Gibt es andere Firmen, für die ich arbeiten kann, die mir annehmbarere Arbeitsbedingungen bieten und mir dennoch vielleicht ermöglichen, meine Karriereziele zu erreichen? Sollte ich überhaupt auf diesem Gebiet arbeiten? Vielleicht sollte meine Frau die Haupternährerin der Familie werden?"

Definieren Sie Ihre geschäftlichen Unternehmungen neu.

Sie stehen vor folgendem Problem: „Der Vermieter erhöht die Miete für unser Büro um zweihundert Prozent. Wo können wir das

Geld hernehmen, um eine solch drastische Kostenerhöhung zu verkraften?“ Vielleicht kreisen Ihre Gedanken schon eine geraume Weile um diese Frage, denn Sie wollen einen Weg finden, um mehr Geld zu verdienen. Doch wenn Sie das Problem neu definieren, kann Ihre Vorstellungskraft in ganz andere Bahnen gelenkt werden. „Vielleicht können wir auch mit weniger Büroraum auskommen. Brauchen wir dieses Büro denn wirklich? Welche Bereiche unseres Geschäfts sind tatsächlich profitabel und welche Bereiche haben uns gezwungen, unsere Betriebskosten auf einem Niveau zu halten, bei dem die Einnahmen gerade einmal ausreichen, um sie zu decken?“

Definieren Sie die Probleme in der Psychotherapie neu.

Die Neudefinition eines Problems ist eine der wichtigsten Strategien der Psychotherapie. Die Therapie ist oft ein Überdenken von grundlegenden Voraussetzungen, von denen der Patient jahrelang ausging, ohne sich ihrer Ursachen und Auswirkungen wirklich bewusst zu sein.

Julia Blair war eine dreiundvierzigjährige Frau, die im Laufe mehrerer gesundheitlicher Tests, die sich allesamt als negativ erwiesen hatten, depressiv geworden war. Julia, eine energische, sportliche Person, war seit der Geburt ihres letzten Kindes vor dreizehn Jahren nicht mehr beim Arzt gewesen. Als ihre Menstruation, die immer sehr regelmäßig gewesen war, zweimal ausblieb und sie danach eine starke Blutung bekam, wurde sie von Angst erfasst. Voller Sorge vereinbarte sie einen Termin bei ihrem Arzt. Einige Nächte vor dem Arztbesuch lag sie stundenlang wach, ängstlich, wütend auf sich selbst, und fürchtete, sie könne Krebs haben. Der Gedanke an eine Freundin, die im vorangegangenen Jahr mit erst vierunddreißig Jahren an Krebs gestorben war, verfolgte sie.

Die Tests ergaben keinen Befund. Ihr Arzt konnte ihr keine schlüssige Erklärung für ihren Zustand geben. Nach einer routinemäßigen Dilatation und einer Küretage, bei der die in diesem Fall übliche Biopsie vorgenommen wurde, hörte die Blutung auf, und sechs Wochen später stellte sich ihre Menstruation wieder im alten Rhythmus ein. Aber Julia war außerstande, sich von ihrer Angst zu befreien.

„Ich werde das Gefühl nicht los, er könnte etwas übersehen haben", sagte sie zu mir. „Meinen Sie, ich sollte noch zu einem anderen Arzt gehen und mich noch einmal untersuchen lassen?" Wir kamen überein, dass dies in ihrem Fall nicht notwendig und auch nicht wünschenswert wäre.

Oberflächlich betrachtet lautete die Anfangsfrage: „Warum war diese Frau durch die ärztlichen Untersuchungen, die ihre gute Gesundheit bestätigten, so aus der Fassung geraten?" Als ich das Problem neu definierte, ergaben sich eine ganze Reihe anderer Fragen: „Warum konnte sie die Meinung des untersuchenden Arztes nicht akzeptieren?" „Hatte die Belastung durch das, was sie durchgemacht hatte, andere emotionale Probleme in ihr ausgelöst, die nicht zu erkennen waren?"

Ein systematischer Blick in ihre Vergangenheit und in ihr gegenwärtiges Leben ergab keine offenkundigen Ursachen für ihre Probleme. Sie war in einer Mittelschichtfamilie aufgewachsen und hatte staatliche Schulen und das College besucht. Mit dreiundzwanzig Jahren hatte sie ihren Mann geheiratet; das Ehepaar hatte zwei Kinder, die nun im Teenageralter waren. Die Ehe schien gut zu sein. Die Familie lebte in finanzieller Sicherheit. Julias Mutter lebte noch, ihr Vater war zehn Jahre zuvor gestorben. Julia schien in angemessener Weise um ihn getrauert zu haben. Sie gestand, dass sie ein wenig bedrückt darüber war, dass ihre Kinder heranwuchsen und selbstständiger wurden. Doch abgesehen davon konnten wir keine offenkundigen Ursachen für Stress finden.

Gemäß meinem Grundsatz, das Problem neu zu definieren, fragte ich sie: „Könnte es irgendeinen Grund geben, warum Sie unfähig sind, die Tatsache zu akzeptieren, dass Ihr Leben bisher so gut gelaufen ist?"

Zuerst war sie verblüfft über meine Frage. „Vielleicht ist da etwas in Ihrer Vorgeschichte, an das Sie noch nicht gedacht haben und mir infolgedessen bisher auch nicht erzählt haben", suggerierte ich.

Nachdem wir bei unserer Suche in eine Sackgasse geraten waren, kam die folgende Information zutage: Als Julia dreizehn war, bekam ihre Mutter ihr drittes Kind, ein kleines Mädchen namens Cynthia, das mit drei Monaten durch plötzlichen Kindstod starb. Die Familie war von diesem tragischen Ereignis erschüttert. „Ich hatte nicht an Cynthia gedacht, bis Sie anfingen, nachzuforschen", bekannte Julia. Sie erinnerte sich, dass sie während der Schwangerschaft ihrer Mutter eifersüchtig auf das neue Kind gewartet hatte und nur wenig durch den Vorschlag ihrer Mutter besänftigt worden war, sie solle doch bei der Taufe des Babys als Patin fungieren. „An dem Tag, als meine Mutter aus dem Krankenhaus zurückkehrte, bekam ich einen fürchterlichen Wutanfall", erzählte sie. „Nachdem Cynthia gestorben war, fühlte ich mich entsetzlich schuldig. Ich sprach mit niemandem über meine Gefühle. Ja, es gab eine Familienregel, wonach Cynthia nicht erwähnt werden durfte. Ich stellte mir eine Zeit lang vor, wie sie heranwachsen würde, wie wir beide Freundinnen sein würden, sah mich in der Rolle der älteren Schwester, so als wäre sie noch am Leben. Dann ging auch das vorüber."

Plötzlich hielt Julia inne und begann heftig zu weinen. Damit bestätigte sie die Wichtigkeit dessen, was sie erzählt hatte.

Wir hatten das Problem neu definiert. Eine unerledigte Sache aus der Zeit ihrer Adoleszenz war zurückgekehrt und verfolgte sie, als sie den wichtigen Bifurkationspunkt des bevorstehenden mittleren Alters erreichte. Eine potenzielle Bedrohung ihres eigenen Lebens durch ihren gesundheitlichen Zustand hatte eine emotionale Störung hervorgerufen. Ihre Wiederherstellung war durch die starke Prägung verhindert worden, die Cynthia in ihrem Unbewussten hinterlassen hatte, sowie durch das dadurch hervorgerufene irrationale Gefühl – das sie sich erst jetzt eingestehen konnte –, dass sie selbst es nicht verdiente zu leben und glücklich zu sein.

Zugang zum Unbewussten finden

Träume stellen eine Möglichkeit dar, ins Unbewusste vorzudringen und auf der Suche nach kreativen Ideen seine Hilfe heranzuziehen. Ich habe immer den Chemiker Kekulé beneidet, dessen Träume von sich ringelnden Schlangen ihn auf die Entdeckung des Benzolrings brachten. Ich kann nicht behaupten, selbst Lösungen für schwierige Probleme durch Träume gefunden zu haben. Ich hatte jedoch immer wiederkehrende Träume; beispielsweise den, in dem ich in einem bestimmten Haus nach einem bestimmten Zimmer suchte. Dieser Traum verschwand vor einigen Jahren, als sich eine ganze Anzahl unerledigter Probleme in meinem Leben klärten, nachdem eine wichtige Bifurkation erfolgt war. Als ich den Traum zum letzen Mal hatte, fand ich den Raum, obwohl ich ihn bis zum heutigen Tag nicht beschreiben kann.

Wenn wir wach sind, ist die Aktivität unseres Gehirns – die man durch ein Elektroenzephalogramm messen kann – durch schnelle elektrische Wellen gekennzeichnet. Wenn wir einschlafen, werden sie durch langsamere Wellen ersetzt, die von langsamen, rollenden, unwillkürlichen Bewegungen unserer Augen begleitet werden; diese dauern ungefähr zehn Minuten an und kehren alle neunzig Minuten wieder. Das, was man REM-Phase (rapid eye movements) nennt, nimmt also jede Nacht etwa anderthalb oder zwei Stunden unserer Schlafzeit in Anspruch. Ein Mensch wird sich viel eher an einen Traum erinnern, wenn er während der REM-Phase geweckt wird, als zu einem anderen Zeitpunkt des Schlafzyklus.

Man hat Träume immer für bedeutsam gehalten, wenn sie auch von verschiedenen Beobachtern in unterschiedlichen Epochen ganz unterschiedlich interpretiert wurden. Sie wurden als prophetisch, magisch oder symbolisch angesehen, als eine Möglichkeit, traumatische Erlebnisse zu verarbeiten. Ein Mensch, der eine sehr belastende Erfahrung gemacht hat, zum Beispiel durch einen Autounfall, durchlebt diese möglicherweise immer und immer wieder in seinen Träumen, bis das Ganze seine emotionale Kraft verliert. Träume können zudem unterbewusste Wahrnehmungen beinhalten. Die meisten kennen Zeiten, in denen im Wachzustand Dinge um uns herum geschehen, die wir jedoch nicht bemerken, weil wir zu beschäftigt sind; diese machen sich dann direkt oder durch symbolische Botschaften in einem Traum bemerkbar.

Ich habe bei bestimmten Träumen eine besondere Eigenschaft festgestellt, die nahe legt, dass die Träume – abgesehen davon, dass sie Schlüssel zu Ereignissen und Lösungen sind – tatsächlich selbst Lösungen darstellen. Viele von uns werden im Alltag von Problemen heimgesucht, die ihren Ursprung in psychologischen Konflikten haben, die hauptsächlich in uns selbst liegen. Vielleicht befinden wir uns immer wieder im Konflikt mit Freunden, Familien oder Arbeitskollegen. Vielleicht vermeiden wir es, Zeit mit unseren Kindern zu verbringen. Vielleicht fällt es uns schwer, anderen zu vertrauen. Wir spüren den inneren Drang, in unserer Arbeit fieberhaft nach Erfolg zu streben. Eine Zeit des Zusammenbruchs bringt uns zum Nachdenken. Wir fangen nun an, wichtige Einblicke in unser Innenleben zu gewinnen. Unser Verhalten ändert sich. Wir kommen jetzt besser mit anderen aus. Wir genießen es, mit unseren Kindern zusammen zu sein. Wir lernen, Freunden zu vertrauen. Wir drosseln unser Arbeitstempo ein wenig. Und plötzlich ändern sich die Inhalte unserer Träume. In ihnen beginnen wir jetzt die Konflikte oder Handikaps auszuleben, mit denen wir zuvor im wirklichen Leben kämpften. Eine dreiundfünfzigjährige Frau beschrieb es so: „Mein Mann und ich kommen jetzt viel besser miteinander aus, aber nachts habe ich seit kurzer Zeit Träume von den schrecklichen Auseinandersetzungen, die wir hatten. Nur sind sie darin noch schlimmer."

Da unser Verstand Wahrnehmungen und Ideen nebeneinander stellen und sie in Symbolen verschlüsseln kann, sind Träume oft nicht leicht zu enträtseln. Dennoch arbeitet unser Unbewusstes an Problemen, ganz gleich, ob wir wach sind oder schlafen. Und es gibt noch andere Wege, es auf der Suche nach kreativen Lösungen zum Einsatz zu bringen.

Die Dinge reifen lassen

Die „Inkubation" ist ein entscheidender Bestandteil des kreativen Prozesses, eine wichtige Vorbereitung für die „Erleuchtung", bei der – oft in einem unvorhergesehenen Augenblick – die Antwort für das, worüber wir uns lange Zeit den Kopf zerbrochen haben, blitzartig ins Bewusstsein schießt. Ein anderer Ausdruck für Inkubation ist „Reifen lassen"; hierbei widmen wir unseren Sorgen eine ganze Weile ganz bewusst keine Aufmerksamkeit, um unserem Unbewussten zu ermöglichen, die Information zu verarbeiten und damit die Voraussetzung für unvorhergesehene Antworten zu schaffen.

Was werden wir aller Wahrscheinlichkeit nach tun, wenn wir mit einer belastenden Situation konfrontiert werden, für die wir nicht sofort eine Lösung parat haben? Wir zerbrechen uns den Kopf darüber. Wir denken immer und immer wieder darüber nach. Wir sprechen so lange darüber, bis wir ganz verzweifelt sind, und lassen es zu, dass unsere Angst zunimmt, manchmal bis zur Panik.

Ich bin davon überzeugt, dass ein Grund für die so genannte unendliche Analyse – in der der Patient seinen Analytiker Woche für Woche, monatelang, jahrelang aufsucht – darin liegt, dass sowohl Patient wie Therapeut in einer ununterbrochenen, obsessiven Rückschau auf die quälenden Probleme gefangen sind, die den Patienten ja überhaupt dazu veranlassten, die Behandlung zu beginnen. Oberflächlich betrachtet scheint es logisch, eingehend die Probleme zu erörtern, die mit dem Zusammenbruch des Patienten zusammenhängen. Nach einiger Zeit jedoch bringt das wiederkehrende Durchsprechen derselben Dinge immer weniger Nutzen und schließlich überhaupt keine Ergebnisse mehr. Nicht nur hält man auf diese Weise die Kräfte, die den Zusammenbruch verursacht haben, lebendig; denn der Analytiker ermutigt den Patienten, Wut oder Bestürzung immer wieder zum Ausdruck zu bringen. Eine der wertvollsten Methoden für die letztendliche Lösung wird dabei vernachlässigt – nämlich die Arbeit, die von den vorbewussten geistigen Kräften des Patienten geleistet werden kann. Diese ist jedoch dann möglich, wenn der Patient seine konzentrierte Aufmerksamkeit und Anstrengung eine Zeit lang aufgegeben hat.

Die unendliche Analyse ist also ein Prozess, den viele Menschen absichtlich und nicht zu ihrem Vorteil bei sich selbst durchführen.

Der Wert des Reifenlassens wurde mir zum ersten Mal bewusst, als ich nach besseren Möglichkeiten suchte, Patienten, die unter Depressionen litten, psychotherapeutisch zu behandeln. Da ich festgestellt hatte, dass das ständig wiederkehrende Sprechen über ihre quälenden Probleme bei den Patienten lediglich das Gefühl von Sinnlosigkeit und Hoffnungslosigkeit verstärkte, entwickelte ich die Strategie der Dezentralisierung. Bei dieser Methode lenkte ich die Konzentration der Patienten von ihren deprimierenden Themen und Standpunkten ab und ermöglichte ihnen damit, sich positiveren Gedanken und Gefühlen zuzuwenden. Das mag auf den ersten Blick normal und gewöhnlich klingen, aber es widersprach allem, was ich selbst in meiner Ausbildung gelernt hatte. Ich konnte beobachten, dass depressive Patienten bei der Dezentralisierungsmethode einen nutzbringenden Einblick in ihre Situation gewannen, die Dinge wieder im richtigen Verhältnis sahen und sich schneller erholten.

Als ich später dann mehr über den kreativen Prozess zu verstehen begann, wurde mir klar, dass ich eine Taktik benutzt hatte, die der des Reifenlassens sehr ähnlich – wenn nicht sogar identisch mit ihr – war. Ich erkannte, dass dies eine äußerst zweckmäßige Methode ist, das Unbewusste für Lösungen von Alltagsproblemen heranzuziehen.

Wie gehen wir vor, wenn wir die Dinge reifen lassen? Zunächst einmal tun wir alles, was wir tun können, sehr bewusst und bedacht, um alle Informationen über das vor uns liegende Problem zu erhalten. Erst dann – und wenn wir damit noch keine Lösungen entwickeln konnten – sollten wir mit voller Absicht die Probleme und die gesammelten Informationen aus unserem Bewusstsein ausschalten, damit unser Verstand „im Geheimen" daran arbeiten kann. Dies unterscheidet das Reifenlassen vom Aufschieben, einer menschlichen Schwäche, die uns dazu verleitet zu vermeiden, über Probleme nachzudenken oder uns überhaupt damit zu befassen.

Und dann ... warten wir. Vielleicht kehren wir ab und zu in Gedanken zu unseren Problemen zurück, aber nur für kurze Zeit und ohne uns allzu intensiv damit zu beschäftigen. Allmählich werden uns ganz unvermittelt Gedanken kommen, die Möglichkeiten und Perspektiven beinhalten, an die wir zuvor nicht gedacht hatten. Eine oder mehrere davon werden den Schlüssel zur Lösung für unsere schwierige Situation liefern.

Erfolgreiche Schriftsteller kennen den Wert des Reifenlassens. Stellen Sie sich vor, Sie haben den Entwurf für Ihr neues Buch fast fertig gestellt. Sie wissen, dass er noch nicht so ist, wie er sein sollte. Und Sie wissen nicht, wie Sie die Geschichte enden lassen wollen. Nun können Sie sich natürlich mit völliger Leere im Kopf vor Ihren Computer setzen – das wird Ihre Frustrationen allerdings nur noch vergrößern. Sie können Ihr Manuskript aber auch noch einmal sorgfältig lesen, es dann in eine Schublade legen und dann ein paar Tage lang etwas anderes tun, was überhaupt nichts damit zu tun hat. Danach setzen Sie sich wieder mit neuer Frische und Enthusiasmus daran und irgendwie „schreibt sich der Schluss von selber".

Auch großen Wissenschaftlern ist das bekannt. Diese Taktik ermöglichte es Louis Pasteur, das Prinzip der Immunisierung zu entdecken. Pasteur hatte Forschungen über Geflügelcholera durchgeführt, die durch die Sommerferien unterbrochen wurden. Als er zu seiner Arbeit zurückkehrte, waren fast alle seine Erregerkulturen steril geworden. Er versuchte, die Mikroben wieder zum Leben zu erwecken, indem er sie Hühnern injizierte. Doch es war keinerlei Wirkung zu beobachten. Er wollte schon aufgeben, als ihm die glückliche Idee kam, die Hühner erneut und diesmal mit einer neuen, frischen Kultur zu impfen. Zu seiner Überraschung blieben fast alle vorbehandelten Tiere trotz dieser Impfung gesund. Aus dieser Beobachtung heraus entwickelte er den Gedanken, dass ein Organismus, der einer Infektion ausgesetzt wird, geändert werden kann, so dass er gegen künftige Infektionen immun ist.

Wir können nun darüber spekulieren, ob Pasteurs Urlaub ein wichtigerer Beitrag für seine Entdeckung gewesen ist als die Tatsache, dass er den Keimen die Chance gab abzusterben und damit die Voraussetzung für seine Bemühungen schaffte, sie wieder zu beleben. Vielleicht hatte ihn der Urlaub von seinem Hauptinteresse abgelenkt und ihn dafür bereit gemacht, das, was er nach seiner Rückkehr zu sehen bekam, mit neuen Augen zu betrachten.

Der periphere Blick kann ebenso nach innen wie nach außen gerichtet werden. Während dieser Periode des Reifenlassens geschieht ein radarähnliches Abtasten; wir sind bereit, jede Botschaft aufzugreifen, die wir erhalten. Wie diese Botschaften überbracht werden – durch Träume, plötzliche Ahnungen oder Inspirationen, die in unser Bewusstsein dringen – während wir vielleicht an einem kühlen Herbsttag eine Landstraße entlanglaufen –, wird von Mensch zu Mensch und von Botschaft zu Botschaft unterschiedlich sein. Wichtig ist für uns nur, diesen Prozess zu verstehen. Wie immer beim kreativen Denken gilt auch hier die Regel: Je mehr wir es üben, desto besser werden wir.

16. KAPITEL

Weitere kreative Strategien

Abstand gewinnen

Erika Marchand bekam mit vierundzwanzig Jahren ein uneheliches Kind. Fünf Jahre später lebte sie noch immer bei ihren Eltern.

„Ich weiß im Grunde nicht recht, warum ich Sie aufsuche“, sagte sie bei unserer ersten Begegnung. „Ich habe ganz bestimmt keinen Nervenzusammenbruch. Man könnte meinen Zustand eher stille Verzweiflung nennen.“

Oberflächlich betrachtet hatte es den Anschein, als existiere in Erikas Familie eine für die heutige Zeit bewundernswerte Nähe und ein außergewöhnlicher Zusammenhalt.

„Ich hatte noch nie eine eigene Wohnung“, sagte Erika. „Nach dem College zog ich wieder zu meinen Eltern. Ein Jahr lang arbeitete ich an meiner Magisterarbeit in Geschichte. Zu den Vorlesungen und Seminaren fuhr ich mit dem Zug. Aber ich habe meine Arbeit nie beendet. Dann bekam ich das Kind. Ein paar Jahre lang arbeitete ich stundenweise für einen Dekorateur in der Stadt und versuchte, mein Leben in den Griff zu bekommen. Ich dachte daran, wegzuziehen ... vielleicht nach Kalifornien oder noch weiter weg. Aber dazu bin ich wohl einfach zu ...“ Sie suchte nach dem richtigen Wort, „... träge.“

Es zeigte sich, dass diese Familie Veränderungen nicht tolerierte. „Jedes Mal, wenn ich wieder ins College zurückfuhr, führte Mama sich auf, als würde ich zum Nordpol aufbrechen. Meine jüngere Schwester hätte schon zweimal fast geheiratet; es waren nette Männer, aber meine Mutter machte sie so lange schlecht, bis meine Schwester die Verbindungen löste. Als man dem Mann meiner älteren Schwester eine gute Stelle in Washington anbot, hätte man meinen können, meine Mutter erleide einen Herzanfall. Solch ein Theater machte sie. Also blieben sie hier.“

Ich fragte nach ihrem Vater. „Er hält sich da raus“, erklärte Erika.

Welche anderen Probleme Erika sonst noch haben möchte, es war mir klar, dass eine mächtige Kraft innerhalb der Familienstruktur am Werke war, die alles in ihr Zentrum zog. Auf sowohl offenkundige als auch subtile Art vereitelte ihre Mutter – zusammen mit ihrem Vater – die Bemühungen ihrer Kinder, erwachsen zu werden und das Haus zu verlassen – psychologisch wie geographisch.

„Wie reagierten Ihre Eltern, als Sie das Kind bekamen?“, wollte ich wissen.

„Überhaupt nicht so, wie ich erwartet hatte. Ich hatte gedacht, sie würden wütend werden, mich anschreien oder mich auffordern auszuziehen. Stattdessen benahmen sie sich so, als wäre gar nichts Besonderes passiert. Ich denke, auf eine gewisse Weise war das auch gut so. Meine Mutter half mir durch die Schwangerschaft. Als ich nach Hause kam, hätte man meinen können, es sei ihr Baby, nicht meines. Es war richtig unheimlich.“

„Wie geht man in Ihrer Familie mit Konflikten um?“, fragte ich. „Ich meine, streiten Sie sich oder erklären Sie ganz ruhig, dass Sie anderer Meinung sind, und lösen die Probleme, indem Sie darüber reden?“

„Sie machen wohl Witze“, erwiderte Erika sarkastisch. „Man darf nicht anderer Meinung sein als meine Eltern, wenn man nicht riskieren will, dass sie während des Abendessens schmollen und für den Rest des Abends kein einziges Wort mehr reden.“

Es war keine außergewöhnliche Fantasie nötig, um zu begreifen, dass Erika und zweifellos auch ihre Schwestern Gefangene einer Familienhomöostase waren, die rigide und ablehnend gegenüber Veränderungen war und die natürliche Entwicklung der persönlichen Sphäre und der Autonomie behinderte. Zudem nahm ich an, dass dieses Problem bereits ein Teil von Erikas Persönlichkeit geworden war, so dass es, im Ganzen gesehen, der Reaktionen ihrer Eltern gar nicht mehr bedurfte, um sie in den Grenzen des Elternhauses zu halten. Ihr eigenes Verhalten trug dazu bei, dass sich nichts daran änderte. Ich erkannte, dass wir zwei Aufgaben vor uns hatten: Erika musste mehr innere Freiheit bekommen, damit sie ihr Leben selbst bestimmen konnte, und es musste dafür gesorgt werden, dass sie sich von der gegenwärtigen häuslichen Umgebung trennte, die ihre Hilflosigkeit gefördert hatte.

Sie musste sich sowohl innerlich als auch äußerlich von ihrer Familie entfernen.

Da ich wusste, wie schwer sich Menschen wie Erika damit zuweilen tun, war mir klar, dass dies nur langsam und in kleinen Schritten gehen würde. Obwohl sie es problemlos hätte tun können, hatte sie Cape Cod in den letzten zwei Jahren nicht verlassen, abgesehen von einer gelegentlichen Fahrt nach Boston oder New York. Ich schlug ihr vor, einmal Ferien zu machen, um aus der momentanen Situation herauszukommen. Aber es sollte eine interessante Reise sein – nach Europa vielleicht.

Wie vorauszusehen gewesen war, äußerten ihre Eltern sich skeptisch zu diesem Ratschlag.

Dennoch verreiste Erika. Als sie zurückkehrte, schien sie dem Leben positiver gegenüberzustehen. Natürlich war das nur ein vorübergehender Auftrieb, sie hatte einen Geschmack von dem bekommen, was sie tun und wie sie sich fühlen konnte, wenn sie einmal den Stillstand überwunden haben würde. Doch dafür würde sie auch innerliche psychologische Veränderungen vornehmen müssen.

„Sie könnten anfangen, sich anders zu kleiden", sagte ich. Bei jeder Sitzung hatte Erika abgewetzte Jeans und eine zerknitterte Bluse getragen. Als ich ihr vorschlug, sich ein paar neue Kleider und vielleicht sogar einige sportliche Outfits zu kaufen, ging sie zuerst nicht darauf ein, bis ich ihr erklärte, dass man durch eine neue Art, sich zu kleiden, auch beginnen könnte, das eigene Selbstbild zu ändern. Sie meinte, sie wolle es versuchen.

Aber natürlich war das Entscheidende an Erikas Schwierigkeiten die Tatsache, dass sie weder eine Ahnung hatte, welchen Beruf sie ergreifen sollte, noch wie sie ihre kleine Tochter aufziehen sollte. Sie hatte vergessen, wie man träumt. Sie saß auf der gelben Couch in meinem Büro und zählte nach und nach alle Möglichkeiten auf, die sie im Laufe der vergangenen Jahre erwogen hatte, vom Arbeiten im Einzelhandel – ihrer letzten Idee – bis zur Archäologie, einem Wunsch, den sie im College gehegt hatte, und warum sie versucht hatte, ihren Magister in Geschichte zu machen.

„Nun gut“, sagte ich. „Wir wollen ein Spiel machen. Setzen Sie sich auf diesen Stuhl.“ Ich deutete auf den schwarzen Holzlehnstuhl, der vor meinem Schreibtisch stand. Mit einem unsicheren Lächeln tat sie es.

„Schauen Sie auf die Couch, auf der Sie eben gesessen haben. Tun Sie so, als wären wir beide Kollegen und würden darüber sprechen, warum es Erika Marchand so schwer fällt, herauszufinden, was sie mit ihrem Leben tun möchte.“

„Das ist absurd“, wandte sie ein.

„Natürlich ist es das, aber versuchen Sie es trotzdem.“

„Also Erika“, begann sie, „Sie haben so viele Talente, dass Sie gar nicht wissen, welches Sie nutzen sollen. Wir leben in einer Welt, die jeden dazu zwingt, sich zu spezialisieren, und Sie wollen sich nicht spezialisieren, weil das bedeutet, dass Sie eine Menge Dinge aufgeben müssen, die Sie interessieren. Es bedeutet, dass Sie ein Stück Freiheit aufgeben müssen – was auch der Grund ist, warum Sie Sam nicht geheiratet haben, obwohl er Sie heiraten wollte, und warum Sie nicht recht wissen, ob Sie je heiraten werden.“

Ich drängte sie, weiterzumachen.

„Wie wollen Sie es schaffen, weiterzuleben und Mutter zu sein, wenn Sie es nicht einmal fertig bringen, von Zuhause auszuziehen?“

Ich nahm einen Anflug von Wut in ihrer Stimme wahr und machte sie darauf aufmerksam. Dann schlug ich ihr vor, sich wieder auf die Couch zu setzen und sich selbst zu antworten.

Kaum hatte sie sich wieder hingesetzt, fing sie an zu weinen. „Wenn ich wegziehe, werden meine Eltern alt werden und sterben … und auch ich werde alt werden.“

„Wollen Sie damit sagen, dass die Zeit still steht, wenn Sie nichts tun?“

Sie schaute mich erstaunt an. „Als ich ein kleines Mädchen war, wünschte ich mir, ich hätte die Macht, die Zeit zum Stehen zu bringen. Woher wissen Sie das? Daran hatte ich jahrelang nicht mehr gedacht.“

„Ich brauchte keine Kristallkugel, um das herauszufinden. Es ging aus dem hervor, was Sie mir erzählten. Jetzt wollen wir es noch einmal versuchen. Zählen Sie einmal all die Dinge auf, die Sie in Ihrem Leben je tun wollten, und fügen Sie noch die hinzu, die Ihnen jetzt, in diesem Augenblick einfallen.“

Sie ging die Liste ihrer Pläne erneut durch und setzte noch einiges hinzu, aber dieses Mal viel schneller und mit aufgeregter Stimme. Es war mir – durch ein einfaches Manöver, in dem ich sie ein paar Minuten lang ihren Platz und ihre Rolle tauschen ließ – gelungen, eine Distanz zu ihren längst überholten gewohnten Antworten zu bringen. Und eine neue Erika erschien, die noch gar nicht richtig existierte. Die Schleusen ihrer Fantasie öffneten sich und verbanden sich mit mir in der gemeinsamen Anstrengung, ihre Selbstbestimmung zu fördern.

Im Laufe der folgenden Monate kam sie während unserer Therapiearbeit zu dem Schluss, dass sie nach Boston ziehen und ihr Studium beenden wollte. „Das ist nicht gerade das Praktischste, aber es ist das, was ich will, und auf diese Weise habe ich Zeit, mich im nächsten Jahr zu orientieren. Ich habe dann die Chance, neue Bekanntschaften zu schließen; vielleicht finde ich sogar einen neuen Freund. Und außerdem kann ich mich auf diese Weise um meine Tochter kümmern."

Am Tag von Erikas Umzug schmollte ihre Mutter stundenlang. Ihr Vater reichte ihr zum Abschied nur matt die Hand, statt sie zu umarmen, und sagte ihr noch einmal, wenn die Dinge nicht so klappen würden, wie sie es sich vorstellte, könne sie jederzeit wieder nach Hause zurückkehren. Ihre Eltern boten ihr sogar an, ihr Enkelkind bei sich zu behalten, und meinten, sie könnten es doch viel besser aufziehen als Erika; doch diese lehnte das Angebot höflich ab. Sie sah keinen Sinn darin, ihnen die Veränderungen zu erklären, die in ihren Einstellungen und in ihrem Verhalten stattgefunden hatten. Das letzte Mal, als ich von Erika hörte, schrieb sie mir, sie hätte einen Mann getroffen, in den sie sich verliebt habe, und sie sei von einem internationalen Auktionshaus für ein Schulungsprogramm zugelassen worden; damit habe sie die Freiheit, praktisch überall auf der Welt zu leben und zu arbeiten. Einmal im Monat fuhr sie mit ihrer kleinen Tochter zu ihren Eltern zu Besuch. Sie hatte gelernt, viele Manöver, mit denen diese sie – und sogar das Kind – kontrollierten und ihren Unternehmungsgeist behinderten, zu durchschauen. Sie ging darüber hinweg, ohne mit dem früheren schuldbewussten und von innerer Lähmung geprägten Verhalten darauf zu reagieren. Mit Interesse nahm ich zur Kenntnis, dass ihre verheiratete Schwester und ihr Mann ebenfalls weggezogen waren; sie lebten jetzt in Washington. „Vielleicht hat mein Beispiel sie dazu angeregt", schrieb sie mir.

Ich habe Erikas Fall hier ausgewählt, weil er veranschaulicht, wie wichtig es ist, Distanz zu gewinnen, wenn man mit Problemen konfrontiert ist, die kreative Lösungen erfordern. Es kann sehr zweckmäßig sein, zwischen sich selbst und seinen Problemen einen Abstand zu bringen, um den Druck zu mindern, den sie verursachen. Damit schafft man sich den Raum, in dem man neue Perspektiven entwickeln kann für das, was man zu erreichen versucht, gibt sich die Möglichkeit, die Dinge reifen zu lassen – und damit unbewusste Ressourcen „anzuzapfen" – und mit einem klareren Kopf über neue Optionen nachzudenken.

Nehmen wir Abstand, so gibt uns das oft wichtige Hinweise auf die Ursachen des Stresses – falls wir uns darüber nicht recht im Klaren sind. Betrachten wir einmal die potenzielle Wirkung, die es auf uns hat, wenn eine belastende Situation sich auflöst und danach erneut eintritt. Häufig sind wir nämlich Stress so gewohnt und darauf eingestellt, dass wir uns dessen erst bewusst werden, wenn wir uns eine Zeit lang davon entfernen und danach wieder zu unseren Problemen zurückkehren.

Ich erinnere mich an einen guten Freund, der auf seinen einundsechzigsten Geburtstag zuging. Er arbeitete als stellvertretender Chefarzt an einem staatlichen vorstädtischen Krankenhaus. Bevor er seine jährlichen Ferien nahm, hatte er einige Monate lang an Schlaflosigkeit, Nervosität und Niedergeschlagenheit gelitten. Er und seine Frau flogen nach Paris, wo sie ein Auto mieteten und durch das Loire-Tal fuhren. Während dieser Reise war er in Hochstimmung. Doch einige Tage nach seiner Rückkehr fühlte er sich wieder ausgelaugt. Wieder lag er nachts stundenlang wach. Er stellte sich daher die Frage, warum sich seine Beschwerden erneut bemerkbar machten, und fand die Antwort, als er einmal ernsthaft über seine gegenwärtige Arbeitssituation nachdachte. Sein Krankenhaus hatte seit einiger Zeit neue Richtlinien zur Kontrolle der Zahlung von Krankenversicherungen für die Behandlung von Patienten einführen müssen. Er hatte geglaubt, er hätte sich mit diesen Praktiken abgefunden. „Ich weiß, es ist ein Versuch, die explodierenden Kosten in den Griff zu bekommen. Trotzdem fühle ich mich nicht mehr so frei und verantwortungsbewusst in meiner Arbeit wie früher. Ich bin wirklich der Meinung, dass die Behandlung meiner Patienten oft von diesen bürokratischen Restriktionen beeinträchtigt wird."

Sechs Monate später nahm er an einer einwöchigen Kardiologen-Tagung in Australien teil. Nach seiner Rückkehr war er nicht länger in der Lage, das Offenkundige zu leugnen: Seine Arbeitssituation belastete ihn schwer. Von den Symptomen, unter denen er litt, einmal abgesehen, hatte er dies eine Weile ignorieren können und sich mehr oder weniger an seine Umgebung gewöhnt. Doch als er sich eine Weile von seiner täglichen Sphäre distanzierte und dann wieder dorthin zurückkehrte, wurden ihm die Auswirkungen der belastenden Situation voll bewusst.

Widerwillig musste er sich eingestehen, dass es ihm unmöglich war, weiterhin eine Arbeit zu verrichten, bei der seine ureigenen ethischen Prinzipien verletzt wurden. „Andere Menschen haben gelernt, sich damit abzufinden. Ich dachte, auch ich hätte es getan. Aber jetzt bringe ich das einfach nicht mehr über mich."

Über ein Arbeitsvermittlungsbüro konnte er eine neue Stelle als Partner in einer Gemeinschaftspraxis finden. Seine Stimmung besserte sich, sobald er sich entschlossen hatte, eine Veränderung vorzunehmen, und auch während des ersten Jahres in seinem neuen Job fühlte er sich zunehmend wohler und konnte seinen beruflichen Aktivitäten mit neuem Elan nachgehen.

Dadurch, dass wir Abstand nehmen, machen wir unseren Kopf frei und wirken unserer natürlichen Neigung entgegen, uns so intensiv mit unseren Problemen zu befassen, dass unsere Bemühungen, sie zu lösen, zum Scheitern verurteilt sind. Schauen wir uns einmal einen Streit zwischen zwei Eheleuten an. Es ist nicht ihr erster und nicht der erste, bei dem es ums Geld geht. Es ist der letzte Abgabetermin für die Steuererklärung, halb zehn Uhr abends. Ihr Steuerberater hat ihnen soeben die Einkommensteuererklärung zukommen lassen. Der Ehemann drängt seine Frau nun, sie zu unterschreiben, damit er sie noch zur Post bringen kann. Sie weigert sich, mit dem Argument, dass sie dafür genauso verantwortlich ist wie er und dass sie sie zuerst einmal sorgfältig lesen möchte. Auf der Seite, wo Aktiengeschäfte aufgeführt werden, fallen ihr eine ganze Anzahl von Verlusten ins Auge. Ärgerlich fragt sie ihn, ob er wieder mit Warenoptionen gespielt habe. Er hebt die Stimme, erklärt, dass es sein Geld sei und er das Recht habe, damit zu tun, was ihm passt. Sie erinnert ihn daran, dass es ihrer beider Geld ist. Er versucht, ihr einen Stift in die Hand zu drücken, und fordert sie auf zu unterschreiben. In Tränen aufgelöst wirft sie die Steuererklärung auf den Boden und läuft ins Schlafzimmer. Er geht ihr nach. Nach zwei Stunden gegenseitiger Kritik ist sie, da es nun schon nach halb elf ist, widerwillig zur Unterschrift bereit, damit der Umschlag noch vor Mitternacht am Postamt aufgegeben werden kann. Die Steuererklärung ist jetzt zwar weggebracht, aber der Streit geht weiter – beim Frühstück am nächsten Morgen, beim Abendessen am nächsten und sogar am übernächsten Abend. Schließlich schleichen sich Wörter wie *Scheidung* ein, und das Ehepaar ist meilenweit davon entfernt, aus der Sackgasse herauszukommen, die sich einerseits durch ihre Empörung über seinen mangelnden Respekt für ihre Rechte und Ansichten und andererseits durch sein hartnäckiges Festhalten an seinem Wunsch, mit dem Geld, das „er verdient hat", zu spekulieren, ergeben hat.

Inwiefern könnte es bei dieser Kontroverse hilfreich sein, erst einmal Abstand zu nehmen?

Dass ihre ärgerliche Reaktion gerechtfertigt war, ist wohl unbestreitbar. Sie waren nicht reich; das verlorene Geld hätte für bessere Zwecke verwendet werden können. Dass die Spekulation mit Warenoptionen sicherlich riskant ist, aber auch zu beträchtlichen Gewinnen führen kann, ist ebenso wahr. Mit etwas Umsicht hätte die Störung in ihrer Beziehung – ausgelöst durch die Verlustzahlen in der Steuererklärung – die Voraussetzung für eine zukünftig bessere Verwaltung ihres Geldes und ganz allgemein für eine bessere Beziehung schaffen können. Aber solange die beiden Partner in gegnerischen Haltungen gefangen waren und sich nur auf verletzte Gefühle und persönliche Kränkungen konzentrierten, konnten sie weder die Situation analysieren noch verstehen, um welche Probleme es wirklich ging. Warum besprach er zum Beispiel Entscheidungen über Investitionen nicht im Voraus mit ihr? Misstraute er ihrem Urteil? War er launenhaft? War er im Grunde unsicher und fürchtete, sein Ego könne Schaden nehmen? War dieses Problem im Laufe der Ehe wiederholt aufgetreten? Hatte sie das Ausmaß und die Bedeutung der Verluste übertrieben? War er in einem schwachen Moment von einem Bekannten aus der Börsenbranche mit einem Angebot überrumpelt worden und hatte sich geschämt, seiner Frau von den Verlusten zu erzählen? Hatte sie überreagiert, weil ihr eigener Vater Jahre zuvor das Familienvermögen durch riskante Terminwarengeschäfte verloren hatte?

Hätten sich die beiden nach dem ersten Ausbruch darauf geeinigt, erst einmal eine Verschnaufpause einzulegen – zum Beispiel ihren Streit für einen Tag ad acta zu legen –, wären sie vielleicht imstande gewesen, mit klarem Kopf auf das Problem zurückzukommen und in Ruhe herauszufinden, um was es eigentlich ging. Eine solche Diskussion hätte wiederum bereits die Grundlage für die Lösung sein können.

Die moderne Psychologie hat uns gelehrt, dass wir alle dazu neigen, vor Problemen davonzulaufen, statt uns ihnen zu stellen. Daran ist viel Wahres. Doch wir alle unterschätzen auch, wie ungeheuer nutzbringend es sein kann, sich eine Pause von seinen Problemen zu gönnen – und seine Familie auf einen Ausflug in einen Freizeitpark einzuladen oder an sonnigen Tagen allein durch den Wald zu laufen oder sich ganz anderen Dingen zu widmen – allein oder mit anderen Menschen –, für die es keine offenkundigen, sofortigen Lösungen gibt.

Spiel

Das Spiel trägt ganz wesentlich zum kreativen Verhalten bei. Wenn wir uns einmal genauer anschauen, was ein Spiel eigentlich ist, sehen wir, dass es eine spezifische Form von dem darstellt, was Psychologen kognitive Dissonanz nennen: die Fähigkeit, gleichzeitig auf mehreren gedanklichen Ebenen zu operieren und ohne allzu große Mühe scheinbar widersprüchliche Ideen zu verfolgen. Wir sind frei, doch wir werden von bestimmten Regeln geleitet. Wir sind spontan, doch wir agieren in Ritualen. Durch die Freiheit wird es spielerisch und die Regeln und Rituale machen es ungefährlich, indem sie es unter Kontrolle halten.

Verstecken oder Monopoly spielen; sich kostümieren; mit Spielzeugautos Rennen veranstalten; Puppenhäuser einrichten; Modellflugzeuge bauen. Die Liste ist zu lang und bekannt, als dass sie weiterer Ausführungen bedürfte. Wichtig ist die Erkenntnis, dass Spiele, die wir als Kinder und – in kostbaren Momenten – als Erwachsene spielen, spontan und ungefährlich sind. Das Spiel ist ein ausgezeichnetes Versuchsfeld für neue Ideen.

Ich fand immer viel Vergnügen an der Definition des Spiels, die von einem Kollegen, dem Psychiater Peter Hogan, stammt. „Eine typische Spielfolge beginnt mit dem Guck-guck-Spiel der Kleinkinder, in dem es um keinerlei Einsatz geht; danach folgen die Spiele der Kindheit, nach denen die Kinder hinterher in dem Wissen nach Hause gehen, dass sich dadurch, ganz gleich, was während des Spiels geschehen ist, der wichtigste Teil ihres Lebens – ihre Familie – nicht geändert hat; dann geht es weiter mit Schul- und anderen Wettkämpfen, wo es um das Prestige außerhalb des Studiums, um Erfolg beim anderen Geschlecht, um Status und manchmal sogar um einen Job geht und wo die Beteiligten alles andere als in spielerischer Stimmung sind. Dort, wo es um viel geht und dies dem Spieler auch bewusst ist, wird das Spiel zu einer sehr ernsthaften Sache. Stellen Sie sich vor, ein Kleinkind wüsste beim Guck-guck-Spiel nicht, ob seine Mutter wirklich wiederkommen wird!"

Das Spiel ist eine wichtige Lernform. Wenn das Kleinkind ein Guck-guck-Spiel spielt, begreift es dabei etwas von der Tatsache, dass es von seiner Mutter getrennt ist; und es lernt, auf ihre Verlässlichkeit zu zählen. Es hat keine Angst, da es weiß, dass sie zurückkommen wird, und ihre Wiederkehr ist dann ein Grund zur Aufregung und Befriedigung. Wird das Kind älter, lernt es, wie man mit anderen Kindern spielt; es erlangt ein breites Spektrum verbaler und nonverbaler Kommunikationsfertigkeiten, ohne die seine Welt, sein eigener Platz darin und seine Interaktionen mit ihr unberechenbar bleiben würden.

Viele erwachsene Menschen betreiben ihre Freizeitbeschäftigungen mit so viel Ernst, dass sie sich um das damit verbundene Vergnügen bringen. Wir widmen uns Spielen mit solcher Konzentration und Intensität, dass sie uns nicht mehr die kreative Freude bereiten, die wir als Kinder dabei fühlten. Es gibt sogar Menschen, die jegliches Spiel aus ihrem Leben verbannt haben. Dies ist ein bedauerlicher Verlust, der sogar gefährlich sein kann.

Wie Anthony Storr es einmal ausdrückte: „Wir Menschen sind Geschöpfe, die von Gelegenheiten abhängen. Unsere Reaktionen sind variabel, nicht unveränderlich, und wir müssen wachsam sein, um eine Gelegenheit zu erkennen, wenn sie sich bietet. Spiele schützen uns davor, in eine Erstarrung zu fallen, die uns nur schaden kann."

Wie sonst noch dient das Spiel der Kreativität und der Belastbarkeit? Zunächst einmal ist es eine Form der Unterhaltung; damit ist es eine weitere Möglichkeit, bei der Suche nach Problembewältigungen und Lösungsfindungen einen gewissen Abstand zu gewinnen. Man kann damit hervorragend Spannungen abbauen. Bei Stress erhöht sich die Muskelspannung: Das gehört zur Bereitschaft des Körpers, sich einem Konflikt zu stellen, und geschieht auch dann, wenn dieser Konflikt psychologischer oder gesellschaftlicher Natur ist. Sportliche Aktivitäten, vom flotten Fußmarsch bis hin zum Tennisspielen, geben uns die Möglichkeit, uns zu entspannen und unsere Muskeln wieder in ihr altes Gleichgewicht zu bringen.

Für manche Menschen, die in eintönigen Jobs, einsamen Existenzen oder unerquicklichen Ehen gefangen sind, kann ein Nachmittag auf dem Golfplatz, ein Tennisspiel, ein Segeltörn oder andere Freizeitbeschäftigungen einen gewissen Sinn im Leben vermitteln: Sie haben die Chance, sich eine bestimmte Fähigkeit anzueignen und Körper und Geist in anregender Harmonie zum Einsatz zu bringen.

Es gibt noch eine weitere Verbindung zwischen Spiel und Kreativität. Das Spiel ist eine Quelle der Freude, eine Erfahrung, die die Beschränkungen des Geistes lockert, so wie Bewegung die Anspannung des Körpers lockert. Dadurch fördert das Spiel Spontaneität und neue Einsichten – neben einer Fülle solch positiver Emotionen wie Liebe, Hoffnung und Willenskraft.

Humor

Lachen ist eine wundervolle Methode, um Abstand zu gewinnen. Da Humor häufig mit Absurditäten verbunden ist, kann er neue und ungewöhnliche Denkmuster fördern. Zudem begünstigt er einen radikalen und schnellen Perspektivenwechsel in der Wahrnehmung einer Situation oder eines Ereignisses, selbst wenn dies nur einen Moment dauert. Solche veränderte Wahrnehmungen können uns zu Bewusstsein bringen, dass wir mit neuen Sachverhalten konfrontiert sind und auf diese Veränderung angemessen reagieren müssen. Möglicherweise kommen wir dann nicht so in Versuchung, die veränderte Realität zu leugnen, denn wir fühlen uns nicht so sehr von der Vorstellung bedroht, dass sie unwiderruflich ernst und vielleicht von Dauer sein könnte.

Ich benutze Humor oft bei meiner Arbeit, wobei ich sehr auf das Timing achte und mich bemühe, ihn nicht auf Kosten meiner Patienten einzusetzen. Zum Beispiel erinnere ich mich an eine etwas hypochondrische Frau, die Anfang vierzig war und Angst hatte, all die Krankheiten zu bekommen, über die sie in der Zeitschrift *Vogue* las. Ihr Arzt, der ihr mehrmals versichert hatte, dass sie bei guter Gesundheit war, tat dies jedes Mal in ernster und professioneller Manier, in die sich Frustration mischte, wenn er merkte, dass dies wenig fruchtete. Nachdem ich sie gut kennen gelernt hatte und sie sich in unserer Beziehung sicher fühlte, erkannte ich, dass ich sie nur dann ein wenig von ihrer Konzentration auf ihre Gesundheit abbringen würde, wenn ich Strategien benutzte, mit denen ich sie überrumpeln konnte. Erst dann würde sie einsehen können, wie unrealistisch ihre Befürchtungen waren.

Eines Tages, nachdem sie einen Artikel über die Alzheimer-Krankheit gelesen hatte, behauptete sie in unserer Sitzung, ihr Gedächtnis beginne nachzulassen. „Ich habe meinen Füller und meinen Taschenkalender verloren", verkündete sie. „Und ich habe meinen Schirm in dem Taxi vergessen, mit dem ich gekommen bin. Ich bin dabei, meinen Verstand zu verlieren." Ich versicherte ihr, dass sie trotz dieser Vorfälle kein einziges Symptom der Alzheimer-Krankheit aufweise. Sie glaubte mir jedoch nicht, sondern saß angespannt und steif auf einer Stuhlkante. Da ich sah, dass ich sie so nicht überzeugen konnte, wurde mir klar, dass ich eine andere Methode anwenden musste – eine, die sie dazu zwingen würde, ihre Haltung zu überdenken.

Dazu gab sie mir die Gelegenheit, als sie mich bat, einen Brief zu lesen, den sie an ihren Exmann geschrieben hatte und in dem sie ihn aufforderte, bei den Unterhaltszahlungen für ihr gemeinsames Kind pünktlicher zu sein. „Könnten Sie mir bitte Ihre Lesebrille leihen?", fragte ich sie. „Ich habe meine verlegt." Das stimmte sogar.

Sie brach in Lachen aus und fragte: „Worum haben Sie mich gebeten?"

„Ich erinnere mich nicht. Worum habe ich Sie gebeten?"

Sie setzte sich entspannter hin und schaute mich mit einem wissenden Lächeln an. In diesem Augenblick war es nicht nötig, weiter über die Angelegenheit zu diskutieren; also nahm ich die Brille, die sie mir reichte, und las den Brief.

Neben der Vermittlung von Einsichten muss die emotionale Befreiung, die der Humor mit sich bringt, eine entspannende und gesundheitsfördernde Wirkung haben. Die komplexe psychophysiologische Natur des Humors und seine Wirkungen auf die Hormone, das Immunsystem etc. sind noch nicht angemessen erforscht worden, aber der Autor und Herausgeber Norman Cousins hat überzeugend dargestellt, welche Rolle der Humor bei der Genesung von Krankheiten spielen kann. Als Cousins einmal im Krankenhaus lag, sah er sich eine ganze Reihe Unterhaltungsfilme wie die der Marx Brothers an; er war der Ansicht, dass sein Lachen eine Heilkraft besaß, die Ärzte, Krankenschwestern und Medikamente niemals haben würden.

Es wird nie aufhören, mich zu erstaunen, dass die unzähligen Bücher über Stress – und den Umgang damit – den Humor vollkommen außer Acht lassen. Entweder gehen die Autoren das Thema mit zu viel Ernst an oder sie sind sich nicht bewusst, welch zentrale Rolle der Humor bei unserer Anpassung an Veränderungen spielt, und vor allem darin, wie wir uns selbst sehen.

In dem Filmklassiker *Singing in the Rain* – den ich bestimmt ein Dutzend Mal gesehen habe und nach dem ich mich jedes Mal besser fühle – singt und tanzt Donald O'Connor zu einer Melodie, deren Text für sich spricht: „Bring sie zum Lachen, bring sie zum Lachen ..." Wo Lachen ist, kann da die Hoffnung weit sein?

VIERTER TEIL

Widerstandsfähigkeit in unserer Umgebung.

17. KAPITEL

Unser Umfeld

Lebewesen sind offene Systeme, die ständig miteinander in Kontakt, jedoch von allem anderen im Universum getrennt sind. Physikalisch ausgedrückt entspricht diese Abgrenzung der Hautoberfläche des Körpers. Psychologisch ausgedrückt ist sie unsichtbar; sie umfasst alles, was in unserem Geist vor sich geht – Ideen, Gefühle, Träume, Hoffnungen. Sie ist unser Schutz vor dem, was jenseits von uns liegt, zugleich aber auch unser Zugang dazu. Durch unsere Sinne – das Sehvermögen, das Gehör, den Tast-, Geschmacks- und Geruchssinn – nehmen wir Informationen auf. Diese werden dann an unser Gehirn weitergeleitet, das sie interpretiert und versteht. Durch unsere Gesten und unsere Sprache kommunizieren wir mit der Außenwelt und übermitteln somit Auffassungen und Verhaltensweisen, die entweder in uns selbst als Reaktionen auf sensorische Reize oder als selbst erzeugte Produkte unseres Geistes gebildet wurden.

Auch wenn ich so erzogen wurde, dass ich lernte, wie wichtig für die Entwicklung des Charakters einer Person das Wesen und Verhalten der sie umgebenden Menschen ist, muss ich gestehen, dass ich während meiner Ausbildungszeit in der Psychiatrie ebenso dem Reiz der Psychoanalyse erlag wie viele meiner damaligen Kollegen. Man konzentrierte sich dabei fast ausschließlich auf die innere Funktionsweise des Menschen. Der Gedanke, dass die Menschen, die die Patienten umgeben, deren Genesung fördern oder verhindern können, oder dass die Bedingungen, unter denen die Patienten leben und arbeiten, möglicherweise den Verlauf ihrer Krankheit ganz wesentlich beeinflussen, schien sonderbarerweise gar nicht aufzukommen.

Nie werde ich den Vorfall vergessen, bei dem mir zum ersten Mal die Sinnlosigkeit der rein innerpsychischen psychoanalytischen

Sichtweise bewusst wurde. Ich hatte mit einem zweiunddreißigjährigen Unternehmensberater, der unter einer Depression litt, psychotherapeutisch gearbeitet. Bob Morris war der jüngste Partner in einer Firma mittlerer Größe, die ihren Sitz in Manhattan hatte. Er arbeitete täglich zwölf Stunden, war detailbesessen, verbrachte ganze Wochen in Europa, wo er die Arbeit amerikanischer Firmen beobachten und beurteilen musste, und brachte schlaflose Nächte vor dem Computer zu, um umfangreiche, ausgefeilte Berichte zu verfassen. Damit hatte er nach und nach die Achtung und Bewunderung seiner Klienten und Kollegen gewonnen.

In gewisser Hinsicht war Bobs Depression eine Art Kampfneurose. Von einem rein psychoanalytischen Standpunkt aus gesehen war sie durch den Tod seines Vaters verstärkt worden, der in Bobs Augen ein vollkommener Versager gewesen war. Gus Morris war Alkoholiker gewesen und hatte die meiste Zeit seines Lebens keine Arbeit gehabt. Hin und wieder hatte er Bobs Mutter geschlagen. Seinem intelligenten Sohn schenkte er keinerlei Beachtung. Bob war entschlossen, ihn zu übertreffen, was ihm auch mühelos gelang. Aber Bobs Schuldgefühle wegen seiner eigenen Feindseligkeit dem Vater gegenüber hatten ihn in die Knie gezwungen.

Ich verschrieb Antidepressiva. Nach ein paar Wochen fühlte Bob sich etwas besser. Doch trotz seiner außergewöhnlichen Leistungen hatte er auch jetzt nur wenig Selbstachtung. „Ich habe das Gefühl, dass ich in meinem ganzen Leben bisher nichts Besonderes geleistet habe“, sagte er immer wieder. „Meinen Erfolg verdanke ich nur meinem Glück.“

Eines seiner Hauptprobleme hatte mit seinen Beziehungen zu anderen Menschen zu tun. „Außer bei meiner Arbeit vermeide ich sie“, sagte er. „Lieber lese ich, als dass ich meine Zeit mit müßigen Gesprächen bei irgendeinem Abendessen verschwende. Dieses ... Zurückziehen ... hat begonnen, nachdem ich geheiratet habe“, fügte er hinzu.

Mehrere Monate vergingen. Bob schien in seiner Wiederherstellung eine gewisse Ebene erreicht zu haben, auf der er stagnierte. Er war nicht mehr depressiv, aber er fühlte sich „leer“, „ziellos“ und äußerte oft den Wunsch, „alles aufzugeben und irgendwohin zu gehen, wo mich niemand kennt". Ich begann mich zu fragen, was mir bisher entgangen war.

Dann, nach reiflicher Überlegung, entschloss ich mich, eine der wichtigsten Regeln der Psychoanalyse zu verletzen, so wie sie damals praktiziert wurde: Ich bat darum, mich einmal mit seiner Frau unterhalten zu dürfen.

Ich war überrascht über ihre äußere Erscheinung. Nach Bobs Beschreibung hatte ich eine leise sprechende, kultivierte, warmherzige und verständnisvolle Frau erwartet. Stattdessen sprach sie mit einer hohen, schrillen Stimme, antwortete ziemlich knapp auf meine Fragen und legte wenig Spontaneität an den Tag.

Bob und Betsy waren sich als Studenten begegnet. Sie heirateten, als er im zweiten Jahr seines Betriebswirtschaftsstudiums war. „Er war ständig mit Studieren beschäftigt. Wir unternahmen selten etwas gemeinsam. Natürlich wusste ich damals noch nicht, dass er seelische Probleme hatte", sagte sie und brachte damit ihre Ansicht zum Ausdruck, Bob solle ihr ewig dankbar dafür sein, dass sie ihn geheiratet hatte. „Er hat Glück gehabt", meinte sie dann und gab damit zu verstehen, dass Bobs Erfolg mehr auf das richtige Timing als auf sein eigenes Können zurückzuführen war. „Ich nehme an, dass er Ihnen erzählt hat, dass er nur deshalb Partner in seiner Firma geworden ist, weil ich mit der Frau seines Seniorpartners befreundet bin."

Dann brach die Kritik an Bob aus ihr hervor. „Er ist ein Mensch, der niemandem je etwas gibt. Er ist egoistisch. Wir hatten in unserer ersten Zeit ein so gutes Sexleben, aber seit Jahren hat er kein Interesse mehr daran. Wenn er Manns genug wäre, würde ich ihn verdächtigen, ein Verhältnis mit einer anderen Frau zu haben. Aber nicht Bob!"

Als ich ihr mitteilte, dass die Zeit unseres Gesprächs fast zu Ende war, und ihr für ihr Kommen dankte, beendete sie den Besuch mit der spitzen Frage:

„Wie lange soll dieses kindische Zeitverplempern eigentlich noch weitergehen, Herr Doktor?"

Nachdem Betsy gegangen war, fühlte ich eine vage Hoffnungslosigkeit in mir aufsteigen. Die Frau, die Bob mir beschrieben hatte, und die, der ich soeben begegnet war, waren vollkommen verschieden. Er hatte immer wieder betont, wie sehr sie ihn in seiner gegenwärtigen Krise unterstütze. Aber während unseres Gesprächs war ihre Geringschätzung für Bob nur allzu deutlich spürbar gewesen. Konnte ich ihn dazu bringen, diesen Widerspruch zu sehen? Und sollte ich das überhaupt? Konnte er weiterhin mit ihr leben, wenn er den demoralisierenden Einfluss erkannte, den sie auf sein Leben ausübte?

War er wirklich so arglos? Oder hatte er aufgrund seiner Selbstsucht und seiner mangelnden Rücksicht im Grunde gemeinsam mit ihr dazu beigetragen, dass beide ihre schlechtesten Seiten kultivierten? Konnte er in einer solchen Ehe eine gesunde Selbstachtung entwickeln? Würde sie sich ändern?

Es kam mir so vor, als könne keine noch so gute Psychoanalyse Bobs Seele heilen, solange seine häuslichen Verhältnisse so blieben, wie sie waren.

Ich hatte nie die Möglichkeit, die Antworten auf meine Fragen herauszufinden. Angestachelt durch Betsys Kritik an unserem Gespräch brach Bob kurz darauf die Therapie ab.

Ich vergaß nie die Lektion, die ich gelernt hatte: Widerstandskraft ist nicht nur eine innere Eigenschaft. Ihre Existenz, ihre Entwicklung und ihr Fortbestand in allen Widrigkeiten hängt ganz wesentlich davon ab, was und wer den Raum um uns herum einnimmt und welche Art Gleichgewicht zwischen uns und der Außenwelt besteht.

Die Rolle der Struktur

Bei der Feststellung, ob ein bestimmtes Umfeld die Widerstandsfähigkeit fördert oder nicht, müssen wir uns zunächst einmal anschauen, in welchem Grad und Umfang eine äußere Struktur vorhanden ist. Denn es gibt eine enge Beziehung zwischen der Struktur und dem Lebenszyklus. In der frühen Kindheit ist ein hohes Maß an beständiger Struktur unerlässlich für eine gesunde Entwicklung. Diese Notwendigkeit einer Struktur bleibt durch die ganze Kindheit und Adoleszenz hindurch bestehen, auch wenn sich der Radius der Strukturen ständig erweitert – über die Eingangstür des elterlichen Hauses hinaus bis zu den Fluren der Schule und den dazwischen liegenden Straßen. Und obwohl sich der Teenager in seinem Streben nach Autonomie gegen diese Strukturen sträubt, verlangt er sie doch noch immer.

Vielleicht befinden wir Menschen uns in den Jahren unseres frühen Erwachsenenlebens, wenn wir noch ungebunden und nicht verheiratet sind und die Möglichkeiten des Lebens erkunden, in einer Struktur, die am wenigsten verfestigt und ausgeprägt ist. Doch sobald Sie sich in jemanden verlieben, schaffen Sie eine andere Struktur, und wenn Sie heiraten und Kinder bekommen, schaffen Sie eine noch komplexere. Der Unterschied zwischen der Struktur Ihrer Herkunftsfamilie und Ihrer neuen Familie ist der, dass erstere Ihnen aufgezwungen wurde, letztere hingegen von Ihnen selbst gestaltet wird. Was Ihre Arbeit betrifft, so werden Sie innerhalb eines Rahmens tätig sein, der mehr oder weniger festgelegt ist und Ihnen in unterschiedlichem Maß Freiheit und Entfaltungsmöglichkeiten bietet.

Während Sie sich dem mittleren Alter nähern und es durchlaufen, ändert sich die Beschaffenheit der Sie umgebenden Strukturen, aber eine Struktur wird dennoch da sein; und wenn Sie älter werden, werden Sie, wie in Ihrer Kindheit, erneut in einem zunehmenden Maße Strukturen benötigen, die Ihnen Unterstützung bieten.

Jeder erwachsene Mensch sollte sich die Frage stellen, wie viel Struktur seiner Persönlichkeit zuträglich ist. Im Idealfall stimmen Ihre Bedürfnisse und die Struktur Ihres Umfelds überein. Leben Sie beispielsweise unabhängig und selbstbestimmt, so werden Sie sich eher in einer Umgebung wohl fühlen, die locker strukturiert ist. Sind Sie dagegen ein Mensch, der genau wissen muss, wo er in der Welt steht, und äußere Richtlinien braucht, um sich orientieren zu können, so benötigen Sie eine Welt, die ziemlich festgelegt und überschaubar ist.

Die meisten Menschen fühlen sich wohler, wenn die Welt um sie herum strukturiert ist, und können ins Wanken geraten, wenn diese Struktur aus irgendeinem Grund nicht mehr besteht. Dies traf zum Beispiel auf Harry Matthews zu. Harry war Berufsoffizier in der Armee gewesen und ging mit zweiundvierzig Jahren in Rente. In den sechs Monaten danach erlitt er eine schwere Depression. Harry hatte versucht, ein eigenes Unternehmen zu gründen. Er und seine Frau hatten ein kleines Motel erworben. Sein Zusammenbruch war durch den Bericht des Steuerberaters ausgelöst worden, aus dem hervorging, dass sie am Ende des Jahres Konkurs anmelden müssten, wenn die Geschäftszahlen nicht besser würden. Dass Harry zu viel trank, trug auch nicht gerade zur Besserung der Lage bei.

Zwanzig Jahre seines Erwachsenenlebens hatte Harry Matthews innerhalb der sehr genau organisierten Struktur der Armee gelebt und gearbeitet. Für fast jede Einzelheit hatte es einen genauen Ablauf gegeben. Man gab ihm vor, wann er aufzustehen und wann er ins Bett zu gehen hatte, welche Kleider er trug, wann er seine Männer antreten lassen musste, welche Formulare auszufüllen und welche Bestände zu bestellen waren. Nur innerhalb dieser Grenzen war er imstande, eine gewisse persönliche Freiheit zu genießen. Und innerhalb dieser genau strukturierten Welt erbrachte er außerordentlich gute Leistungen.

Doch sobald die äußere Struktur nicht mehr bestand und er sich selbst überlassen war, gelang es ihm nicht, in seinem Verhalten organisiert und kontrolliert zu bleiben. Er hatte auch nie die Gelegenheit gehabt, es zu lernen, denn er war von der Schule direkt zur Armee gegangen. Jetzt, als Chef seines eigenen Unternehmens, kam er ins Schwimmen und machte Fehler, die seine Zahlungsfähigkeit gefährdeten.

Harry sprach mit dem Pfarrer seiner Gemeinde über seine Probleme; dieser riet ihm, die Anonymen Alkoholiker aufzusuchen und sich um einen Anschluss an eine der großen Motelketten im Land zu bemühen. Harry und seine Frau entschlossen sich daraufhin, Franchisenehmer zu werden. Obwohl Harry damit ein Stück seiner neu gefundenen Unabhängigkeit bewahren konnte, wurde er wieder Teil einer Struktur, die ihm vorschrieb, was er zu tun und wie er es zu tun hatte, und ihm die Kontrolle zurückgab, die er so dringend benötigte.

Die meisten Menschen hängen von einer Struktur ab. Ganz gleich, ob wir lieber in einer Familie leben oder als Single unter anderen ebenfalls allein lebenden Freunden, ob wir uns in einer Firma hocharbeiten oder zur Masse der Werktätigen gehören – wir wollen wissen, wo wir sind und wohin wir gehen, und wir empfangen unsere Impulse von der Welt, die uns umgibt. Für die meisten Menschen käme eine fehlende Struktur einem Alptraum gleich.

Warum ist eine Struktur so wichtig? Strukturen vermitteln uns Richtlinien für unser Verhalten, sie sind eine Orientierung für unsere Hoffnungen und unsere Erwartungen. Wir sind „Gewohnheitstiere". Wir wollen wissen, mit welchem Zug wir morgens zur Arbeit fahren, damit wir pünktlich ankommen. Wir wollen wissen, welche Hausaufgaben wir am nächsten Tag in der Schule vorzuweisen haben. (Ob wir sie dann zur rechten Zeit erledigen, ist eine andere Frage.) Wir wollen zumindest ungefähr wissen, welche Stellung wir in der Hierarchie der Arbeitenden einnehmen – Chef, Kollege, Angestellter. Wir fühlen uns sicherer, wenn wir wissen, welche Fertigkeiten wir benötigen, um eine bestimmte Arbeit zu tun, und wenn wir diese Fertigkeiten auch beherrschen. Mit vorgetäuschtem Vergnügen und einer geheimen Angst lesen viele Menschen das tägliche Horoskop in ihrer Zeitung, denn sie sind auf der Suche nach mehr Struktur und nach einer größeren Vorhersagbarkeit, als das Leben ihnen bieten kann.

Eine Umgebung, die Belastbarkeit fördert

Angenommen, es besteht eine gewisse Struktur (wie viel, hängt von unseren individuellen Bedürfnissen ab) – welche Eigenschaften sollte sie besitzen, damit sie unsere Belastbarkeit fördert?

Zunächst einmal sollten wir von Menschen umgeben sein, die verständnisvoll, loyal, empathisch und hilfsbereit sind und die uns akzeptieren. Neuere Studien haben eindeutig gezeigt, dass Menschen sich leichter von schweren emotionalen Zusammenbrüchen erholen, wenn sie von einem Netzwerk verständnisvoller Freunde und Familienmitglieder umgeben sind, als wenn sie danach von feindlichen, gleichgültigen oder sie ablehnenden Menschen – oder von überhaupt niemandem – empfangen werden. Das hört sich selbstverständlich an. Doch haben die Wissenschaftler, die das Offenkundige nachgewiesen haben, die Bedeutung eines der Merkmale der umgebenden Strukturen unterschätzt, die die Belastbarkeit erhöhen: des positiven menschlichen Kontakts.

Im Laufe der Jahre konnte ich eine Anzahl von Elementen in unserem Umfeld ausmachen, die Widerstandsfähigkeit erleichtern. Es ist nicht überraschend, dass diese mit den grundlegenden Eigenschaften der belastbaren Persönlichkeit übereinstimmen. Es sind folgende Merkmale:

- kohärente, aber flexible Strukturen,
- ein soziales Netzwerk,
- Respekt und Rücksichtnahme,
- Anerkennung,
- eine Privatsphäre,
- die Möglichkeit zur Veränderung,
- akzeptiert werden,
- feste, realistische Grenzen im Verhalten,
- offene Kommunikation,
- Empfänglichkeit für neue Ideen,
- die Bereitschaft, Konflikte zuzulassen und auszutragen,
- die Bereitschaft zur Versöhnung,
- Optimismus,
- Gemeinschaftsgefühl,
- konstruktive menschliche Werte,
- Empathie.

Empathie ist die Fähigkeit zu spüren – ob dank früherer Erfahrungen oder ganz einfach intuitiv –, was ein anderer Mensch fühlt, sei es Freude, Kummer, Wut oder Angst. Viele Menschen, die zum Psychotherapeuten gehen, tun dies, weil sie nach Empathie hungern. Ihre Einsamkeit bringt sie oft zu einem solchen Grad der Verzweiflung, dass sie gezwungen sind, ihren Schmerz einzugestehen und sich Hilfe zu suchen. Sie suchen nach tiefem menschlichen Kontakt, der ihnen versagt wurde und den man ihnen vielleicht überall, wo sie ihn suchten, verweigerte.

In einer unterstützenden Umgebung wird offene Kommunikation gefördert. Eine solche Kommunikation sollte realistisch, nicht verzerrt oder irreführend sein. Nur wenigen Menschen ist es vollkommen gleichgültig, welchen Eindruck sie auf andere machen. Wenn unsere Freunde und unsere Familie Vertrauen in uns und unsere Fähigkeiten haben, so wird dies unser Gefühl für unseren Wert und unsere Kompetenz stärken. Wenn sie uns in angemessener Weise Feedback geben und aussprechen, was gut und was falsch ist, dann geben sie uns die Chance, an unserer Vision festzuhalten (oder sie wieder zu erlangen), wenn wir Gefahr laufen, sie zu verlieren.

Die Freiheit, zum Ausdruck zu bringen, was wir glauben, und unsere Bereitschaft, anderen dasselbe Recht einzuräumen, gehört zu einem offenen Kommunikationssystem dazu. Wir müssen in der Lage sein, Ideen, Hoffnungen, Träume und Meinungsverschiedenheiten mitzuteilen. Und wenn, im Interesse unserer Ziele oder der Beziehungen, die wir hoch schätzen, bestehende Meinungsverschiedenheiten eine Art „Auflösung" verlangen, dann müssen wir zur Versöhnung fähig sein.

„Erst nachdem ich mit verschiedenen Geschäftspartnern gearbeitet hatte, wusste ich, was eine gute Partnerschaft von einer schlechten unterscheidet", erzählte mir eine achtundzwanzigjährige Geschäftsfrau. „Kathy war die Erste. Wenn ich eine andere Meinung als sie äußerte, wusste ich, dass nun eine einstündige Erörterung darüber folgen würde, warum mein Standpunkt falsch sei. Sie wurde nicht etwa wütend. Sie hielt mir nur einen Vortrag und sagte immer und immer wieder das Gleiche, bis ich es einfach satt hatte. Sie schien nie müde zu werden. Wenn ich irgendeinen neuen Aspekt einbrachte, tat sie so, als höre sie mich gar nicht. Oder sie ließ mich erst einmal aussprechen. Aber wenn ich geendet hatte, kehrte sie zu ihrer letzten Bemerkung zurück, als hätte ich kein Wort gesagt. Doch jetzt, mit Jerry, ergänzen sich unsere Ideen. Wenn ich ihr sage – oder sie mir –, dass es eine Meinungsverschiedenheit gibt, dann schauen wir uns das jeweilige Problem sofort an. Wir sind danach nicht immer einer Meinung, und wenn es mal nicht so ist, dann gestehen wir's uns ein und vereinbaren, dass wir die Angelegenheit zu einem späteren Zeitpunkt noch einmal diskutieren. Das nenne ich Partnerschaft."

Eine unterstützende Umgebung muss interessiert und aufgeschlossen sein. Ein Werbemanager im mittleren Alter erzählte mir kürzlich, dass er es sich zum Grundsatz gemacht habe, die meisten Briefe nicht zu beantworten, und die meisten Anrufer, die ihn zu erreichen suchten, nicht zurückzurufen. Er rechtfertigte sein Verhalten mit seiner Arbeitsüberlastung und schrieb seine Gleichgültigkeit seiner „Übersättigung“ zu. Ich nehme an, das menschliche Nervensystem kann nur ein bestimmtes Maß an Stimulierung ertragen, ansonsten gibt es eine Art Kurzschluss, und es schaltet ab. Aber es sollte eine bessere Methode geben, die Dinge zu handhaben. Wenn ich je einen Grund haben sollte, mit ihm Kontakt aufzunehmen – was höchstwahrscheinlich nicht der Fall sein wird –, hätte ich doch gern, dass er zumindest so höflich wäre, mich zurückzurufen oder mir eine Postkarte zu schicken, selbst wenn darauf stände, er sei zu beschäftigt, um mit mir zu sprechen. Zumindest wüsste ich dann, dass ich vorhanden bin. Das nennt man Anerkennung. Und ich hätte das Gefühl, mit Respekt behandelt zu werden.

Zweifelsohne wird ein Umfeld, das Sie mit Respekt behandelt und irgendwie auf Ihre Gegenwart reagiert, Ihre Belastbarkeit erhöhen, so wie ein Umfeld, das Sie ignoriert oder Sie herabsetzt und beleidigt, Sie hemmt. Manche Kinder- und Jugendpsychiater haben unsere gegenwärtige Kultur als „entmenschlichend“ bezeichnet. Dieser entmenschlichenden Eigenschaft schreiben sie eine ganze Anzahl sozialer Missstände zu, vom Drogenkonsum bis hin zum Suizid von Jugendlichen. Was sie meinen, geht weit über den normalen Respekt, den Menschen sich gegenseitig zollen sollten, hinaus. Sie werfen einen genauen und ungeschönten Blick auf die Fundamente unserer Kultur und geben zu verstehen, dass der Grund für viele Probleme in einem ernst zu nehmenden Mangel an traditionellen menschlichen Werten liegt.

Ich glaube, dass sie Recht haben. Denn ein Umfeld, das die Belastbarkeit fördert, zeichnet eine ganze Anzahl positiver und lebendiger Werte aus. Und diese Werte sind kein Geheimnis. Wir nennen sie menschliche Rechte (und Pflichten). Der Psychologe Carl Gustav Jung ging darauf ein, als er vom kollektiven Unbewussten sprach – jenen Prägungen der menschlichen Erfahrung, die in jedem von uns schlummern und die vom Beginn der Zeit an die essenziellen Bestandteile unseres persönlichen und genetischen Überlebens und unserer Entwicklung darstellten: Das Aufziehen von Kindern, Loyalität, Gerechtigkeit, Großzügigkeit, Versöhnlichkeit, Liebe. Wir wissen, was das ist, und wenn wir versuchen, diese Dinge in unserem eigenen Leben zu praktizieren, müssen wir unbedingt auch ihre außerordentliche Bedeutung für die uns umgebenden Strukturen sehen.

Der destruktiven Umgebung schenken Jungs Archetypen wenig Beachtung. Ein solches Umfeld ist übermäßig rigide oder sehr chaotisch und fördert die Belastbarkeit kaum, ja sie verhindert sie eher. Einige offenkundige Merkmale sind in der folgenden Tabelle aufgelistet:

Schwächende Strukturen im Umfeld

Zu starre Organisation	Zu ungeordnete Organisation
Gewalttätig, beleidigend oder sehr anstrengend	Zu nachgiebig
Übermäßig hohe Erwartungen	Düstere Erwartungen
Hartnäckiger Widerstand gegen Veränderungen	Sehr unstrukturiert
Ablehnend/ambivalent	Übermäßig permissiv
Unterbindet Kommunikation	Nicht verschwiegen
Strafend oder unversöhnlich	Im ständigen Zustand des Durcheinanders
Vereitelt Hoffnung	Immer nachsichtig
Lehnt neue Ideen ab	Übermäßig optimistisch
Destruktive Werte	Lehnt Tradition ab
	Verschwommene oder gar keine Werte

Die große Umwälzung

Vermutlich können wir die Wirkung, die unsere Umgebung auf unsere Fähigkeit zur Belastbarkeit hat, nicht umfassend beurteilen, wenn wir nicht auch andere Ereignisse berücksichtigen. Ereignisse, die sich in einem viel größeren Rahmen ereignen und zur Instabilität vertrauter Strukturen um uns herum beitragen.

Zunächst einmal leben wir alle mit der schmerzlichen Erkenntnis, dass unser Überleben auf der Erde von Atomkriegen und anderen Katastrophen, wie dem ökologischen Ungleichgewicht, bedroht ist. Die Aussicht, einmal sterben zu müssen, hat immer etwas Geheimnisvolles und Furchteinflößendes gehabt. Aber diese Aussicht wird noch erschreckender, wenn wir – vergeblich – versuchen, mit der Vorstellung eines Massensterbens fertig zu werden. Das Leben scheint unkontrollierbar und unkalkulierbar geworden zu sein, und oft kommt es uns vor, als sei die ganze Welt aus den Fugen geraten. Der Psychiater Robert Lifton hat darauf hingewiesen, dass viele Menschen auf solche Belastungen mit großer seelischer Abgestumpftheit reagieren, eine Haltung, die unsere Fähigkeit, Visionen und Träume für die Zukunft zu haben, uns verantwortungsbewusst zu verhalten und unsere kreativen Kräfte zu aktivieren – kurz: unsere Belastbarkeit – vermindert.

Da ich von der etwas optimistischeren Philosophie Teilhard de Chardins beeinflusst wurde, der glaubte, die Menschheit sei im Begriff, einen wichtigen Schritt in ihrer Evolution zu tun, der eher psychosozialer als physischer Natur sei, habe ich eine etwas hoffnungsvollere Vision für die Zukunft. Ich betrachte das, was geschieht, als einen tiefen strukturellen Wandel in der Natur der menschlichen Erfahrung und in vielen von Menschen geschaffenen Institutionen. Mit der riesigen Anzahl technologischer Entdeckungen, die in unserem Zeitalter gemacht wurden und immer noch werden, hat sich unsere Wahrnehmung von der Welt und von uns selbst tief greifend verändert. Ein Fernsehinterview mit dem britischen Premierminister kann von den Einwohnern eines winzigen Dorfs in Indien gesehen werden. Die ungeheure Zunahme und die Bequemlichkeit moderner Transportmittel erzeugt eine wechselseitige Beeinflussung und Befruchtung von Kulturen und Werten. Die Zukunft rückt uns mit unglaublicher Geschwindigkeit auf den Leib. Die ganze Erde scheint im Zentrum einer großen Umwälzung zu sein, die manche Menschen für den Vorläufer einer globalen Katastrophe halten, die ich jedoch als Fundament einer neuen Synthese betrachte – eine, die besser geeignet ist, die zukünftigen Herausforderungen zu meistern.

Diese Veränderungen sind Teil eines Zyklus der menschlichen Lebensbedingungen, die in historischer Perspektive leichter begreifbar sind, als wenn man sie gerade durchlebt. Betrachten Sie das Ganze einmal so, als wenn Sie achtzig Jahre oder älter wären; Sie wären dann in den zwanziger Jahren des 20. Jahrhunderts oder früher geboren worden. Wenn Sie zurückdenken an die rasend schnelle Veränderung des Frauenbildes in den zwanziger Jahren, an die Zeiten der Prohibition, an die Weltwirtschaftskrise, kommt es Ihnen möglicherweise so vor, als habe sich die Welt gar nicht übermäßig verändert. Aber diese subjektive Wahrnehmung kann irreführend sein, denn natürlich hat sich die Welt verändert, und eines Morgens wachen Sie vielleicht auf und konstatieren zu Ihrer Verblüffung, wie sehr sie sich gewandelt hat. Gehen Sie einmal zurück ins Jahr 1870. Der Unterschied zwischen der Welt in dieser Zeit – mit ihren Kutschen, mit Gaslaternen und königlichen Höfen in den europäischen Ländern, mit der langsamen Erholung der Vereinigten Staaten vom blutigen Bürgerkrieg und der Urbarmachung des Westens – und der Welt von 1930 – mit Telefonen, Radios, Automobilen, Flugzeugen, der wirtschaftlichen Depression und radikalen politischen Veränderungen an vielen Orten der Erde – muss selbst den flüchtigsten Beobachter erstaunen. Nur Schriftsteller wie Jules Verne und H. G. Wells scheinen vorausgesehen zu haben, was dann kommen sollte, und viele Menschen, die ihre Werke zu ihrer Zeit lasen, haben ihre Geschichten zweifellos als reine Fantasieprodukte angesehen. Ich glaube, was seither geschah, ist ein Kinderspiel verglichen mit dem, was die Zukunft uns noch bereithält.

Die wenigsten Menschen besitzen natürlich die Macht, das Schicksal der Welt zu beeinflussen. Aber wir können lernen, in ihr zu überleben. Und wir können ganz sicher die Fähigkeit entwickeln, widerstandsfähige Strukturen in unseren eigenen bescheideneren Sphären zu schaffen, und es damit uns selbst und unseren Familien ermöglichen, unbeschadet durch den Mahlstrom des Lebens zu kommen.

18. KAPITEL

Belastbarkeit in der Familie

Die Familie ist sicherlich eine der ältesten, wenn nicht die älteste soziale Struktur. Und diese unterlag immer einem organischen Lebenszyklus. Zwei Menschen heiraten. Die Kinder wachsen heran und verlassen das elterliche Heim, um eigene Familien zu gründen. Bis vor kurzem wurde das ursprüngliche Paar zusammen alt, umgeben von einem Netzwerk aus Menschen, das man die Großfamilie nannte.

Jede Phase in diesem Prozess, vom Heiratsantrag und der Verlobung bis hin zur Feier des fünfzigsten Hochzeitstages, beinhaltet eine Reihe belastender Episoden aus Zusammenbruch und Wiederherstellung, die mit der sich verändernden Natur der Familienstruktur zusammenhängen. Jeder Bifurkationspunkt geht mit der Chance zu einer seelischen Entwicklung einher, birgt aber auch das Risiko von Auflösung und Zerstörung. Das ist zwar immer so gewesen, aber in diesen Zeiten der großen Umwälzungen ist dieses Risiko um vieles größer. Die gesellschaftlichen, normativen und religiösen Schranken, die eine Familie früher davor bewahrten, an solchen Punkten vollkommen auseinander zu brechen, haben sich selbst sehr geschwächt, und Kontinuität findet fast nur noch in der Verpflichtung der beiden Ehepartner füreinander und für die Familie statt. Daher die dramatisch gestiegene Anzahl von gescheiterten Ehen.

Natürlich lässt sich nicht bestreiten, dass manche Ehe nicht geschlossen hätte werden sollen. Einer der Partner oder sogar beide waren vielleicht einfach noch zu unreif. Oder man ging von falschen Voraussetzungen aus – beispielsweise von einer Illusion, einer Fehlinformation oder einem einzigen Aspekt, wie sexuelle Leidenschaft oder Sehnsucht nach Nähe oder von der irrigen Annahme, eine Ehe sei die Lösung für Probleme wie Geldnöte oder Einsamkeit. Manche

Ehen scheitern an psychologischen Störungen wie Alkoholismus, Spielsucht, Kindesmissbrauch oder Untreue, die die Kommunikation zwischen den Partnern ersetzen.

Doch unzählige Ehen, die in die Brüche gehen, tun dies weil beide Partner nicht den nötigen Grad der Belastbarkeit erlangt haben, um mit den immer wiederkehrenden Bifurkationspunkten umzugehen, die im Zyklus eines Familienlebens natürlicherweise auftreten. Barbara und Mike Talmadge sind dafür ein einschlägiges Beispiel. Sie waren seit vierzehn Jahren verheiratet; kennen gelernt hatten sie sich als Studenten an der Universität. Oberflächlich betrachtet schienen die ersten zehn Jahre ihres Zusammenlebens eher ruhig verlaufen zu sein – zu ruhig. Denn dadurch hatten sie nie die Nähe und Kommunikation hergestellt, die ihre Fähigkeit gestärkt hätte, künftige Krisen erfolgreich zu überstehen. Barbara war schwanger, als sie geheiratet hatten; daher wurde ihr erstes Kind sechs Monate nach ihrer Eheschließung geboren. In rascher Reihenfolge kamen dann noch zwei weitere Kinder. Mike arbeitete als Vertreter für eine kleine Firma. Im elften Jahr ihrer Ehe verlor er seine Stellung. Er brauchte fast acht Monate, um eine andere zu finden. In dieser Zeit begann Barbara halbtags zu arbeiten. Im selben Jahr hatte Mikes Vater einen Schlaganfall und musste in ein Pflegeheim gebracht werden.

Leider hatte Barbara, die mit der Lebenseinstellung erzogen worden war, dass man Problemen stoisch die Stirn zu bieten habe, in dieser Zeit nur wenig Geduld mit der Niedergeschlagenheit ihres Mannes. Er muss geglaubt haben, sie liebe oder achte ihn nicht mehr, da sie sich jeden Abend über sein Versagen bei der Jobsuche und seine düstere Schweigsamkeit beklagte. Er selbst hätte über ein großes Maß an Sensibilität verfügen müssen, um zu erkennen, dass sich hinter ihrer Fassade der Kompetenz eine tiefe Unsicherheit verbarg.

Als Mike nun wieder als Vertreter arbeitete und Barbara sich erneut ihren eigenen Interessen widmen konnte, schien diese schwierige Periode vergessen. Doch natürlich war nichts geklärt worden. Keiner der beiden hatte nun mehr Verständnis für sich selbst oder für den anderen. Barbara achtete Mike nicht mehr so wie früher, und sein nagendes Verletztsein und sein Groll über ihr Verhalten schlummerten in seinem Hinterkopf, kamen ihm aber nur gelegentlich zu Bewusstsein, meistens nachts, einige Minuten bevor er einschlief, und waren am nächsten Morgen wieder vergessen. Als dann eine junge Frau, die in seinem Büro arbeitete, ein leidenschaftliches Interesse an ihm zeigte und ihm Verständnis entgegenzubringen schien, war er nur allzu bereit, sich auf ein Verhältnis mit ihr einzulassen.

Barbara und Mike hatten die Bedeutung des wichtigen Bruchs nicht erkannt, den ihre Ehe erfahren hatte, und sie hatten die damit verbundene Chance nicht ergriffen, ihre Beziehung dadurch zu stärken. In der Folge dieses Bifurkationspunktes blieb die Ehe angeschlagen und zerbrach schließlich aufgrund seiner Untreue.

Wie hätte ein ausreichendes Maß an Belastbarkeit innerhalb ihrer Familienstruktur zu einem anderen, positiven Ergebnis führen können? Zunächst einmal hätten sie beide verstanden, wie sich große Belastungen auswirken und wie es zu einem Zusammenbruch und der daraus resultierenden Notwendigkeit einer konstruktiven Wiederherstellung kommt; sie hätten damit die Ereignisse ihres elften Ehejahres mit ganz anderen Augen gesehen. Barbara wäre in der Lage gewesen, Mikes Pech in seiner beruflichen Laufbahn besser zu verstehen und ebenso die Belastung, die die Krankheit seines Vaters für ihn bedeutete. Sie hätten darüber gesprochen. Er hätte ihr Mitgefühl gespürt und dadurch seine Selbstachtung schneller wiedergewinnen können. Und infolgedessen hätte er sie vielleicht nun noch mehr geliebt und geachtet und wäre ihr gegenüber in den Zeiten nachsichtig gewesen, in denen sie aufgrund ihrer eigenen Ängste reizbar und ungeduldig war.

Die Elemente, die das Familienleben belastbar machen, ähneln denen, aus denen auch die eigene Belastbarkeit besteht. Eine belastbare Familie ist elastisch und geschmeidig, nicht polarisiert. Sie besitzt eine eigene Identität. Ihre Struktur erlaubt eine Veränderung innerhalb gesunder Grenzen, wo es Zeiten gibt, in denen die Dinge straff organisiert sind – wenn eine Familie beispielsweise gemeinsam eine Krise durchstehen muss, wie sie die Krankheit von Mikes Vater darstellte –, und wo es Zeiten gibt, in denen sie lockerer gestaltet sind – was sich zum Beispiel in der Kompromissbereitschaft unter Familienmitgliedern niederschlägt, wenn die heranwachsenden Kinder in der Adoleszenz Anzeichen für Unabhängigkeit zeigen. In der Familie muss es gemeinsame Ziele und realistische Erwartungen geben. Auch Empathie und echte Kommunikation sind wesentliche Komponenten der Belastbarkeit. In einer Familie, ganz gleich, ob sie aus zwei oder aus zehn Mitgliedern besteht, muss es unterschiedliche Ansichten geben, die sich heftig bemerkbar machen dürfen. Wenn daraus Konflikte entstehen, dann müssen diese zur Sprache gebracht und gelöst werden. Die Werte einer Familienstruktur müssen dem Fortbestand der Struktur und den Eigenschaften der Widerstandsfähigkeit förderlich sein; dadurch wird sie häufig nicht mit den verwirrenden und zersetzenden Werten übereinstimmen, die in der äußeren Umgebung vertreten werden. Es mag wie eine Selbstverständlichkeit klingen, dass man sich im Zusammenleben gegenseitig Achtung entgegenbringt, aber tatsächlich sind in belastbaren Familien Freundlichkeit, Höflichkeit und Rücksicht wichtige Aspekte, die zur familiären Stärke beitragen.

Die belastbare Familie ist eine glückliche Familie. „Glückliche Familien sind alle gleich", schrieb Tolstoi in *Anna Karenina*, „jede unglückliche Familie ist auf ihre eigene Weise unglücklich." Die belastbare Familie versteht es, im Umgang miteinander kreativ zu sein und ein Umfeld zu schaffen, in dem jeder ungeachtet seines Alters wirklich mit den anderen kommuniziert. Widerstandsfähige Eltern lehren ihre Kinder Belastbarkeit durch die großen und kleinen Beispiele des täglichen Lebens.

Ich erinnere mich an einen Vorfall, bei dem eines meiner Kinder in der Schule für den Englischunterricht einen Aufsatz, eine Analyse von Homers *Odyssee*, schrieb. Es wurde eine hervorragende Abhandlung. Als meine Tochter sie am folgenden Tag ihrer Lehrerin gab, wies diese sie darauf hin, dass der Entwurf und die vorbereitenden Aufzeichnungen fehlten. Da meine Tochter nicht gewusst hatte, dass sie zu der Hausaufgabe dazugehörten, hatte sie sie nicht mitgebracht, bot der Lehrerin aber an, sie am nächsten Tag abzugeben. Die Lehrerin sagte ihr, dann sei es zu spät, und sie würde ihr deswegen wahrscheinlich einige Punkte von ihrer Note abziehen. Als meine Tochter die Lehrerin fragte, warum nicht allein die Qualität ihres Aufsatzes benotet würde, wiederholte die Lehrerin nur ihre Drohung, die Note herabzusetzen. Natürlich regte sich meine

Tochter ziemlich auf, vor allem über sich selbst; als künftige Studentin fürchtete sie, ihre Jahresendnote würde nun schlechter als erhofft ausfallen.

Solche Momente bieten Eltern die einzigartige Gelegenheit, ihren Kindern ein realistisches Bewusstsein für ihre eigene Effektivität zu vermitteln, einen realistischen Blick auf die Gesellschaft zu ermöglichen sowie das Gefühl, in Kontakt mit den eigenen Gefühlen zu sein; ferner zeigen Eltern ihren Kindern damit, wie man seine Empfindungen in die geeigneten Bahnen lenkt. Also hörte ich meiner Tochter zu, als sie von ihrer misslichen Situation erzählte, und beruhigte sie, indem ich ihr versicherte, ich könne nicht glauben, dass dieser Vorfall ihre Endnote herabsetzen würde, und dass die Arbeit, die sie geschrieben hatte, wirklich ausgezeichnet sei. Dann erkundigte ich mich nach den vorbereitenden Aufzeichnungen, die die Lehrerin verlangt hatte, und warum sie so viel Wert darauf legte. Anscheinend hatte meine Tochter tatsächlich gehört, wie der Klasse aufgetragen wurde, sie mit abzugeben, hatte es aber vergessen. Ich gab ihr den Rat, künftig zu tun, was die Lehrerin verlangte, da Lehrer im Klassenzimmer nun einmal die Macht haben – ganz gleich, ob sie gut damit umgehen oder nicht. Doch ich betonte auch, dass sie versuchen solle, etwas aus der Sache zu lernen und künftig die gegebenen Anweisungen zu befolgen. Ich lobte sie dafür, dass sie ihren Standpunkt vertreten und der Lehrerin gesagt hatte, was sie empfand – auch auf die Gefahr hin, sie zu provozieren. „Ich glaube, du bist im Recht“, sagte ich, „aber dir werden in deinem Leben noch eine Menge solcher Leute begegnen. Am besten ist es, ihnen aus dem Weg zu gehen, aber wenn du das nicht kannst, musst du es verstehen, möglichst diplomatisch mit ihnen umzugehen, ohne deine Selbstachtung aufzugeben.“ Ich versuchte, die Freiheit meiner Tochter zu respektieren, die lernen musste, die Realität, die sie nur von ihrem eigenen Standpunkt sah, zu interpretieren und mit ihr fertig zu werden.

Viele Eltern (und Lehrer) finden es ziemlich schwer, ein flexibles Gleichgewicht zu finden zwischen der Autoritätsperson, die sie einerseits darstellen, und dem mitfühlenden, toleranten und vielleicht zuweilen auch unernsten Menschen, der sie vielleicht ebenfalls sind, andererseits. Solch ein Selbstbild verlangt eine Eigenschaft, die eng mit der Kreativität verbunden ist: kognitive Dissonanz – die Fähigkeit, oft gleichzeitig zwei scheinbar widersprüchliche Haltungen einzunehmen. Derselbe Vater oder dieselbe Mutter, der/die seine/ihre zwölfjährige Tochter dafür bestrafen muss, dass sie zwei Stunden zu spät vom Besuch bei einer Freundin nach Hause kommt, muss andererseits ihr Recht, wütend zu sein, respektieren, weil beispielsweise ihre ältere Schwester sich ihre Bluse ausgeliehen hat, ohne sie vorher um Erlaubnis zu fragen. Die Eltern müssen flexibel genug sein sich zu ändern – um aus den Menschen, die ihren sechsjährigen Sohn aufforderten, seine Füße vom Esstisch zu nehmen und sofortige Befolgung der Anweisung erwarteten, zu den Menschen zu werden, die nun, als Freunde, mit dem inzwischen neunzehnjährigen Sohn ganz zwanglos über die Wahl seiner Hauptstudienfächer reden.

Spontaneität ist ein weiteres Merkmal der Kreativität und ein Baustein der Selbstsicherheit, die Kinder erlangen müssen, um lebenstüchtige Erwachsene zu werden. Ich bin nicht als Einziger der Meinung, dass die Stunden, die Kinder vor dem Fernseher verbringen – wenn sie auch zuweilen der Information dienen –, die Spontaneität hemmen und eine abhängige, ängstliche und hilflose Haltung gegenüber dem Leben, ja ein „Leben aus zweiter Hand" fördern. Natürlich können Eltern in vieler Hinsicht eine viel destruktivere Wirkung als das Fernsehen ausüben – indem sie sich nicht um ihre Kinder kümmern, ihnen keine Grenzen setzen, sie so verängstigen, dass sie jede Bereitschaft zum Risiko verlieren, oder sie durch ständige Kritik mutlos machen.

Wie oft haben Sie jemanden sagen hören oder vielleicht selbst gedacht „Ich will meine Kinder nicht so erziehen, wie ich selbst erzogen worden bin"? Wenn Sie so empfinden, wie können Sie es dann verhindern, dass Sie die Fehler Ihrer Eltern wiederholen oder – ebenso problematisch – das genaue Gegenteil davon tun und auf diese Weise Schaden anrichten?

Auch hier liegt die Antwort in Ihrer Fähigkeit, belastbar zu sein. In Anbetracht der Tatsache, dass Sie gewiss einige Einstellungen Ihrer Eltern übernommen haben, denen Sie sich bewusst sind oder auch nicht, können Sie sich von ihnen nur durch einen Prozess befreien, der Ihr Selbstbild auseinander reißt und es dann wieder herstellt. Nehmen wir einmal an, Sie sind in einem Haushalt aufgewachsen, in dem Ihr Vater sich ständig Sorgen ums Geld machte, obwohl genug da war, um die Rechnungen zu bezahlen, und Ihre Mutter ewig unentschieden war. Wenn Ihr Vater Sie dabei erwischte, wie Sie Ihr Taschengeld für Kaugummi und andere Albernheiten ausgaben, rügte er Sie heftig. Wenn Sie Ihre Mutter baten, Ihnen bei der Entscheidung zu helfen, ob Sie ein bestimmtes Kleidungsstück für eine Party tragen sollten, schienen Sie niemals eine eindeutige Antwort zu erhalten. Jetzt haben Sie selbst Kinder. Sie haben sich geschworen, sich weder wegen Geld zu sorgen, noch sich in einem Wirrwarr ewiger Unsicherheit zu verstricken. Doch plötzlich sind Sie Vater oder Mutter verschwenderischer Kinder, die den Wert des Geldes nicht zu kennen scheinen, die sich ständig an Sie wenden und um Hilfe bei Problemen bitten, die sie eigentlich selbst lösen sollten. Ihr ursprüngliches Modell des Familienlebens hat Sie eingeholt. Was können Sie da tun?

Wenden Sie die Regeln zur kreativen Problemlösung auf Ihr eigenes Verhalten an. Sie haben das Problem bereits erkannt. Vielleicht beginnen Sie mit der Lösung, indem Sie alle möglichen Ideen in Ihr Denken einströmen lassen, das heißt, eine Art „Brainstorming" machen; das können Sie allein oder zusammen mit Ihrem Partner oder in einer Gruppe – beispielsweise mit Ihren Kindern – tun. Möglicherweise wird Ihnen nun klar, dass Sie vermeiden wollten, dass Ihre Kinder sich übermäßige Sorgen um Geld machen, und Sie gaben ihnen immer welches, wenn sie es wollten – und zwar, ohne Bedingungen zu stellen. Und um Ihrer Mutter so unähnlich wie möglich zu sein, haben Sie sich vielleicht schon sehr oft in Prozesse der Entscheidungsfindung eingemischt, die eigentlich nur Sache Ihrer Kinder waren.

Um mit diesen Unzulänglichkeiten fertig zu werden, sammeln Sie Lösungsmöglichkeiten für einen Aktionsplan, bis Sie schließlich einen haben. Zunächst einmal zahlen Sie ihnen ein regelmäßiges Taschengeld aus. Zweitens, schlagen Sie ihnen vor, sich zusätzlich Geld zu verdienen durch kleinere Arbeiten im Haus, oder vielleicht auch, wenn sie alt genug dazu sind, durch stundenweises Jobben, beispielsweise als Babysitter. Um ihr Selbstvertrauen zu stärken, einigen Sie sich mit ihnen darauf, dass sie die Freiheit aber auch die Verantwortung für ihre eigenen Entscheidungen haben, außer in sehr bedeutenden Angelegenheiten.

Durch diese Strategie verringern Sie den Einfluss, den das Muster Ihrer Herkunftsfamilie noch immer auf Sie ausübt. Sie unternehmen Schritte, um die Probleme zu beheben, die aus der unverständigen und unklugen Erziehung Ihrer Eltern herrühren. Indem Sie alle Beteiligten in den Prozess der Problemlösung mit einbeziehen, gewinnen Sie sie zur Mitarbeit bei der Aufgabe, ein Verhaltensmuster – auch das ist eine Struktur – zu ändern, an das sich alle gewöhnt hatten. Schließlich werden Sie sehen, welche Früchte Ihre Lösung bringt; dabei sollten Sie darauf gefasst sein, dass sie erst nach und nach, mit einigen Aufs und Abs, Wirkung zeigt, dass dazu eine gewisse Zeit notwendig ist und Wunder nicht erwartet werden dürfen.

Das Familienleben im Wandel

Wenn wir näher betrachten, was besonders in der westlichen Welt in den letzten Jahrzehnten mit dem Familienleben geschehen ist, könnten wir leicht zu der Auffassung kommen, die Familie sei eine vom Aussterben bedrohte Art. Dieser Ansicht bin ich nicht. Ich glaube vielmehr, dass die grundlegenden Zwecke der Ehe, wie Gemeinschaft, wirtschaftliche und emotionale Unterstützung und das Aufziehen von Kindern, nach dem quälenden Aufruhr, in dem sich die Familie zur Zeit befindet – und der zu der großen Umwälzung dazugehört –, letztendlich wieder zur Geltung kommen werden. Wir werden schließlich wieder zu mehr Stabilität und Langlebigkeit der Ehe zurückkehren; aber bis das eintritt, werden sich die Erwartungen an das Familienleben, die Vorbereitung dafür und die Fertigkeiten, die man dazu benötigt, so weit geändert haben müssen, dass ihre Struktur gereift und gestärkt ist. Sicherlich ist das Familienleben heutzutage viel komplexer geworden und verlangt von seinen Mitgliedern einen weit größeren Grad von Belastbarkeit – obwohl es noch immer eine Menge Familien gibt, die nach den früheren traditionellen Mustern leben. Sie bestehen aus einer relativ einfachen Struktur, zusammengesetzt aus Vater, Mutter, den

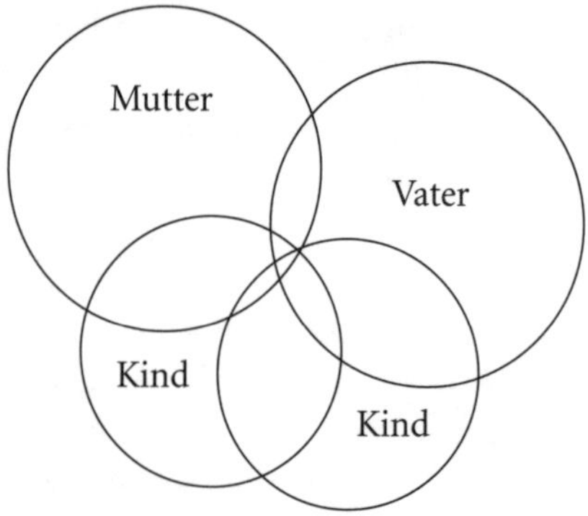

Abbildung 5

Kindern und den Großeltern, auch wenn die Bindungen an die Mitglieder der weiteren Familie, wie Onkel, Tanten und Cousins, gewöhnlich schwächer sind. Der Kern einer solchen Struktur wird in Abbildung 5 gezeigt.

Doch es gibt eine wachsende Zahl von Familien, in denen die Kinder mit nur einem Elternteil leben, der damit im Alltag viel Autorität und Einfluss auf die Kinder ausübt. Dieser Elternteil ist meistens die Mutter. Der Vater ist häufig zwar noch vorhanden, aber seit der Scheidung auf einen Platz verwiesen, der ihm nicht mehr viel Engagement erlaubt. Mutter und Vater tragen oft miteinander Konflikte aus, besonders über finanzielle Dinge. Die Kinder werden dann oft sehr abhängig von der Mutter, wohingegen ihre Beziehung zum Vater, zumindest zuweilen, ziemlich oberflächlich wird: Er führt sie zum Essen oder ins Kino aus oder unternimmt Ausflüge mit ihnen. Allzu oft betrachten die Kinder ihren Vater mit gemischten Gefühlen – mit Liebe, in die sich die negativen Auffassungen mengen, die die Mutter von ihm hat. Eine geschiedene Mutter oder ein geschiedener Vater zu sein, die/der wirklich am Wohle der Kinder interessiert ist, erfordert ein hohes Maß an Mitgefühl und Organisation. Die lockere Struktur einer solchen Familie – die nicht selten einen Zustand der Auflösung erreicht – wird in der folgenden Abbildung deutlich.

Wir beobachten also die Zunahme komplexerer Familienstrukturen, mit drei oder vier Elternteilen und einer ganzen Anzahl von

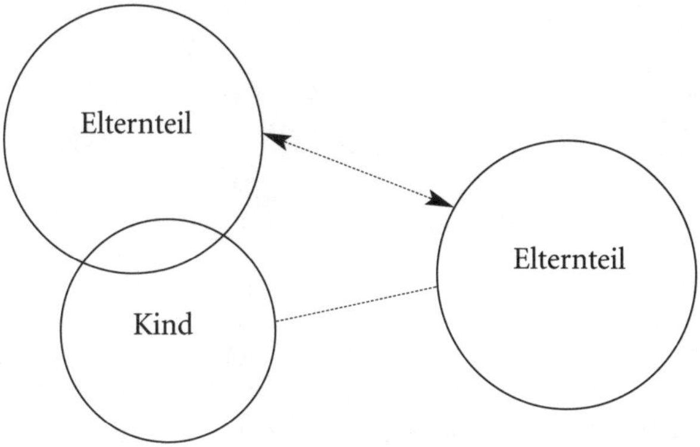

Abbildung 6

Kindern, „einige von ihm, einige von ihr, einige von uns beiden“. Diese Struktur ist nicht nur komplizierter, sondern entstand zudem aus einzelnen Elementen früherer Familienstrukturen, die in Leid und Verwirrung zusammengebrochen sind; in ihrem Gefolge sind viele quälende Erinnerungen aufzuarbeiten, ist viel Kummer zu heilen. Das folgende Diagramm zeigt, wie komplex eine solche Familienstruktur ist – im Gegensatz zu der einfachen, „altmodischen“.

Es sollte klar sein, dass, je lockerer die Familienstruktur organisiert ist – wie im Falle der Einelternfamilie – oder je verwickelter und komplizierter ihr Gepräge geworden ist, desto mehr die Gefahr besteht, dass fehlender Zusammenhalt, gravierende Unausgewogenheit, Unordnung, mangelnde Flexibilität und Polarisierung auftreten. Doch kann ihre Komplexität auch eine Chance dafür sein, dass einstmals nicht belastbare Strukturen nun belastbar werden – und zwar deshalb, weil neue und andersartige Gesichtspunkte und Interaktionen im Spiel sind.

Jeder Mensch, der eine Scheidung und Wiederverheiratung erlebt hat, weiß, wie viel Einsicht, Koordinierung, Geduld, Seelenstärke und Hochherzigkeit nötig sind, damit eine solche Familienstruktur funktionieren kann. Viel – zuweilen sogar eine außergewöhnliche – Belastbarkeit ist erforderlich, um schwierige Perioden und Zeiten des Zusammenbruchs zu überstehen, die ganz unweigerlich auftreten und am Ende eine konstruktive Wiederherstellung gewährleisten.

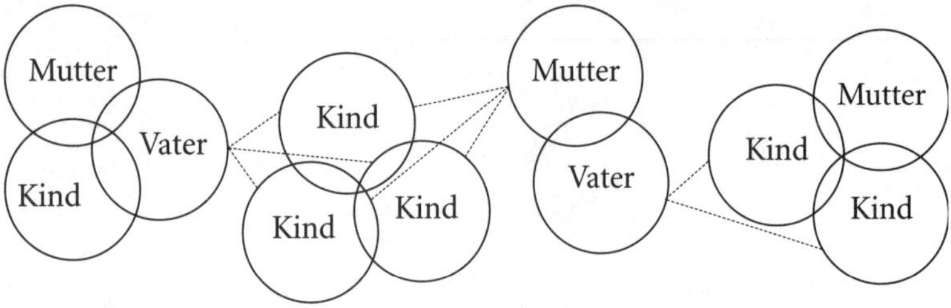

Abbildung 7

Greg Landau suchte mich ein Jahr, nachdem er das zweite Mal geheiratet hatte, auf. Er glaubte, seine zweite Ehe sei in Gefahr. Seine neue Frau, Angela, war dreiunddreißig und schwanger.

„Alle paar Wochen haben wir heftige Auseinandersetzungen, entweder wegen Geld, vor allem dem Geld, das ich meiner Exfrau gebe, oder wegen meiner Haltung gegenüber meinen Kindern." Greg hatte drei Kinder aus erster Ehe, einen zwölfjährigen Sohn und zwei Töchter von neun und sieben Jahren.

Ich fragte ihn, wie er und seine frühere Frau miteinander auskommen. „Es ist ein Nervenkrieg", antwortete er. „Sie hat keine wirklichen Geldprobleme. Sie hat einen Versicherungsvertreter geheiratet, der jede Menge Geld hat. Sie scheinen gut zusammenzuleben. Aber wenn ich den Unterhalt für die Kinder einmal eine Woche zu spät überweise, bekomme ich das von den Kindern zu hören – meist von meinem Sohn. Und wir streiten uns oft über das Schulgeld. Sie wollte unbedingt, dass die Kinder auf Privatschulen gehen und dass ich dafür bezahle."

Ich versuchte, mir ein Bild von Gregs erster Ehe zu machen. Er und Ellen hatten geheiratet, als sie beide vierundzwanzig waren. Sie entstammten beide der oberen Mittelschicht und hatten ähnliche Wertvorstellungen, aber ihre wichtigsten Interessen unterschieden sich sehr voneinander. Greg las viel, liebte Filme und das Theater, wohingegen Ellen eher gesellschaftliche Aktivitäten pflegte und leidenschaftlich gerne Tennis spielte. Vom Beginn ihrer Ehe an hatten beide sehr eigenständige Existenzen geführt; sie hatten zwar Kinder zusammen und unterhielten gemeinsam Beziehungen zu ihren Verwandten, aber sie vertrauten sich nicht gegenseitig an, sie sprachen weder über ihre Gedanken noch über ihre Gefühle. Greg hatte die

Nähe vermisst, aber nachdem er ein paar Mal erfolglos versucht hatte, mit Ellen darüber zu sprechen, gab er es auf.

Ihre Affäre mit einem alten Jugendfreund, der von seiner Frau geschieden war, erschütterte die Ehe nachhaltig. Greg wurde durch diese Ereignisse so niedergeschlagen, dass er einen Psychiater aufsuchte, der ihm durch die folgenden Monate der Umwälzung half, und danach beim Wiederaufbau seines Lebens.

Ich fragte ihn, wie seine Ehe mit Angela wäre, wenn man einmal von den Meinungsverschiedenheiten absah. Es hatte den Anschein, dass sie ihre jeweiligen Interessen teilten. „Das ist eine ganz andere Art der Beziehung", sagte er. „Wir sind uns in vieler Hinsicht viel näher. Ich fühle, dass wir einander verstehen – außer bei den Problemen, wegen derer wir in Streit geraten."

Auf meine Bitte hin kamen Greg und Angela einmal gemeinsam zu mir. Mir fiel auf, dass sie sich an den Händen hielten, als sie den Raum betraten, und höflich miteinander umgingen. Während unseres darauf folgenden Gesprächs redeten sie sehr ungezwungen – sowohl miteinander als auch mit mir. Sie wirkten glücklich und tauschten sogar ein paar witzige Bemerkungen aus. Aber diese Stimmung verflog schnell, als wir zum eigentlichen Thema kamen.

„Ich kann einen Mann nicht respektieren, der sich manipulieren lässt", sagte Angela. „Ellen manipuliert Greg. Jedes Mal, wenn ich das sehe, werde ich wütend … auf alle beide."

„Sie ‚manipuliert' mich doch gar nicht!", widersprach Greg.

„Ich verstehe natürlich, dass er ihr den Unterhalt für die Kinder geben muss. Ich weiß, wie viel er bezahlt, und es sind keine astronomischen Summen. Aber dieses Schulgeld für die Privatschule und diese Rechnungen für den Kieferorthopäden sind ein ewiges Ärgernis. Ellen will, dass Greg ihnen den Lebensstil ermöglicht, an den sie selbst gewöhnt ist", sagte Angela.

Ich fragte, ob es sein könne, dass Ellen gar nicht recht bewusst sei, welche Wirkung ihr Verhalten auf Gregs neue Familienstruktur habe. Darauf lächelten Greg und Angela.

„Sie ist wirklich eine Egoistin", sagte Greg.

Ich merkte an, dass Egoismus nicht unbedingt dasselbe sei wie Manipulation. „Haben Sie schon einmal versucht, ihr mitzuteilen, welche Wirkung das auf Sie hat?"

„Ich konnte mit Ellen noch nie über irgendetwas sprechen, das von Bedeutung ist", erwiderte Greg.

„Haben Sie es versucht, seit der Scheidung?", fragte ich. Nein, das hatte er nicht. „Wenn Strukturen sich ändern, ändern sich auch die Menschen – so wie Menschen sich ändern, wenn die Strukturen es tun. Sie führt nun ein eigenes neues Leben. Vielleicht ist sie fähig zu begreifen, wie wichtig es ist, dass sie Ihnen die Möglichkeit gibt, sich ein eigenes Leben zu schaffen. Vielleicht müssen Sie ihr das erst einmal richtig klar machen. Es könnte sein, dass Sie es gar nicht so sehr mit einem manipulativen Verhalten, sondern vielmehr mit einem Mangel an Rücksicht oder Einsicht oder sogar mit Dummheit zu tun haben."

Indem ich die Art und Weise änderte, in der Angela Ellen sah, und indem ich Greg dazu ermutigte, die strittigen Probleme mit Ellen direkt anzugehen, eröffnete ich ihnen eine neue Strategie, die offenkundigen Ursachen für die Spannungen in ihrer Ehe wahrzunehmen und damit auch zu lösen. Wie Greg mir in der Folge mitteilte, verschwanden ihre Auseinandersetzungen über diese Probleme seither fast gänzlich, und er hielt sein Versprechen und versuchte, Lösungen mit Ellen zu erarbeiten. Als er die Dinge seiner Exfrau auf eine Weise erklärte, die sie verstehen konnte, stellte sich zu seiner Überraschung heraus, dass sie recht entgegenkommend war.

19. KAPITEL

Überleben in der Arbeitswelt

Drei Jahre später suchte mich Greg Landau wieder auf. Diesmal war es die Struktur seines Arbeitsumfelds, die ihn schwer belastete.

„Vor acht Monaten wurde mir die Leitung für die Produktion der Sechs-Uhr-Nachrichten übertragen“, erzählte er mir. „Es war eine fantastische Beförderung, die ich mir jahrlang gewünscht hatte. Aber dann, vor drei Wochen, wurde der Fernsehsender an eine andere Firma verkauft. Einigen der besten Leute ist schon gekündigt worden. Innerhalb einer Woche hatten wir eine neue Geschäftsführung, und der Chef des Senders sagt mir einfach nicht, was sie mit mir vorhaben. Wenn sie mich auch rauswerfen, weiß ich nicht, was ich tun soll. In ein paar Monaten werde ich sechsundvierzig.“

Greg hatte ganz offensichtlich Angst, obwohl es ihm schwer fiel, dies einzugestehen. Mehrere Wochen lang hatte er kaum geschlafen. Nur mühsam konnte er sich auf seine Arbeit konzentrieren. Gespannt und reizbar, wie er augenblicklich war, stritt er häufig mit Angela. Auf ihre Versuche, ihm eine Stütze zu sein, reagierte Greg mit dem Vorwurf, sie verstände einfach nicht, wie katastrophal die Lage sei.

Eines der größten Risiken von Greg lag offensichtlich darin, dass er vor lauter Angst genau in dem Moment eine schlechtere Arbeitsleistung erbringen würde, in dem er ganz besonders gut sein musste. Auch war mir klar, dass er die neue Geschäftsführung befremden würde, wenn er sie als Gegner betrachten und ihr zu reserviert oder gar abweisend gegenübertreten würde.

Ich machte ihn auf diese Gefahren – die ihm bereits bewusst waren – aufmerksam und schlug ihm vor, mit mir zu prüfen, ob und inwieweit er mit seinen jetzigen Vorgesetzten zusammenarbeiten konnte.

„Es geht jetzt viel förmlicher zu“, sagte er. „Das sind Pedanten. Früher war das ganze Klima viel entspannter. Man konnte zu jeder

Zeit ins Büro des Chefs gehen und über alles mit ihm sprechen. Aber das ist nun eben anders, und ich habe mich darauf eingestellt."

Der nächste Punkt, den es zu erörtern galt, war die Veränderung. Greg hatte bereits darauf hingewiesen, dass er in der hiesigen Gegend nur wenig Chancen hatte, eine vergleichbare Stellung zu finden. Seiner Einschätzung nach wäre er bei einer Jobsuche gezwungen, sich in einem sehr weiten Umkreis zu orientieren, vielleicht sogar im ganzen Land. Eine andere Möglichkeit war, wieder, wie früher, als Nachrichtenschreiber zu arbeiten; aber das hätte er als einen Rückschritt betrachtet. Er konnte auch versuchen, auf ein anderes Gebiet überzuwechseln, zum Beispiel, indem er an der Universität im Fachbereich Kommunikationswissenschaften unterrichtete, aber dann würde er weniger verdienen, und außerdem war er sich gar nicht sicher, ob er dort überhaupt eine Stelle bekäme.

„Ich bin zwanzig Jahre lang bei dem Sender gewesen, die meiste Zeit meines Arbeitslebens. Der Gedanke an eine grundlegende Veränderung macht mich an sich schon nervös. Und dann ist da noch Angela." Obwohl Angela Greg versichert hatte, dass es ihr nichts ausmache, wenn sie, falls nötig, woanders hinzögen, waren doch ihre Wurzeln hier, und er wusste, dass auch sie sich mit einer Umstellung nicht leicht täte.

„Sie werden gleichzeitig verschiedene Wege verfolgen müssen", sagte ich. „Einerseits werden Sie mehrere Optionen im Auge zu behalten haben – falls Sie entlassen werden oder sich dafür entscheiden, Ihre Stelle aufzugeben –, und andererseits sind Sie verpflichtet, dort, wo Sie jetzt sind, gute Arbeit zu leisten und keine Unsicherheit aufkommen zu lassen." Da ich Greg von unseren früheren Begegnungen her kannte, war ich überzeugt, dass er sowohl genug Flexibilität als auch Vorstellungskraft besaß, um die Lage zu meistern, auch wenn er in dieser Krise an sich selbst zweifelte.

Er stimmte mir zu. „Normalerweise könnte ich tun, was Sie mir vorschlagen. Aber augenblicklich bin ich so mutlos und fürchte, dass das Ganze nicht gut ausgeht."

„Das ist ein weiterer Punkt, an dem Sie zu arbeiten haben – Sie müssen verstehen, woher diese Gefühle kommen und sie unter Kontrolle halten", erwiderte ich.

Zwanzig Jahre hindurch hatte Greg bei seinem Fernsehsender

zu einer Art Familie gehört. Und nun war die Struktur, an die er sich gewöhnt hatte, zusammengebrochen; sie wurde durch eine neue und andersartige Struktur ersetzt, an die er sich anpassen musste – anderenfalls würde er gehen müssen. Gab er die Stelle auf, so bedeutete das einen Umzug in eine ganz andere Gegend, was eine weitere Belastung darstellte. Zudem wäre seine gesamte Familie in diese Veränderungen einbezogen. Angela würde sich ein neues Leben aufbauen und eine neue Stelle suchen müssen. Sie beide würden eine neue Wohnung und neue Freunde finden müssen. Greg wäre außerdem gezwungen, neue Möglichkeiten des Umgangs mit den Kindern aus seiner ersten Ehe, die mittlerweile zehn, zwölf und fünfzehn waren, ins Auge zu fassen.

Eines der Risiken, vor dem ich Greg besonders warnte, war, er könne impulsiv handeln. Zeiten der Veränderung wie die, die er da eben durchlebte, sind schmerzlich. Man ist dann sehr versucht, alles so schnell wie möglich wieder zu regeln, um die Unsicherheit aus der Welt zu schaffen. Ich riet ihm davon ab, seinen Job überstürzt zu kündigen, ehe er genaue Pläne für die Zukunft gemacht habe.

Der letzte und vielleicht wichtigste Punkt im Gespräch mit Greg bestand darin, ihn zu ermutigen, das, was er da eben erlebte, mehr als Chance denn als Bedrohung zu verstehen. Er war nun Mitte vierzig. Auch wenn er sich alt fühlen mochte, war er in vieler Hinsicht noch jung. „Sie haben noch genügend Zeit vor sich, um sich eine neue Karriere aufzubauen", sagte ich mehrmals. „Wäre dieses Problem zehn Jahre später aufgetreten, würden wir beide dasitzen und die Dinge von einem ganz anderen Gesichtspunkt aus angehen. Nach dem, was Sie mir erzählt haben, geben Sie und Angela jeden Cent, den Sie verdienen, aus, und kommen gerade einmal so hin. W. C. Fields sagte einmal, dass ‚derjenige glücklich ist, der mehr verdient, als er ausgibt, und der unglücklich ist, der mehr ausgibt, als er verdient'. Vielleicht ist dies auch ein Zeitpunkt, an dem Sie beide überlegen sollten, ob Sie nicht einen anderen Lebensstil annehmen – irgendwo, wo Sie das Leben besser genießen können."

Ich sah, dass diese Möglichkeit ihm nicht sehr behagte.

„Oder Sie merken vielleicht mit der Zeit, dass Sie unter der neuen Leitung eine noch größere Chance haben, Ihre Fähigkeiten einzusetzen. In diesem Fall werden Sie über manche Dinge – die

Nachrichtenproduktion und die Organisationsstruktur – anders denken müssen. Möglicherweise brauchen Sie genau das als neue Herausforderung in Ihrem Leben."

Er war so von seinen Sorgen bestimmt gewesen, dass er an diese Alternative überhaupt noch nicht gedacht hatte.

Während der nächsten Monate suchte Greg mich einmal in der Woche auf und blieb geistig so offen wie möglich. Ihm wurde nicht gekündigt. Zu seiner Überraschung entdeckte er, dass der Sender nun kompetenter geleitet wurde als früher. Bei seiner letzten Konsultation erzählte er mir, dass ihm der gegenwärtige Verlauf der Dinge nun so zusagte, dass er ein Angebot für einen neuen Job in Los Angeles abgelehnt hatte.

Für die Mehrheit der Weltbevölkerung ist die Arbeit eine Sache, die über Leben und Tod entscheidet; in vielen Gegenden kratzen unzählige Menschen mühselig die trockene Erde auf, in der verzweifelten Hoffnung, Nahrungsmittel darin anzubauen; andere schuften an Maschinen, um für eine geringe Bezahlung Material für Kleider herzustellen, das später zu modischen Gewändern verarbeitet wird, die man dann für Hunderte von Dollar in Paris und anderswo verkauft. Vor einigen Jahren sah ich einen erschreckenden Dokumentarfilm im Fernsehen über Männer, die Gold suchen. Ich hatte mich gerade eine Weile durch die Kanäle gezappt, in der Hoffnung, ein Programm zu finden, das sich anzuschauen lohnte. Plötzlich wurde meine Aufmerksamkeit von der tiefen, sonoren Stimme eines sehr bekannten Kommentators geweckt, der schilderte, wie verzweifelte Männer in der Amazonasgegend in Brasilien Gold schürfen. Die Bilder, die mir noch immer nachgehen, zeigten Zehntausende Menschen, die sich früh in der Dämmerung eines tropischen Morgens langsam wie Insekten in einer nicht endenden Reihe einen Berg hochschleppten.

Ich dachte an die Zehntausenden arbeitenden Menschen, die jeden Tag in Hunderte von Bussen und Autos stiegen, auf Schnellstraßen, auf Brücken, in Tunneln dahinfuhren, auf ihrem Weg zu und von ihrer Arbeit in den Wolkenkratzern der Geschäftsviertel unserer Städte. Es war ein ebenso erschreckendes Bild und dazu eines, das mir zu denken gab, in Anbetracht der Tatsache, dass wir hier den einzigartigen Luxus genießen, unseren Beruf selbst wählen zu können. Nie in der Geschichte der Menschheit hat die Gesellschaft so vielen Menschen das Privileg eingeräumt, ihre Arbeit frei zu wählen; aber ich muss mich fragen, wie gut sie uns darauf vorbereitet, überlegte und geeignete Entscheidungen zu treffen.

Wie trifft man eine gute Berufswahl? Manchmal durch Weitblick, manchmal durch einen glücklichen Zufall, manchmal dadurch, dass uns zufällige Umstände dahin führen, unser Schicksal zu erfüllen. Die beste Arbeit ist eine, die uns die Möglichkeit gibt, unsere wichtigsten Talente zu nutzen. Und wir alle haben solche Talente, ganz gleich, ob sie so einfach sind wie das Nähen eines Saums oder so komplex wie höhere Mathematik oder Kernphysik. Wir finden unsere Talente heraus, indem wir auf unsere Kindheit und unsere Adoleszenz zurückblicken und uns fragen, welche Art Aktivitäten wir damals spontan wählten. Das Spiel ist da ein wichtiger Indikator: Fanden wir zum Beispiel Vergnügen daran, unsere Zeit allein zu verbringen und Modellflugzeuge zu bauen, Briefmarken zu sammeln oder zu lesen? Oder spielten wir lieber mit anderen Kindern? Schrieben wir in der Schule gute Aufsätze oder waren wir besser in Biologie? Und wenn uns Sommerjobs angeboten wurden, verkauften wir da gerne Waren in einem Kaufhaus oder arbeiteten wir lieber auf einer Baustelle oder als Sporttrainer in einem Ferienlager?

Je mehr die Aufgaben unserer jetzigen Arbeit uns die Möglichkeit geben, die Talente und Interessen einzusetzen, die sich früher manifestierten, desto mehr Erfüllung werden wir darin finden. Viele Menschen, bei denen das nicht der Fall ist, suchen ihre Befriedigung deshalb in ihrer Freizeit.

In den vergangenen Jahren habe ich herausgefunden, dass viele Menschen aller Altersgruppen Schwierigkeiten damit haben, ihre Energien zu bündeln und auf etwas Bestimmtes zu konzentrieren. Manchmal haben sie dies zwar zuerst in angemessener Weise getan, folgten dann aber den „Rattenfängern“ der heutigen Zeit, die zu Verwirrung, Desillusionierung und Enttäuschung führten. Viele wurden in den sechziger Jahren zu „Drop-outs“ und bilden jetzt die große Herde der „leicht Angeknacksten“; in den achtziger Jahren sind sie dann der Verlockung der Gier erlegen. Heute scheint es besonders den jungen Menschen schwer zu fallen, sich selbst zu finden und Verpflichtungen einzugehen. Paradoxerweise haben gerade oft die Intelligentesten und Kreativsten dieses Problem. Ich glaube, dass es dafür mehrere Erklärungen gibt.

Die erste ist existenzieller Natur. Wir haben bereits darauf hingewiesen, dass wir in einem Zeitalter leben, wo wir uns zu Recht darüber Sorgen machen, ob die Menschheit überleben wird. Die zweite Erklärung hat mit der Tatsache zu tun, dass es nicht leicht ist, sich an Organisationen gebunden zu fühlen, die so riesig sind, wie manche unserer gesellschaftlichen Strukturen es geworden sind. In vielen Fällen sind diese Organisationen in den „mittleren Jahren" ihres Lebenszyklus und werden nicht selten von Menschen geleitet, die nicht die leiseste Ahnung davon haben, wie man ihnen Belastbarkeit einflößt. Studien haben ergeben, dass es, wenn eine Organisation zu groß wird, für die Menschen schwer ist, sich mit dem Ganzen zu identifizieren. Sie sehen sich automatisch als Teile eines kleineren Segments; diese Segmente vervielfachen sich und werden in dem Maße unabhängiger und in sich geschlossener, wie die Organisation expandiert. Wir arbeiten dann nicht mehr für ABC Electronics; wir arbeiten für die südwestliche Regionalmarketingabteilung für das Produkt X, das zufällig ein Teil von ABC Electronics ist. Doch selbst in unserem kleinen Sektor haben wir vielleicht nicht wirklich den Überblick über das, was sich dort tut; daher ist es schwer, aus unserer Arbeit ein Gefühl für Identität, Nutzen und Effizienz zu schöpfen. Zudem vollzieht sich die Kommunikation innerhalb unseres eigenen Segments und zwischen unserem und anderen Segmenten der Organisation selten in geplanten Wegen, so dass Isolation, mangelnde Reaktionsbereitschaft und engstirniges Denken daraus folgen.

Auch ist es schwierig, sich an etwas gebunden zu fühlen, dass möglicherweise nicht überleben wird. In unserer Wirtschaft fand eine gewaltige Veränderung statt, von der Schwerindustrie hin zur Technologie, und viele Berufe waren nicht mehr gefragt, als neue Zeit und Geld sparende Maschinen eingeführt wurden. Unsere Wirtschaftssysteme funktionieren heute auf internationaler Ebene. Schon viele Millionen von Arbeitern waren gezwungen, sich umschulen zu lassen, und mussten sich, oft mit ihren Familien, von ihren Wurzeln losreißen und umziehen, um zu überleben. Einstmals reiche Unternehmen sind Bankrott gegangen, und viele kleine Firmen mit individuellem Charakter sind verschwunden, da sie von großen aufgekauft wurden; es hat den Anschein, als werde Reichtum heute gefährlicherweise oft ohne gleichzeitige Zunahme der Produktivität geschaffen.

Die Chance, unser Leben lang in einer bestimmten Struktur zu arbeiten, ist nicht groß. Wenn wir anfangen, in unseren zwanziger Jahren für ABC Electronics zu arbeiten, so kann es durchaus sein, dass die Firma und ihr Management nicht mehr existieren, wenn wir fünfunddreißig sind. Und selbst wenn sie hundert Jahre lang besteht, so wird unser Gefühl für Treue und Zugehörigkeit nicht mehr da sein (falls wir es überhaupt einmal hatten); denn Ehrgeiz, Gelegenheit und der Wunsch nach Veränderung werden uns wahrscheinlich woandershin locken.

Was für Organisationen stimmt, trifft auch auf ganze Betätigungsfelder zu. Viele junge, talentierte Frauen und Männer haben mit mir über ihre Furcht gesprochen, dass ihr Wunschberuf schon sehr bald nicht mehr gefragt sein könnte. Eine Frau sagte zu mir: „Ich möchte Wissenschaftlerin werden. Ich liebe Biologie. Aber schon im College hat man mir gesagt, dass ich mich auf einen ganz bestimmten Bereich der Biologie spezialisieren müsste, um darin Karriere machen zu können. Das macht mir Angst. Was ist, wenn ich mich so sehr spezialisiere, dass ich eines Morgens aufwache und entdecke, dass meine gesamte Ausbildung und Erfahrung aufgrund eines Durchbruchs auf diesem Gebiet wertlos geworden sind? Mein Großvater war Arzt, Hals-Nasen-Ohren-Spezialist. Nachdem das Penizillin entdeckt worden war, musste er einen gewaltigen Einbruch in seiner Berufslaufbahn hinnehmen."

Der Luxus der Wahl, den die gegenwärtige Generation genießt, wird von manchen Menschen als problematisch angesehen. Dass die jungen Leute so lange nach dem richtigen Job suchen, ist in deren Augen nur eine weitere Art und Weise, das Ende der Kindheit hinauszuzögern. Sie meinen, statt sich übermäßig große Gedanken darüber zu machen, welche Arbeit einen glücklich macht, sollte man einfach irgendeine Arbeit annehmen und dem Glück nicht dauernd nachjagen. In diesem Standpunkt steckt ein Körnchen Wahrheit. Aber ich glaube, er übersieht einen viel tiefer gehenden Trend, mit dem wir es zu tun haben.

Wir alle neigen dazu anzunehmen, dass die Verhältnisse morgen nicht sehr viel anders sein werden, als sie es heute sind. Zwar räumen wir ein, dass Veränderungen in der Luft liegen, aber tief in unserem Inneren glauben wir, dass wir nächstes Jahr, oder in zehn Jahren, oder in zwanzig Jahren in einer Welt leben, die unserer gewohnten sehr ähnelt. Obwohl wir recht bequem dahinleben, kann es riskant sein, sein Leben auf der Basis dieser Annahme zu führen. Ich vermute, dass viele intelligente junge Leute dieses Risikos sehr wohl erkennen und sich entsprechend verhalten – entweder, indem sie sich ganz und gar auf ihre Arbeit konzentrieren, um ihre inneren Ängste vor der Kurzlebigkeit und Flüchtigkeit der Dinge zu überdecken, oder indem sie unsteten Lebensmustern folgen, die anscheinend nur auf Vergnügen und Ungebundenheit ausgerichtet sind. Ich beobachte diesen Trend mehr unter jungen Männern als unter jungen Frauen. Vielleicht liegt das daran, dass Frauen in den vergangenen Jahren mehr Möglichkeiten gegeben wurden, sich in vielen Gebieten Berufskarrieren aufzubauen, die früher als reine Männerdomänen galten; daher könnte ihre gegenwärtige Motivation auch etwas mit dem Reiz des Neuen zu tun haben.

Es ist gut möglich, dass die Jugend von heute sich instinktiv auf eine radikal andere Zukunft vorbereitet, indem sie einem Diktum folgt, das von den Evolutionstheoretikern aufgestellt wurde. In allen Zweigen des Tierreiches ist die Überspezialisierung als wichtigste Ursache für Stagnation oder Aussterben erkannt worden; auf die menschliche Rasse hingegen trifft dies nicht zu. Ich habe nie sehr viel über den Koalabären nachgedacht, bis ich von Arthur Koestler erfuhr, dass dieses niedliche Tier sich ausschließlich von den Blättern einer ganz bestimmten Eukalyptusbaumart ernährt. Seine Pfoten sind bestens dafür – aber eben nur dafür – geeignet, sich an der Rinde dieses Baumes festzuhalten. Sein drolliges Gesicht und sein niedlich wirkendes Äußeres sind Zeichen für seine Verwundbarkeit. Hat er eine Ahnung, was mit ihm und seiner Spezies geschähe, wenn die Eukalyptusbäume durch eine Pflanzenkrankheit (Schädlingsbefall o. Ä.) vernichtet würden?

Für das Dilemma der Überspezialisierung gibt es möglicherweise eine Lösung. Wenn man sich die Evolution als eine riesige Anzahl von Sackgassen mit gelegentlichen Wegen, die zum Fortschritt führen, vorstellt – wie in einem Labyrinth, wo fast alle Abzweigungen falsch sind –, warum sollte eine Spezies dann nicht den Weg, der in die Sackgasse führte, zurückgehen und einen neuen Start in eine aussichtreichere Richtung machen können? Die Biologie lehrt uns, dass eine Evolutionsneuheit im noch unentwickelten oder embryonalen Zustand des Stammtieres auftreten und diese Veränderung verschwinden kann, ehe die Erwachsenenphase erreicht ist, sie jedoch im erwachsenen Abkommen dann möglicherweise wieder aufscheint. Wenn diese Tendenz hin zu einer verlängerten Kindheit mit einer entsprechenden Verschiebung der späteren Erwachsenenphasen der Ontogenese einherginge, wäre das Ergebnis Verjüngung und das Wiedergewinnen adaptiver Formbarkeit. Ein solcher Prozess würde einen Rückzug von hoch spezialisierten Verhaltensformen zu einer früheren, weniger festgelegten Phase mit sich bringen, gefolgt von einem plötzlichen Fortschritt in eine neue Richtung.

Vielleicht spiegeln dieses Zögern sich zu binden und der Wunsch, sich verschiedene Optionen offen zu halten, in Wirklichkeit eine im Grunde kluge und einzigartig kreative Annäherung an eine unsichere Zukunft sowie den Entschluss wider, für sie bereit zu sein. Falls dem so ist, sollte bei der künftigen Vorbereitung auf das Erwachsenenalter wieder besonderer Wert auf eine umfassende, den Geist bildende und den Charakter formende Erziehung gelegt werden, eine, die humanistische Bildung und das Studium von Philosophie, Sprachen, Geschichte und Ethik berücksichtigt – als Grundvoraussetzung dafür, auf spezialisierteren Gebieten tätig zu werden.

Natürlich werden die Probleme, wie man seine Grundbedürfnisse sichert, wie man also das Geld für Wohnung und Essen aufbringt, darum nicht verschwinden. Erfordert ist vielmehr die kreative Fähigkeit, zur gleichen Zeit auf mehr als nur einer Ebene zu leben, sich einen Platz innerhalb des existierenden Systems zu schaffen in dem Maße, wie es für das tägliche Überleben notwendig ist, und dabei doch etwas abseits zu bleiben, offen für Veränderung in einem selbst und in unserer Welt. Dafür braucht man Belastbarkeit und – als Teil der Belastbarkeit – einen Lebenssinn, der unserem Dasein ein Ziel gibt.

FÜNFTER TEIL

Der geheime Plan

20. KAPITEL

Die Suche nach dem Sinn

Im Alter von zweiunddreißig Jahren verdiente Ralph Bitterman mehr als eine Million Dollar netto im Jahr; er tat dies als Händler an der Warenbörse der Wall Street, wo er seine Talente bis zur Perfektion zum Einsatz brachte. Er war imstande, schnell und klar zu denken und wohl überlegte Risiken einzugehen. Auf dem Gipfel seines Erfolgs beschloss er, künftig ein voraussehbareres, weniger „stressiges" Leben zu führen. Also nahm er sein Kapital und gründete eine kleine Firma, die Kugellager herstellte. Leider stellte sich heraus, dass er kein besonders guter Manager war und ihn die vielen Einzelheiten des Geschäftsalltags oft langweilten. Doch Ralph war halsstarrig und von sich eingenommen; er weigerte sich, seinen Misserfolg zu akzeptieren. Am Ende musste er mit sechsunddreißig Jahren Konkurs anmelden, da die Verbindlichkeiten seiner Bilanz seine Aktivposten bei weitem überstiegen. Nicht nur sah er sich dieser Krise gegenüber, sondern in Entsprechung zu seinem leistungsorientierten Lebensstil wurde er auch außergewöhnlich früh mit den Bifurkationsproblemen des mittleren Alters konfrontiert. Als er mich aufsuchte, litt er unter Depressionen und hatte gute Gründe dafür.

Ich musste ihm nicht erklären, dass er einen schweren Fehler begangen hatte, als er sich auf ein Unternehmen eingelassen hatte, dass ihm nicht vertraut war.

Die Erklärung für sein Scheitern lag in eben den Kräften, die zu seinem früheren Erfolg beigetragen hatten. Da er sehr unabhängig und eigenständig war, hatte er auf niemanden gehört, wenn er mit Silber, Gold und Platin handelte. Doch in seinem jetzigen Gewerbe, bei dem es um die Herstellung und den Vertrieb von Produkten ging, erwies sich seine Unfähigkeit, auf Angestellte und Berater zu hören – zu denen auch seine kluge Frau gehörten –, als schweres Handikap. Er verstand es, Risiken einzugehen, die er im Börsensaal mit einer

Handbewegung rückgängig machen konnte. Aber bei der Produktion und Vermarktung von Kugellagern musste er Monate, ja ganze Jahre im Voraus planen, musste Veränderungen im Markt voraussehen und wissen, dass eine bestimmte Richtung, die er einmal eingeschlagen hatte, nur selten über Nacht revidiert werden konnte. Er verstand es nicht, Aufgaben zu delegieren, und hatte immer alles selbst gemacht. Auch hatte er es nicht für nötig befunden, eine Art „Lehrzeit“ in dem Gewerbe zu absolvieren, in das er eingestiegen war und in das er seine Zeit, seine Energie und sein Kapital steckte.

Ralph hatte die Grundregeln der kreativen Problemlösung verletzt. Wütend über sich selbst, beschäftigte er sich in Gedanken ständig mit seinen Fehleinschätzungen. Immer wieder verglich er seinen gegenwärtigen Status mit dem, den er auf dem Höhepunkt seines Erfolgs gehabt hatte. Immer wieder suchte er den verborgenen Grund für sein Scheitern. „Habe ich mich vielleicht schuldig gefühlt und deshalb alles weggeworfen?“, fragte er. Er hatte jegliches Vertrauen in sich selbst verloren und wusste nicht, was er künftig tun würde.

Da ich merkte, wie sehr er seine Aufmerksamkeit auf sich selbst und seine Schwierigkeiten konzentrierte, beschloss ich seine Gedanken mit einer Frage zu unterbrechen, die er nicht vorausgesehen haben konnte. „Wo ist eigentlich Ihre geistige Mitte?“

Wie ich angenommen hatte, war er überrascht.

„Ich bin nicht religiös, wenn es das ist, was Sie meinen.“

„Manche Leute finden sie in der Religion. Andere finden sie woanders.“

„Hat denn jeder eine geistige Mitte?“

„Zumindest sollte jeder eine haben. Obwohl ich nach und nach zu der Annahme gekommen bin, dass Menschen, die ein relativ einfaches Leben führen, die Religion als etwas Selbstverständliches hinnehmen. Aber bei komplizierteren Persönlichkeiten wie Ihnen ist es eine Sache, die oft mit viel Überlegungen verbunden ist.“

Er versuchte, mir begreiflich zu machen, dass er nie einen anderen Ehrgeiz im Leben gehabt hatte, als Geld zu verdienen, das ihm und seiner Familie die Macht und die Freiheit geben konnte, das zu tun, was ihnen gefiel. Aber diese Haltung entpuppte sich bald als Fassade. „Als ich in der Highschool war“, erinnerte er sich, „wollte ich etwas Wertvolles mit meinem Leben anfangen wie die meisten Jugendlichen in diesem Alter. Im Studium erhielt ich dann eine Lektion, die mir sehr zu denken gab. Einmal stahl einer meiner Zimmergenossen mir fünfhundert Dollar. Ich ging zum Dekan, um ihm den Vorfall zu berichten. Er riet mir, die Sache zu vergessen. Also ging ich zur Polizei am Ort. Sie verhörten meinen Zimmergenossen, der den Diebstahl gestand und mir anbot, die Summe zurückzuzahlen. Der Dekan rief mich zu sich und gab mir zu verstehen, wenn ich Anzeige erstattete, würde das nicht gern gesehen werden: ‚Denn schließlich beabsichtigt er, auf die juristische Fakultät zu gehen, und wenn er vorbestraft ist, wird er wahrscheinlich nicht aufgenommen.' Mir kam das reichlich absurd vor, aber ich spürte, dass darin eine Drohung lag, und erstattete keine Anzeige. Er musste nicht einmal von dem College gehen. Ich musste mir ein anderes Zimmer suchen. Und dann war da noch etwas: Ich hatte einen marxistischen Professor, der Wirtschaftswissenschaften unterrichtete. Als ich ihm einen Aufsatz ablieferte, in dem ich für das freie Handelssystem eintrat, gab er mir die Note ‚ungenügend'. Damals begann ich zu glauben, die Welt lohne es nicht, dass man sich allzu viele Gedanken darum mache."

„Das, was Sie tun, gut zu tun, und zwar im Rahmen eines Wertesystems, das Sie respektieren, kann eine geistige Mitte darstellen", sagte ich. „Es hört sich so an, als hätten Sie nie die Chance gehabt, das zu formulieren. Denn wenn es so wäre, wären Sie nicht in eine solch verwirrende Situation geraten. Es hätte dann in Ihrer Berufslaufbahn eine organischere Entwicklung gegeben. Ein Schritt wäre mit einer gewissen Logik auf den anderen erfolgt, und Sie hätten nicht so abrupt Ihre Laufbahn geändert."

Er verstand sofort, was ich damit meinte. „Ich war gut in dem, was ich machte – im Handeln mit Wertpapieren. Am besten arbeite ich, wenn ich ganz auf mich gestellt bin, mich nur leiten lasse von dem, was ich denke, und anderen nicht verpflichtet bin. Wenn es das ist, was Sie als Mitte bezeichnen, dann habe ich sicher dagegen verstoßen. Und ich denke, dass ich meine Arbeit hauptsächlich wegen des Geldes und der damit verbundenen positiven Aufregung machte, ohne irgendein höheres Ziel oder einen weiter gehenden Sinn."

Das sei ein Teil davon, pflichtete ich bei. Aber ich wies ihn auch darauf hin, dass er aufgrund seines plötzlichen und durchschlagenden Erfolgs die Möglichkeit gehabt hatte, sich davor zu „drücken", eine Mitte zu suchen. „Sie waren sozusagen von sich selbst berauscht. Sie hatten das Gefühl, alles, was Sie anpackten, würde Ihnen gelingen. Die meisten Leute würden die finanzielle Position, die Sie vor fünf Jahren erreicht hatten, als erfolgreich bezeichnen. Ich würde das nicht tun. Für mich impliziert Erfolg, etwas zu erreichen, daran teilzuhaben, dann eine Krise zu erleben und daraufhin die Widerstandskraft und die Orientierung zu finden, um von neuem zu beginnen. Das ist Ihre wahre Chance, Erfolg zu haben."

Ralph verkaufte sein Haus. Er und seine Familie mieteten ein viel kleineres. Er hatte keine Lust, in seinen alten Beruf als Börsenmakler zurückzukehren, er hatte seine Begeisterung dafür verloren; auch hatte er das Gefühl, es sei nicht der richtige Zeitpunkt. Fast ein Jahr lang arbeitete er als Vertreter für eine Computersoftware-Firma. Dann gründete er mit Unterstützung von zwei alten Freunden einen Finanz-Newsletter und startete eine neue und, wie sich herausstellte, sehr erfolgreiche Karriere als Dozent und Berater in Geldfragen. „Ich habe die Befriedigung, dass ich nicht nur gutes Geld verdiene, sondern auch etwas Nützliches für die Menschen tue, die ich berate."

Eine der bedrohlichsten Seiten eines Zusammenbruchs ist der Verlust der Kontrolle, der mit ihm einhergeht. Das Bedürfnis, unser Leben zu kontrollieren, ist universell und fundamental. Wir sind „Gewohnheitstiere" und hassen Veränderungen. Doch unser Überleben auf diesem Planeten basiert auf der Tatsache, dass wir immer wieder imstande waren, uns auf eine Weise zu entwickeln wie keine andere Spezies sonst. Wir sind ständig in Konflikt: auf der Suche nach Beständigkeit und Vorhersehbarkeit, doch auch eingebunden in die normalerweise subtile, gelegentlich aber auch außergewöhnlich dramatische Bewegung, die jedes lebende Wesen kennzeichnet.

Wenn wir nur „in kleinen Dosen" und für eine kurze Zeit mit belastenden Umständen konfrontiert sind und wenn sie uns nicht zwingen, größere Veränderungen in unserem Selbstbild vorzunehmen, in der Struktur, die uns umgibt, können wir die Dinge meistens mit einem Minimum an Anstrengung bewältigen, sofern uns die Entwicklung von Widerstandsfähigkeit zur Gewohnheit geworden ist. Doch wenn die Phase des Zusammenbruchs sehr schwer ist – wie bei einem Bifurkationspunkt – oder sich über einen langen Zeitraum erstreckt, so können wir sicher sein, dass wir den Sinn, den wir unserem Leben gegeben haben, in Frage stellen werden. Und ebenso sicher können wir sein, dass wir – wenn wir auch etwas Trost in den Werten finden mögen, auf die wir uns bereits gestützt haben – nach erfolgreich überstandener Krise am Ende einen neuen Sinn entdecken werden, der unser Leben bereichern und den Sinn neu gestalten, durch einen anderen ersetzen oder den bestätigen wird, den wir ihm schon zuvor gegeben hatten.

Es war Robin Seymors neununddreißigster Geburtstag. Sie und ihr Mann Albert hatten zu diesem besonderen Anlass ein Abendessen in einem pittoresken italienischen Restaurant in der Stadt geplant, wo sie einst auch ihren ersten Hochzeitstag verbracht hatten; sie wollten danach in einem eleganten Hotel übernachten, was sie schon damals hatten tun wollen, es sich aber nicht hatten leisten können.

Es war fast sieben Uhr. Albert war schon eine Stunde zu spät dran. Sie rief in seinem Büro an, aber niemand hob den Hörer ab. Gerade als sie den Hörer aufgelegt hatte, klingelte es an der Tür; sie hatte sofort eine böse Vorahnung.

„Oh mein Gott!“, rief sie und biss sich so fest auf die Lippen, dass sie fast bluteten, während sie kaum in der Lage war, den Worten des Polizisten zu folgen, der ihr so einfühlsam wie er konnte erzählte, ihr Mann habe einen Unfall gehabt. Albert war eben an die rechte Seite gefahren, um die Allee zu verlassen, als ein heranrasendes Auto gegen seinen Kombiwagen krachte, der sofort in Flammen aufging. Wie Robin später erfuhr, waren zwei junge Männer daran schuld, die sich mit Alkohol und Kokain zugedröhnt hatten. Sie wurden kurz darauf frei gelassen, weil ein empörter Polizeibeamter bei ihrer Festnahme einen formalen Fehler begangen hatte.

Nach der Beerdigung fühlte sich Robin außerstande, sich von ihrer Bitterkeit und Verzweiflung zu lösen.

„Ich habe das Gefühl, dass ich jede Kontrolle über mein Leben verloren habe“, sagte sie weinend zu mir. „Ich bekomme die Stücke meines Lebens einfach nicht mehr zusammen. Ich weiß nicht, was ich morgen damit tun werde, und noch viel weniger, was ich mit dem Rest meines Lebens anfangen soll."

Eine meiner ersten Aufgaben bestand darin, ihr zu ermöglichen, den Anschein von Beherrschung wiederzugewinnen; ich tat dies, indem ich ihren Kummer teilte und wir uns gemeinsam auf das konzentrierten, was sie kontrollieren konnte: die tägliche Verantwortung für ihre drei Kinder, die Aufgaben ihres Halbtagsjobs als Produktionsassistentin bei einer Vertriebsgesellschaft und die häuslichen Belange. Aber diese Anregungen halfen ihr nicht, ihre Angst vor der Zukunft zu meistern.

„Heißt das, dass ich für den Rest meines Lebens alleine leben muss?", fragte sie. „Was werde ich anfangen? Wie kann ich mich von der furchtbaren Erinnerung an jene Nacht befreien? Was wird aus meinen Kindern? Soll ich in meinem jetzigen Haus wohnen bleiben? Ich bin nicht sicher, ob ich es mir leisten kann. Oder soll ich nach Chatham ziehen?" Das war der kleine Ort, in dem sie aufgewachsen war und wo ihre Familie noch immer wohnte. „Wie kann ich je wieder heiraten, wo ich doch Albert so sehr geliebt habe?"

Ich sagte ihr in aller Aufrichtigkeit, dass ich auf die meisten ihrer Fragen keine Antworten wisse. Diese, so versicherte ich ihr, würden sich nach und nach ergeben, und es wäre besser, sie sich entwickeln zu lassen, statt sie vorzeitig erzwingen zu wollen. Das bedeutete, dass sie die Ungewissheit ertragen musste. Ich versuchte herauszufinden, inwieweit sie dazu in der Lage war.

„Ich wurde presbyterianisch erzogen. Zwar gehe ich seit Jahren nicht mehr regelmäßig in die Kirche, aber ich glaube noch immer an Gott. Ich spreche auch heute noch jeden Tag meine Gebete. Doch das, was geschehen ist, hat mich eher daran zweifeln lassen, ob Gott wirklich an den Menschen gelegen ist oder ob es überhaupt einen Gott gibt."

Ich riet ihr, zu echten, persönlichen Gebeten zurückzukehren, wenn sie sich dazu durchringen konnte.

„Ich glaube an die Macht des Gebets", sagte ich zu ihr. „Ganz gleich, ob Sie es Gott nennen oder eine Kraft im Universum, die wir anrufen – ich denke, dass Gebete für die Menschen sinnvoll sind, für die die Religion eine mögliche Weltanschauung darstellt."

Einen Augenblick lang war sie überrascht, diesen Rat von einem

Psychiater zu bekommen. Ich versicherte ihr, dass es nicht meine Art sei, Menschen, die weder an Gebete noch an Gott glaubten, das Beten zu empfehlen. Aber für die, die gläubig sind, sehe ich es als wichtige Kraftquelle in schwierigen Zeiten an, als einen Weg, um eine gewisse Kontrolle über große Veränderungen zu bewahren, die jenseits unserer Kontrolle liegen.

Mit meiner Hilfe und – was noch wichtiger war – der ihrer Freunde, Familie und insbesondere ihrer Kinder begann Robin das Bild, das sie von sich und ihrer Welt hatte, umzustrukturieren. Ihr wurde bewusst, dass sie noch immer eine junge und attraktive Frau und dazu eine gute Mutter war. Allmählich bekam sie wieder Vertrauen in ihre Talente und Fertigkeiten.

Nachdem sie ihre Lage gründlich überdacht hatte, beschloss sie, wieder nach Chatham zu ziehen. „Es ist ein kleiner Ort. Ich kenne dort jeden und bin also unter Freunden. Ich empfinde ihn als mein Zuhause. Wenn ich, nachdem die Kinder groß geworden sind, den Rest meines Lebens alleine verbringen muss, dann lieber dort als hier."

Robin kehrte nach Kanada zurück. Nachdem sie anderthalb Jahre in Chatham gewohnt hatte, erfuhr ich, dass sie einen fünfundfünfzigjährigen, verwitweten Bankier aus Toronto geheiratet hatte, dem sie begegnet war, als er dort Sommerferien machte.

„Er hat eine siebzehnjährige Tochter", schrieb sie mir. „Sie war völlig niedergeschlagen nach dem langen, qualvollen Krebsleiden und anschließenden Tod ihrer Mutter. Wir sind sehr gute Freundinnen geworden. Sie brauchte jemanden wie mich. Meine Kinder haben sie lieb, und sie liebt sie. Gott weiß, dass ich das niemals vorausgesehen hätte, als ich damals in ihre Praxis kam und unaufhörlich weinte. Meinten Sie das, als Sie von dem geheimen Plan unseres Lebens sprachen?"

Die Vorstellung, jeder Mensch habe ein persönliches Schicksal – ein Ziel, das nur er erfüllen kann, so einfach es auch sein mag –, ist in den Köpfen sehr kreativer Menschen präsent. Sie haben das Gefühl, jemand Besonderes zu sein. Auch in den Weltreligionen ist dieser Gedanke gegenwärtig, obwohl viele Menschen sich noch nicht mit der Wirkung des Gesetzes von Zusammenbruch und Wiederherstellung als eigene fortwährende Entwicklung und als eigenen Lebenszyklus abgefunden haben. Die Suche nach Sinn und die Existenz einer höheren Macht, die unser Leben leitet, sind Dinge, die viele heutzutage lieber leugnen oder ignorieren (insbesondere eher gebildete Fachleute, die in so genannten „Helferberufen“ arbeiten). Das ist so, dem zum Trotz, was mein Freund und Kollege, der jungianische Psychologe Robert McCully gesagt hat: „Selbst bei den härtesten Atheisten scheint in den kollektiven Schichten der Psyche ein religiöser Kern zu bestehen ... eine Art psychologische Wahrheit, die in den verschiedenen Kulturen immer wieder aufscheint, ganz gleich, wie weit sie räumlich oder zeitlich auseinander liegen.“

Ich bin der Meinung, das wichtigste Element der Belastbarkeit ist der Glaube – das gilt für die Kriegsgefangenenlager und die Scheidungsgerichte, das gilt am Krankenhausbett, in dem ein von Ihnen geliebter Mensch liegt und stirbt, sowie auf den Sportplätzen, auf denen Sie alle Ihre Kräfte mobilisieren, um einen Wettkampf zu gewinnen. Für die einen existiert der Glaube in den vorgegebenen Riten einer bestimmten Religion; für andere liegt er in den tiefsten Schichten unseres Unbewussten, in der Berührung mit den ewigen Wahrheiten.

Wenn sich das nun mystisch anhört, so kann ich nur sagen: Das ist es tatsächlich. Denn was die Beziehung des Menschen zu Gott und die Beziehung Gottes zum Menschen angeht, wissen wir noch sehr wenig. Je mehr wir über das Universum erfahren, desto mehr Ehrfurcht sollten wir haben vor seinem Mysterium und vor der klugen Ordnung, die darin verborgen ist. Zumindest war dies Einsteins Ansicht, und ich bin weit davon entfernt, diesem Genie zu widersprechen.

Thornton Wilder erfasste diese geistige Dimension des menschlichen Erlebens in seinem Stück *Unsere kleine Stadt*:

„Wir alle wissen, dass es etwas Ewiges gibt. Und das sind keine Häuser und keine Namen, nicht die Erde, ja nicht einmal die Sterne ... Jeder weiß instinktiv, dass da etwas Ewiges ist und dass dieses Etwas mit den Menschen zu tun hat. Alle bedeutenden Menschen, die je gelebt haben, haben uns das seit fünftausend Jahren gesagt.“

DANK

Nur wenige Entdeckungen finden in einem geistigen Vakuum statt. Auch wenn viele Menschen das Verdienst für ihre neuen Visionen ganz für sich in Anspruch nehmen, verdanken wir in Wirklichkeit sehr viel der Vergangenheit, das heißt jenen Denkern, die den Weg für das bereitet haben, auf das wir gestoßen sind.

Bei der Entwicklung meines Konzepts von Zusammenbruch und Wiederherstellung schulde ich vielen Vorgängern Dank. Unter ihnen ist der Physiologe Walter Cannon, der den Begriff der physiologischen Homöostase prägte, sowie Karl Menninger, der in seinem zum Klassiker avancierten Buch *Das Leben als Balance* das Modell der Homöostase auf die Struktur unserer Persönlichkeit anwandte; ferner Hans Selye, mit dem ich eine ganze Reihe von Gesprächen über seinen Stress-Begriff führen konnte; der Psychiater Ivor Browne und indirekt der Mann, auf dessen Werk seine Arbeit basiert, der Nobelpreisträger Ilya Prigogin, für den Begriff „Bifurkationspunkt“. Meine Gespräche mit Arthur Koestler, Sir George Pickering, Sidney Parnes, Anthony Storr und vielen anderen bereicherten meine Gedanken über das Wesen des kreativen Prozesses und seine Relevanz, nicht nur für die Evolution der Menschheit, sondern auch für die gelungene Gestaltung unseres Alltags.

Es bedeutete für mich eine einzigartige Herausforderung, das Konzept der Belastbarkeit in Worte zu fassen, seine Bedeutung hervorzuheben und es den Lesern wirklich zugänglich zu machen. Hierbei schulde ich Nancy van Itallie, Joelle Delbourgo und Wilhelmina Austin für ihre unschätzbare redaktionelle Hilfe großen Dank.

Überdies möchte ich vielen Patienten, Mentoren, Freunden und Bekannten danken, die mir durch unsere gegenseitige Beziehung die Gelegenheit gaben, Widerstandsfähigkeit aus erster Hand zu erleben. Ihre Erfahrungen durchziehen dieses Buch – natürlich wurden sie nur in Ausschnitten angeführt, so dass zwar keiner der angeführten Fälle für eine bestimmte Person steht, sie jedoch in vielerlei Hinsicht unser aller Leben ähneln.

LITERATUR

BRONOWSKI, JACOB: „The Creative Process“, in: *Scientific American*, Bd. 199 (1958), S. 59–65.
CAMPBELL, JOSEPH: *Der Heros in tausend Gestalten*, Frankfurt/Main 1978.
COUSINS, NORMAN: *Der Arzt in uns selbst*, Reinbek 1982.
ERIKSON, ERIK: *Kindheit und Gesellschaft*, Zürich und Stuttgart 1957.
FLACH, FREDERIC: „Calcium Metabolism in States of Depression“, in: *British Journal of Psychiatry*, Bd. 110, Nr. 467 (1964), S. 588–593.
DERS.: „The Phenomenon of Pierre Teilhard de Chardin“, in: *Journal of Religion and Health*, Bd. 4, Nr. 2 (1965), S. 174–179.
DERS.: *Putting the Pieces together*, New York 1995.
DERS.: *A New Marriage, A New Life*, New York 1978.
DERS.: „Psychobiologic Resilience, Psychotherapy and the Creative Process“, in: *Comprehensive Psychiatry*, Bd. 21, Nr. 6 (1980), S. 510–518.
DERS.: *Depression als Lebenschance*, Reinbek 1975.
DERS.: *Directions in Psychiatry Monograph Series*, Bd. 1: *Diagnostics and Psychopathology*, New York 1987.
DERS. (Hrsg.): *The Creative Mind*, Bearly 1988.
FLACH, FREDERIC UND KAPLAN, MELVIN: „Visual Perceptual Dysfunction in Psychiatric Patients“, in: *Comprehensiv Psychiatry*, Bd. 24 (1983), S. 304–311.
FROMM, ERICH: *Psychoanalyse und Ethik*, Stuttgart und Konstanz 1954.
GHISELIN, BREWSTER: *The Creative Process*, Berkeley 1952.
KOESTLER, ARTHUR: *Die Wurzeln des Zufalls*, Bern 1972.
DERS.: *Der göttliche Funke*, Bern 1966.
KUBIE, LAWRENCE S.: *Psychoanalyse und Genie*, Reinbek 1966.
MARRIS, PETER: *Loss and Change*, New York 1974.
MAY, ROLLO: *Mut zur Kreativität*, Paderborn 1987.
MENNINGER, KARL UND MAYMANN, MARTIN: *Leben als Balance*, München 1968.

PAYKEL, E. S. et al.: „Life Events and Depression“, in: *Archives of General Psychiatry*, Bd. 21, Nr. 6 (1969), S. 753–760.

PIAGET, JEAN UND INHELDER, BÄRBEL: *Die Psychologie des Kindes*, Olten 1976.

PICKERING, SIR GEORGE: *Creative Malady*, New York 1974.

SELYE, HANS: *Stress beherrscht unser Leben*, Düsseldorf 1957.

STEIN, MORRIS I.: *Stimulating Creativity*, Bd. 1: *Individual Procedures*, New York 1974.

STORR, ANTHONY: *The Dynamics of Creation*, New York 1972.

TEILHARD DE CHARDIN, PIERRE: *Der Mensch im Kosmos*, München 1959.